臨床薬学
テキストシリーズ

Clinical Pharmacy and Therapeutics

薬学と社会
医療経済・多職種連携とチーム医療・地域医療・在宅医療

監　修　乾　賢一 京都薬科大学
担当編集　望月眞弓 慶應義塾大学
ゲスト編集　武居光雄 諏訪の杜病院
　　　　　　狭間研至 ファルメディコ

中山書店

● **監修**

乾　賢一　京都薬科大学名誉教授

● **担当編集**

望月　眞弓　慶應義塾大学名誉教授

● **ゲスト編集**（50音順）

武居　光雄　諏訪の杜病院
狭間　研至　ファルメディコ

● **執筆者**（執筆順）

佐々木忠徳	昭和大学薬学部	野呂瀬崇彦	帝京大学薬学部
武藤　正樹	社会福祉法人日本医療伝道会衣笠病院グループ	亀井　大輔	昭和大学薬学部
田倉　智之	東京大学大学院医学系研究科	木内　祐二	昭和大学医学部
柿原　浩明	前京都大学	杉山　孝博	川崎幸クリニック
田村　正興	和歌山大学経済学部	轡　　基治	うえまつ調剤薬局
和久津尚彦	名古屋市立大学大学院経済学研究科	野原　幹司	大阪大学大学院歯学研究科
武居　光雄	諏訪の杜病院	水野　正子	チューリップ薬局
安東　哲也	大分県薬剤師会	岡﨑　理絵	祐ホームクリニック千石
木村　利美	順天堂大学医学部附属順天堂医院薬剤部	海老原　毅	横浜療育医療センター
樋島　　学	総合川崎臨港病院薬剤部	倉田なおみ	昭和大学薬学部
片山　志郎	日本BCG研究所	萩田　均司	るりこし薬局
須永登美子	昭和大学薬学部	高橋　　寛	岩手医科大学薬学部
古田　勝経	小林記念病院褥瘡ケアセンター	串田　一樹	昭和薬科大学薬学部
杉山健太郎	東京薬科大学薬学部	加藤　哲太	日本くすり教育研究所
名倉　弘哲	岡山大学大学院医歯薬学総合研究科	笠師久美子	北海道医療大学薬学部
橋田　　亨	神戸市立医療センター中央市民病院薬剤部	向井　　勉	株式会社ユニスマイル
賀勢　泰子	鳴門山上病院薬剤科	池谷　　修	慶應義塾大学病院薬剤部・感染制御部
太田　秀樹	おやま城北クリニック	岡﨑　光洋	東京大学大学院薬学系研究科，スマートヘルスケア協会
山浦　克典	慶應義塾大学薬学部	西澤　健司	東邦大学医療センター大森病院薬剤部
川添　哲嗣	徳島文理大学香川薬学部	小林　映子	日本赤十字社医療センター薬剤部・国際医療救援部
髙瀬　義昌	たかせクリニック		
大澤　光司	株式会社メディカルグリーン		

刊行にあたって

　2006年4月からスタートした6年制薬学教育では,「モノ」中心から「ヒト」指向へと大きく変革した.その後,文部科学省主導でモデル・コアカリキュラムの見直しに関する議論が重ねられ,2015年4月から改訂薬学教育モデル・コアカリキュラムに基づく教育が行われている.改訂版では,大学の教育と病院・薬局での実務実習とを体系的に関連づけ,基礎から臨床までの総合的な6年間の学習を求めている.そして,学習成果基盤型教育（outcome-based education）に力点を置き,「薬剤師として求められる基本的な資質」10項目が明示され,卒業時に必要とされる学習成果として位置づけられている.

　このような新しい薬学教育を推進するためには,優れた教科書が不可欠といえる.しかし臨床薬学の領域は,基礎薬学に比べてまだ歴史が浅く,実践的な臨床能力を有する薬剤師養成のためには,医師と薬剤師との連携による薬物治療の最前線を反映した,適切な教科書の刊行が望まれる.このような状況に鑑み,このたび臨床薬学のエキスパートを養成する全国薬系大学の教科書として,《臨床薬学テキストシリーズ》全10巻の刊行を企画した.

　本シリーズの編集方針は,以下の5点を主な特徴としている.

1) 薬学と医学のコラボレーションにより,構成内容を精選するとともに,従来の教科書にない医療・臨床的な視点,記述を充実させる.
2) 各巻の編集にあたっては,担当編集者（責任編集者）に加えて,薬学と医学からゲスト編集者を招き,内容の充実を図る.
3) 改訂薬学教育モデル・コアカリキュラムに準拠した内容とし,必要に応じて最新の知識を盛り込む.
4) 冒頭に項目ごとのSummary（ポイント）を明示し,また用語解説,コラム,トピックスなどを適宜組み入れ,理解の促進を図る.
5) 学習内容,理解度を知るために,国家試験問題の出題傾向をもとに作成した確認問題を掲載する.

　このような新しい編集方針のもとで刊行された本テキストシリーズが,臨床薬学を学ぶ薬学生の必携の書として,また医療現場で活躍する薬剤師の座右の書として,広く活用されることを願っている.

2016年11月

乾　賢一

序文

　本書は，薬学教育モデル・コアカリキュラム平成25年度改訂版のB「薬学と社会」のうち，「社会保障制度と医療経済」「地域における薬局と薬剤師」に掲げられる到達目標を中心に取り上げ，6年制薬学生が卒業時点でもつべき10の資質のうち，特に「チーム医療への参画」「地域の保健・医療における実践的能力」を育むための基礎的あるいは応用的な知識を習得できるように組み立てた．

　第1章では，社会保障制度と医療経済を取り上げ，限りある医療資源を効果的かつ効率的に利用するという視点をもつことの重要性を強調した．第2章では，多職種連携協働についてその必要性とチーム医療の重要性を，第3章では，感染制御，栄養サポート，緩和ケアなど各種の医療チームを具体的に取り上げ，それぞれのチームにおける薬剤師の役割とそれを果たすために必要な知識・スキルについて概説した．第4章では，今後さらに重要性が増す地域医療・在宅医療・地域保健における薬剤師の役割と薬剤師に必要な知識・スキル，災害時や国際貢献（海外支援）での薬剤師の活動を解説した．いずれの単元も現在，それぞれの領域で指導的役割を果たしている薬剤師や医師の皆様から執筆いただくことができ，充実した内容となったと自負している．

　超高齢社会を迎え，日本の医療は大きく方向転換を迫られており，現在の医療保険制度を維持するためには，予防を含めた地域包括ケアの構築が重要な鍵となる．薬剤師は地域包括ケアの枠組みの中で，医療だけでなく介護にもかかわり，さらには保健・予防といった領域でもその専門性を発揮することが求められている．

　本書は，これまでの薬学領域の教科書では，取り上げられる機会が少なかった社会保障制度や地域活動，チーム医療活動などを1冊でまとめて学習できるテキストである．学生はもちろん，既卒の薬剤師でこれから在宅医療や地域保健に取り組もうとされている方々の入門書としても役立てていただきたい．

　おわりに，ご多忙の中，本書の執筆にご尽力いただいた執筆者の皆様，詳細にご指導いただいたゲスト編集者の諏訪の杜病院院長・武居光雄先生およびファルメディコ株式会社代表取締役社長・狭間研至先生，様々な難題に果敢に取り組んでいただいた中山書店編集部・木村純子さんおよび企画室・桜井均さんに心からお礼を申し上げます．

2017年8月

望月眞弓

CONTENTS

序章 医療と薬剤師
佐々木忠徳　2

1. 薬剤師による情報提供と指導義務 ······ 2
   - 1.1 薬剤師法第25条の2の変更が示すこと ······ 2
   - 1.2 薬剤師に求められる高い専門性 ······ 3
2. 薬剤師の役割 ······ 3
3. 医薬品の適正使用 ······ 4
4. 薬剤師への期待と課題 ······ 5
   - 4.1 地域での役割 ······ 5
   - 4.2 病院での役割 ······ 5
5. おわりに ······ 5

第1章 社会保障制度と医療経済

① 社会保障制度
武藤正樹　8

1. 日本の社会保障制度の枠組みと特徴 ······ 8
   - 1.1 保険とは何か ······ 8
   - 1.2 保険の種類 ······ 9
   - 1.3 社会保険の特徴 ······ 9
   - 1.4 社会保障の財源 ······ 9
2. 医療保険制度 ······ 9
3. 後期高齢者医療制度 ······ 10
   - 3.1 後期高齢者医療制度の背景と財源 ······ 10
   - 3.2 後期高齢者医療制度の診療報酬制度 ······ 10
4. 介護保険制度 ······ 11
   - 4.1 介護保険制度とは何か ······ 11
   - 4.2 介護認定までの流れ ······ 11
   - 4.3 介護サービスの主な種類：施設サービスと居宅サービス ······ 12
5. 地域包括ケアシステム ······ 13
   - 5.1 地域包括ケアシステムが目指すもの ······ 13
   - 5.2 地域包括ケアシステムの5つの構成要素 ······ 13
   - 5.3 地域包括ケアシステムを支えるコンセプト ······ 14
   - 5.4 地域包括ケアシステムを構築する機関，会議体 ······ 14
6. 諸外国の制度 ······ 15
   - 6.1 各国の社会保障制度の財源の違い ······ 15
   - 6.2 各国の医療提供体制の違い ······ 15
   - 6.3 社会保険方式をとる国々での差違：日本，フランス，ドイツ，オランダ ······ 16
7. おわりに ······ 17

② 地域の保健，医療，福祉において活用可能な社会資源
武藤正樹　18

1. 地域包括ケアシステムにおける医療・介護・福祉の主な人材 ······ 18
   - 1.1 医師 ······ 18
   - 1.2 看護師 ······ 19
   - 1.3 薬剤師 ······ 19
   - 1.4 リハビリテーション・セラピスト ······ 20
   - 1.5 介護支援専門員（ケアマネジャー） ······ 21
   - 1.6 社会福祉士 ······ 21
   - 1.7 介護福祉士 ······ 22
2. 地域包括ケアシステム構築と市区町村の役割 ······ 22
   - 2.1 市区町村における担当課を決める ······ 22

2.2 在宅医療・介護連携推進協議会を設置する ……………… 22
2.3 推進協議会での具体的な取り組み ……… 23

③ 医療経済的視点の重要性

3-1 国民医療費の動向
田倉智之　26

1 国民医療費と経済基調の動向 ……… 26
 1.1 国民医療費の伸び ……… 26
 1.2 国民医療費の財源 ……… 27

2 疾患領域別医療費と診療報酬単価 ……… 27
3 医療関連材料と医療技術料 ……… 29
4 社会経済と国民医療費の調和 ……… 30

3-2 薬価基準制度と後発医薬品の役割
柿原浩明, 田村正興, 和久津尚彦　33

1 薬価基準制度とは ……… 33
2 薬価基準への収載 ……… 33
 2.1 収載基準 ……… 33
 2.2 収載手続き ……… 33
 2.3 収載方式 ……… 34

3 薬価算定の基本的ルール ……… 34
 3.1 新医薬品の薬価算定 ……… 34
 3.2 後発医薬品の薬価算定 ……… 35
 3.3 薬価改定 ……… 36
4 後発医薬品の役割 ……… 36

3-3 薬物治療の経済評価の重要性と基本的な評価手法
柿原浩明, 田村正興, 和久津尚彦　37

1 医療技術評価の目的 ……… 37
2 医療技術評価の4つの方法 ……… 37
 2.1 HTAの種類 ……… 38
 2.2 分析を行う際の注意点 ……… 39

3 医療技術評価の問題点 ……… 40
 3.1 医療技術評価の問題点：その1 ……… 40
 3.2 医療技術評価の問題点：その2 ……… 40

第2章　多職種連携協働と薬剤師

① 保健，医療，福祉，介護における多職種協働の必要性とチーム医療
武居光雄　44

1 多職種連携とは ……… 44
2 チーム医療とは ……… 45
 2.1 チーム医療を成功させる鍵：薬剤師の役割 ……… 45

 2.2 チーム医療の推進：アプローチ方法としてのチームモデル ……… 46
3 地域リハビリテーションと地域包括ケアシステムにおける薬剤師の位置づけ ……… 47

② チーム医療における薬剤師の役割
安東哲也　49

1 薬剤師に求められる役割の変遷 ……… 49
2 病院での多職種連携と薬剤師の役割 ……… 50
3 薬局・地域での連携と薬剤師の役割 ……… 50

4 今後，薬剤師の専門性が求められる領域 ……… 51
 4.1 在宅医療，救命救急領域における役割 ……… 51
5 おわりに ……… 52

第3章 病院でのチーム医療と薬剤師の役割

1 病院における各種医療チーム

1-1 感染制御チームと抗菌薬適正使用支援チーム　　　木村利美　54

- **1** 感染制御チーム（ICT）と抗菌薬適正使用支援チーム（AST） ……… 54
- **2** 診療報酬上のICT・AST業務内容と薬剤師の役割 ……… 55
  - 2.1 ICTの主な業務 ……… 56
  - 2.2 ASTの主な業務 ……… 57
  - 2.3 薬剤師の役割 ……… 57
- **3** 抗菌薬適正使用（antimicrobial stewardship） ……… 57
- **4** 国家プロジェクトとしてのICTの位置づけ ……… 59
- **5** 専門薬剤師制度 ……… 60

1-2 栄養サポートチーム　　　樋島 学　61

- **1** 医療機関に入院している患者の栄養状態の現状 ……… 61
- **2** NSTの歴史 ……… 62
- **3** NSTの役割 ……… 62
  - 3.1 患者にとって最良な栄養管理の確立 ……… 62
  - 3.2 栄養障害患者の早期発見 ……… 62
  - 3.3 病院スタッフの栄養教育 ……… 63
- **4** NSTの業務内容 ……… 63
  - 4.1 NSTのメンバー構成 ……… 63
  - 4.2 栄養不良患者の抽出 ……… 64
  - 4.3 NSTカンファレンスとNSTラウンド ……… 64
  - 4.4 他の医療チームとの連携 ……… 67
- **5** NSTにおける薬剤師の役割 ……… 67
- **6** NSTの今後の展望 ……… 68

1-3(a) 緩和ケアチーム：概論　　　片山志郎　69

- **1** はじめに ……… 69
- **2** PCTの構成 ……… 69
- **3** PCTの活動 ……… 72
  - 3.1 ラウンド ……… 72
  - 3.2 カンファレンス ……… 74
- **4** おわりに ……… 74

1-3(b) 緩和ケアチーム：昭和大学藤が丘病院での取り組み　　　須永登美子　75

- **1** 緩和ケアチームの構成 ……… 75
- **2** PCTの役割 ……… 75
- **3** PCT薬剤師の役割 ……… 76
- **4** 今後の課題 ……… 77

1-4(a) 褥瘡対策チーム：薬剤師に求められる役割　　　古田勝経　78

- **1** はじめに ……… 78
- **2** 褥瘡対策チームの活動内容 ……… 78
  - 2.1 褥瘡対策チームの構成と各職種の役割 ……… 78
  - 2.2 褥瘡対策チームで薬剤師に期待される役割 ……… 78
  - 2.3 外用剤治療での薬剤師の介入 ……… 80

1-4(b) 褥瘡対策チーム：局所治療における薬剤師のかかわり　　　古田勝経　81

- **1** はじめに ……… 81
- **2** 褥瘡の病態と薬剤 ……… 81
  - 2.1 褥瘡の病態 ……… 81
  - 2.2 褥瘡の評価 ……… 82

| 2.3 外用剤の選択 …………………………… 82
3 外用剤の基剤特性 ………………………………… 82
       3.1 基剤の特性 ……………………………… 83
       3.2 ブレンド軟膏の有用性 ………………… 83
4 創内への薬剤滞留と創固定 …………………… 84

1-5 移植チーム

1 はじめに …………………………………………… 90
2 腎移植の歴史と免疫抑制薬の開発 …………… 90
3 免疫抑制薬の副作用 …………………………… 91
4 移植チームにおける薬剤師の役割 …………… 92
       4.1 患者への服薬指導 ……………………… 92
       4.2 血中濃度モニタリングによる投与量の設定,

1-6 救急チーム

1 救急チームにおける薬剤師の必要性 ………… 95
2 日本の救急システム …………………………… 96
3 救急チームにおける薬剤師 …………………… 96
       3.1 救急チームの構成 ……………………… 96
       3.2 薬剤師の具体的な活動内容 …………… 97

       4.1 薬剤の創内滞留を維持する創環境の形成
           ……………………………………………… 84
       4.2 創固定が必要な病態 …………………… 84
5 展望：薬剤師の介入によるコスト削減と
       治癒期間の短縮 ………………………………… 86

杉山健太郎　90

           処方設計の提案，副作用のモニタリング
           ……………………………………………… 92
5 免疫抑制薬の感受性試験における臨床的な
       意義 ……………………………………………… 93
6 レシピエント移植コーディネーターとしての
       役割 ……………………………………………… 94

名倉弘哲　95

       3.3 薬剤師が心得ておくべき救急医療の特徴
           ……………………………………………… 98
       3.4 救急チームにおける薬剤師の役割 …… 98
4 まとめ …………………………………………… 100

1-7 医師との協働：プロトコールに基づく薬物治療管理（PBPM） 橋田 亨　101

1 プロトコールに基づく薬物治療管理（PBPM）
       導入の経緯 …………………………………… 101
2 PBPM 導入の流れ ……………………………… 102
       2.1 課題の抽出 …………………………… 102
       2.2 プロトコールの作成 ………………… 102
       2.3 プロトコール合意・承認と周知 …… 102
       2.4 担当する薬剤師および医療スタッフの資格
           の確認 ………………………………… 102
       2.5 PBPM の実施 ………………………… 104
       2.6 PBPM 実施による評価 ……………… 104

       2.7 プロトコールの改訂 ………………… 104
3 PBPM の実践例 ………………………………… 104
       3.1 課題の抽出 …………………………… 104
       3.2 プロトコールの作成 ………………… 104
       3.3 薬剤師が実施する業務内容とその範囲 … 105
       3.4 医療スタッフの視点 ………………… 105
       3.5 治療上のアウトカム ………………… 105
       3.6 課題と注意点 ………………………… 106
4 まとめ …………………………………………… 107

② 病院と地域の医療連携

賀勢泰子　108

1 社会的背景 ……………………………………… 108
2 地域医療連携のあゆみ ………………………… 109
       2.1 クリティカルパスと診療の標準化 … 109
       2.2 院内クリティカルパスから地域連携クリテ

           ィカルパスへ ………………………… 109
       2.3 シームレスな医療・介護サービスの継続,
           在宅療養への移行を強化 …………… 110
       2.4 地域医療連携と病棟薬剤業務 ……… 111

3 病院から在宅へ：退院調整とお薬手帳などの活用による地域連携 ……… 112

4 シームレスな地域連携医療体制整備における課題 ……… 113

第4章 地域医療・在宅医療と薬剤師の役割

① 在宅医療・介護

1-1 在宅医療の目指すもの：健康観と命の質
太田秀樹 116

1 健康観のゆらぎ ……… 116
 1.1 医療に期待するもの：健康観の変化 ……… 116
 1.2 加齢の影響 ……… 117
 1.3 超高齢社会を迎えた日本の健康観：死生観を背景に ……… 117

2 医療のパラダイムシフト ……… 117
 2.1 科学としての医学 ……… 117
 2.2 生き様を支える医療 ……… 118

3 在宅医療とは ……… 118

4 在宅医療の目指すもの ……… 120

1-2 在宅医療・介護の目的と仕組み
山浦克典 121

1 在宅医療・介護の目的 ……… 121
 1.1 高齢化の進展，少子化の影響 ……… 121
 1.2 在宅医療・介護にかかわる背景 ……… 121

2 在宅医療・介護の仕組み ……… 122

3 在宅医療・介護の課題と展望 ……… 123
 3.1 介護保険の財源確保と効率化 ……… 123
 3.2 認知症高齢者の増加 ……… 125
 3.3 多職種連携と薬剤師の業務範囲の拡大 ……… 126
 3.4 在宅医療に従事する薬剤師の人材育成 ……… 126

1-3 地域の医療・介護サービスと提供機関
川添哲嗣 128

1 地域包括ケアシステムとは ……… 128

2 地域の医療・介護サービスと提供機関（事業者） ……… 128
 2.1 ケアプラン作成機関 ……… 130
 2.2 通所型サービス ……… 130
 2.3 薬剤師と居宅介護支援事業者，通所介護（デイサービス）や通所リハビリテーション（デイケア）との連携 ……… 130
 2.4 入所型サービス ……… 131

3 まとめ ……… 132

1-4 在宅医療・介護を受ける患者の特徴
髙瀬義昌 133

1 在宅医療の適応となる人 ……… 133
 1.1 在宅医療の開始 ……… 133

2 在宅医療の主な対象疾患 ……… 134
 2.1 認知症 ……… 134
 2.2 せん妄 ……… 136
 2.3 脳卒中等による障害 ……… 136
 2.4 悪性腫瘍末期 ……… 137
 2.5 神経難病 ……… 137
 2.6 慢性呼吸不全 ……… 138
 2.7 慢性心不全 ……… 138
 2.8 糖尿病 ……… 138

3 課題と展望 ……… 139
 3.1 チーム・モニタリングを目指す ……… 139
 3.2 処方薬の適正化が必要 ……… 139

1-5 在宅医療・介護における薬剤師の役割　　　大澤光司　142

- **1** 薬剤師が在宅医療にかかわる必要性 ……… 142
- **2** 多職種と薬剤師が連携する意義 ……… 143
  - 2.1 高齢者の服薬に関する問題点への関与 ……… 143
  - 2.2 在宅における薬剤師の業務 ……… 145
  - 2.3 在宅患者訪問薬剤管理指導・居宅療養管理 指導開始に至る4つのパターン ……… 146
  - 2.4 薬剤師による体調チェックの視点 ……… 148
- **3** 薬剤師が行う服薬支援 ……… 149
  - 3.1 高齢者の薬物治療の特徴 ……… 149
  - 3.2 服薬支援の内容 ……… 149
- **4** おわりに ……… 150

② 在宅医療・介護にかかわる薬剤師に必要な知識とスキル

2-1 在宅医療に必要なコミュニケーション・スキルとプライバシーへの配慮　　野呂瀬崇彦　151

- **1** 在宅医療におけるコミュニケーション ……… 151
  - 1.1 薬剤師が患者に会う目的 ……… 151
  - 1.2 患者の全体像の理解に努める ……… 151
- **2** コミュニケーションをとるうえでの心構え … 152
  - 2.1 身だしなみ，言葉遣い ……… 152
  - 2.2 異文化コミュニケーションを意識する … 153
- **3** 在宅医療におけるコミュニケーション・スキル ……… 153
  - 3.1 了解を得て物事を始める ……… 153
  - 3.2 質問の意図をあらかじめ伝える ……… 154
  - 3.3 こまめに理解度を確認する ……… 154
- **4** まとめ ……… 154

2-2 在宅患者・高齢者のフィジカルアセスメント　　　亀井大輔，木内祐二　156

- **1** フィジカルアセスメントとは ……… 156
- **2** 薬局薬剤師の役割とフィジカルアセスメントの意義 ……… 156
- **3** フィジカルアセスメント実施後の評価 ……… 157
- **4** フィジカルアセスメントの実際 ……… 157
  - 4.1 脈拍の測定 ……… 158
  - 4.2 血圧の測定 ……… 159
  - 4.3 呼吸音の聴診 ……… 161
  - 4.4 心音の聴診 ……… 163
  - 4.5 浮腫の視診・触診 ……… 164

2-3 認知症患者への対応　　　杉山孝博　165

- **1** 認知症とは ……… 165
  - 1.1 認知症の症状，原因 ……… 165
  - 1.2 認知症の出現率，動向 ……… 166
- **2** 認知症患者とのかかわりにおける薬剤師の役割 ……… 166
  - 2.1 認知症の薬物治療に関すること ……… 166
  - 2.2 服薬管理に関すること ……… 167
  - 2.3 在宅患者訪問薬剤管理指導・居宅療養管理指導 ……… 167
  - 2.4 まちかど介護相談薬局 ……… 167
- **3** 服薬管理に関する薬剤師の役割 ……… 167
  - 3.1 服薬管理において問題となること ……… 167
  - 3.2 服薬管理における工夫 ……… 168

2-4 終末期患者への対応　　　轡　基治　173

- **1** 終末期の定義 ……… 173
- **2** 終末期医療をとりまく背景 ……… 173
- **3** 患者の多様性を理解する ……… 174
- **4** 終末期における身体機能低下 ……… 174
- **5** 看取りとは ……… 175
- **6** 終末期の薬物治療 ……… 175

6.1 終末期にみられる症状，状態の変化 …… 175	7.1 リビングウィル …………………………… 177
6.2 終末期における薬物治療の注意点 …… 177	7.2 アドバンス・ケア・プランニング …… 178
7 終末期の意思決定支援 …………………… 177	**8** 終末期患者が抱える根源的な苦痛 ……… 178

2-5 嚥下障害患者への対応

野原幹司　180

1 超高齢社会の嚥下障害 …………………… 180	3.2 嚥下の 5 期およびその障害 ………… 182
1.1 「改善する」嚥下リハから「支える」嚥下リハへ ………………………………………… 180	**4** 誤嚥と誤嚥性肺炎 ………………………… 184
	4.1 誤嚥とは ……………………………… 184
1.2 在宅における嚥下障害の現状 ……… 181	4.2 誤嚥性肺炎発症のバランス ………… 184
2 薬剤師と嚥下障害 ………………………… 181	4.3 侵襲の軽減 …………………………… 185
3 嚥下障害の概要 …………………………… 182	4.4 抵抗の向上 …………………………… 186
3.1 嚥下障害とは ………………………… 182	**5** 薬剤師が行う嚥下リハ …………………… 187

2-6 褥瘡への対応

水野正子　188

1 在宅での褥瘡患者のとらえ方 …………… 188	4.3 生活機能レベル：参加 ……………… 195
2 在宅の基本になる ICF の考え方 ……… 189	4.4 背景因子：環境因子 ………………… 195
3 褥瘡患者を ICF でアセスメントする … 190	4.5 背景因子：個人因子 ………………… 195
4 在宅褥瘡患者への薬剤師の関与 ………… 191	**5** 在宅での多職種連携 ……………………… 196
4.1 生活機能レベル：心身機能・構造 … 191	5.1 連携とは ……………………………… 196
4.2 生活機能レベル：活動 ……………… 192	5.2 褥瘡治療・ケアにおける多職種連携 … 196

2-7 在宅患者の感染予防

岡﨑理絵　199

1 在宅患者の感染対策がなぜ必要か ……… 199	3.1 在宅医療の現場における感染対策の流れ ……………………………………………… 202
2 感染対策の基本的な考え方 ……………… 199	3.2 診療所内での取り組み ……………… 202
2.1 標準予防策（スタンダードプリコーション） ……………………………………………… 200	**4** 医療従事者の感染対策 …………………… 202
	5 感染制御のための患者，家族および介護者での知識の共有 ……………………… 205
2.2 感染経路別予防策 …………………… 201	
3 在宅医療での感染対策の実際 …………… 202	

2-8 在宅患者の栄養管理

海老原　毅　206

1 在宅での栄養管理と薬剤師のかかわり … 206	2.2 在宅での中心静脈栄養法 …………… 210
2 栄養法の選択基準 ………………………… 207	**3** 必要栄養量の算出 ………………………… 213
2.1 在宅での経腸栄養法 ………………… 207	**4** 今後の課題 ………………………………… 214

2-9 簡易懸濁法

倉田なおみ　216

1 経腸栄養における薬剤投与上の問題点 … 216	1.3 水剤の問題点 ………………………… 216
1.1 薬剤によるチューブ閉塞の問題点 … 216	1.4 細粒剤，顆粒剤の問題点 …………… 218
1.2 "錠剤をつぶす"問題点 …………… 216	

2 錠剤粉砕やカプセル開封をしないで経管投与
する方法：簡易懸濁法 ·············· 218
  2.1 簡易懸濁法とは ······················· 218
  2.2 錠剤表面のコーティングに亀裂を入れる錠剤の場合 ······················· 219
  2.3 水温を約 55℃ にする理由 ············· 219
  2.4 55℃ の温湯のつくり方 ················ 219
  2.5 最長 10 分間の放置時間について ······ 220
3 簡易懸濁法を行うための資料：内服薬経管投与ハンドブック ··························· 220
4 簡易懸濁法のメリット ···················· 220
5 簡易懸濁法の全国普及率 ·················· 222

2-10 医療材料・衛生材料，介護用品，医療機器
萩田均司　223

1 はじめに ································· 223
2 医療材料・衛生材料 ······················ 223
  2.1 医療材料・衛生材料の請求方法 ········ 225
3 介護法品（福祉用具） ···················· 227
  3.1 介護保険での福祉用具購入費の支給として ···················· 227
  3.2 レンタル：福祉用具の貸与 ············ 227
  3.3 利用者が全額負担で購入 ············· 227
4 医療機器 ································· 228
5 在宅で用いる主な医療材料・医療機器の取り扱い ··································· 228
  5.1 在宅酸素療法 ························· 228
  5.2 TPN または HPN ···················· 228
  5.3 ストーマ ····························· 230
  5.4 尿道留置カテーテル ·················· 231
  5.5 ネブライザー ························· 232
  5.6 吸引器 ······························· 233

2-11 残薬確認
高橋　寛　234

1 はじめに ································· 234
2 残薬とは何か ···························· 234
3 なぜ残薬は問題なのか ···················· 234
4 残薬が起こる原因と対処方法 ·············· 237
  4.1 残薬確認後の対処方法 ················ 237
  4.2 嚥下機能が原因の場合 ················ 238
5 薬局で服薬状況を確認していくことが大切 ··································· 238
  5.1 残薬のチェックの継続 ················ 238
  5.2 診療報酬上の評価 ···················· 239
  5.3 薬局での取り組み ···················· 239
6 かかりつけ薬剤師の役割 ·················· 240
7 おわりに ································· 240

2-12 廃棄物処理
串田一樹　242

1 在宅医療廃棄物の処理の必要性 ············ 242
2 廃棄物の処理に関する法律 ················ 242
3 在宅医療の実際：在宅医療廃棄物の取り扱い ··································· 243
  3.1 在宅医療廃棄物の処理 ················ 244
  3.2 薬局の在宅医療廃棄物へのかかわり ···· 244
4 これからの在宅医療廃棄物 ················ 245

3 地域保健における薬剤師の役割

3-1 健康サポート薬局
高橋　寛　246

1 はじめに ································· 246
2 かかりつけ薬剤師・薬局とは ·············· 246
  2.1 かかりつけ薬局に求められる機能 ······ 246
  2.2 医薬分業と薬局のあり方 ·············· 247
3 健康サポート薬局とは ···················· 248
4 薬剤師の役割が変わる ···················· 249

3-2 学校薬剤師　　　　　　　　　　　　　　　加藤哲太　251

- **1** 学校薬剤師の歴史 ……………………………… 251
- **2** 学校薬剤師の役割 ……………………………… 252
- **3** 展望：今後の活動 ……………………………… 253
  - 3.1 環境衛生の維持管理 ………………………… 253
  - 3.2 保健指導 …………………………………… 254
  - 3.3 顔が見える薬剤師 ………………………… 254

3-3 アンチ・ドーピング　　　　　　　　　　　　笠師久美子　256

- **1** ドーピングとアンチ・ドーピング活動の歴史 …………………………………………………… 256
  - 1.1 ドーピングの起源 ………………………… 256
  - 1.2 世界アンチ・ドーピング規程（Code）の規則違反 …………………………………………… 257
- **2** スポーツと医療 ………………………………… 257
- **3** 禁止表国際基準 ………………………………… 258
  - 3.1 禁止される物質と方法 …………………… 258
  - 3.2 治療使用特例（TUE）：喘息治療薬を例に …………………………………………………… 259
- **4** アンチ・ドーピング活動における薬剤師の役割 …………………………………………………… 262
  - 4.1 公認スポーツファーマシスト認定制度 … 262

3-4 薬物乱用　　　　　　　　　　　　　　　　　加藤哲太　264

- **1** 薬物乱用とは …………………………………… 264
  - 1.1 乱用薬物の種類 …………………………… 264
  - 1.2 薬物の影響 ………………………………… 264
- **2** 薬物乱用の現状 ………………………………… 266
- **3** 危険ドラッグと医薬品医療機器等法 ………… 267
- **4** 薬物乱用防止と薬剤師のかかわり …………… 267
  - 4.1 青少年の薬物乱用防止教育 ……………… 267
  - 4.2 医薬品の乱用防止 ………………………… 268

3-5 自殺予防　　　　　　　　　　　　　　　　　向井　勉　270

- **1** 日本の自殺問題 ………………………………… 270
- **2** 自殺に関する正しい知識 ……………………… 271
  - 2.1 誤解されている俗説 ……………………… 271
  - 2.2 自殺念慮者の心理 ………………………… 271
- **3** 過量服薬問題と薬剤師 ………………………… 272
- **4** 薬剤師による自殺予防の実際 ………………… 272
  - 4.1 自殺のサイン ……………………………… 272
  - 4.2 自殺のリスクアセスメント ……………… 273
  - 4.3 安全確保 …………………………………… 273
  - 4.4 フォローアップ：専門機関へつなぐ …… 274
- **5** 薬剤師のこれからの役割 ……………………… 274

3-6 公衆衛生・感染予防　　　　　　　　　　　　池谷　修　275

- **1** はじめに：公衆衛生の意義 …………………… 275
- **2** 感染予防のためのワクチン接種 ……………… 275
- **3** 個々人が日常に行う感染予防策 ……………… 276
- **4** 感染拡大防止のための活動制限 ……………… 278
- **5** 地域医療における薬剤耐性菌の問題 ………… 278
- **6** 耐性菌の地域内集団感染の事例 ……………… 280
- **7** 全国の薬局を対象とした薬剤の疫学調査 …… 280

3-7 検体測定室　　　　　　　　　　　　　　　　岡﨑光洋　281

- **1** 検体測定事業の意義とガイドライン策定の経緯 …………………………………………………… 281
  - 1.1 検体測定室運用にかかわる検体測定室GLの要点 ……………………………………… 282

1.2 検体測定事業にかかわるガイドラインおよび関連通知など ……………… 284
2 薬局および薬剤師のかかわり ……………… 286
3 課題と展望 ……………… 287

④ 災害時の薬剤師の役割
西澤健司　288

1 災害時の医療の特徴と対応 ……………… 288
 1.1 超急性期（発災後 6～72 時間） ……… 290
 1.2 急性期（発災後 72 時間～約 1 週間）～亜急性期（発災後約 1 週間～約 1 か月） …… 291
 1.3 慢性期（発災後約 1 か月～約 3 か月） …… 291
2 災害時に薬剤師に必要な知識 ……………… 292

⑤ 国際貢献（海外支援）における薬剤師の役割
小林映子　294

1 国際貢献における医療支援の鉄則：薬と薬剤師の文化を尊重する ……………… 294
 1.1 国際標準 ……………………………… 295
 1.2 必須医薬品 …………………………… 296
 1.3 医薬品の品質保証 …………………… 296
2 緊急時における医薬品供給の現状と WHO 戦略 ……………… 297
 2.1 WHO 医薬品寄付ガイドライン 2010 年版 ……………… 297
 2.2 国際標準の緊急用基礎保健医療キット … 297
 2.3 規制薬物への対応 …………………… 299
 2.4 被災地での医療物資の管理 ………… 300
3 メディカル・ロジスティクスと薬剤師の役割：課題と展望 ……………… 301

確認問題
望月眞弓（問 1～4，問 6～12），古田勝経（問 5）　304

付録 ｜ 褥瘡治療に用いる外用剤の軟膏基剤
古田勝経　310

索引 ……………………………………………… 312

おことわり
- 本書では「医薬品，医療機器等の品質，有効性及び安全性の確保等に関する法律」はすべて「医薬品医療機器等法」と表記している．

序章

医療と薬剤師

医療と薬剤師

Summary

- 薬剤師法第25条の2の変更により，薬剤師は，患者に対して処方された医薬品に関してその情報提供と指導義務があることが明示された．
- 薬剤師の役割は薬学的知見に基づいて患者に医療を提供することにある．
- 「医薬品の適正使用」とは，まず的確な診断に基づき，患者の症状にかなった最適の薬剤，剤形と適切な用法・用量が決定され，これに基づき調剤されること，次いで患者に薬剤についての説明が十分に理解され，正確に使用された後，その効果や副作用が評価され，処方にフィードバックされるという，一連のサイクルである．
- 地域でかかわるかかりつけ薬剤師・薬局は，①服薬情報の一元的・継続的把握，②24時間対応・在宅対応，③医療機関などとの連携，の3点を推進するよう努めなければならない．
- 病院薬剤師には，入院から退院後のケアに至るまでシームレスな医療提供が求められる．

Keywords ▶ 薬剤師法，医薬品の適正使用，薬学的知見，地域包括ケアシステム

1 薬剤師による情報提供と指導義務

　薬剤師法の2013年（平成25年）改正では，薬剤師法第25条の2が，以前の「情報の提供」義務から「情報の提供及び指導」義務へと変更された．

1.1 薬剤師法第25条の2の変更が示すこと

　薬剤師法第25条の2について，変更前と変更後の記載を以下に示す．

【変更前】
薬剤師法第25条の2（情報の提供）
薬剤師は，販売又は授与の目的で調剤したときは，患者又は現にその看護に当たっている者に対し，調剤した薬剤の適正な使用のために必要な情報を提供しなければならない．

【変更後】
薬剤師法第25条の2（情報の提供及び指導）
薬剤師は，調剤した薬剤の適正な使用のため，販売又は授与の目的で調剤したときは，患者又は現にその看護に当たっている者に対し，必要な情報を提供し，及び必要な薬学的知見に基づく指導を行わなければならない．

　この変更の意味するところは，薬剤師業務が，これまでの情報の提供と医薬品

一口メモ　薬剤師法第25条の2

薬剤師法第25条の2は，さらに2020年（令和2年）9月1日から第2項に改定され，「薬剤の適正な使用のため必要があると認める場合には，患者の当該薬剤の使用の状況を継続的かつ的確に把握する」と追加され，薬剤師は，患者の服用している薬剤の特性や患者の服薬状況等に応じて，その必要性を個別に判断した上で適切な方法で実施するものとされた．

の供給にとどまっていたものから，患者と直接的に向き合い，指導することまでが求められるようになり，それにより患者に処方された薬の理解が深まることで疾病あるいは症状の軽減が図られることを意図している．したがって，この変更は薬剤師業務に大きな変化をもたらし，薬剤師には明確な責任と指導義務が生じるようになったといえる．

医療現場における指導について考えた場合に，単に薬剤情報提供書を交付するのみでは指導とはよばない．しっかりと患者に向き合って，医薬品の治療上の必要性や有益性，危険性を伝え，患者に理解されるところまで行って初めて指導とよぶ．また，その指導した内容の記録（指導記録）を残すこと，さらには服薬状況を確認し，必要に応じて医師へのフィードバックまで行い，協議することも求められるようになった．

1.2 薬剤師に求められる高い専門性

薬剤師は，本来，高い倫理性と使命感をもち，公共性を発揮することが求められている存在であることを忘れてはならない．薬剤師法第1条にあるように「薬剤師は，調剤，医薬品の供給その他薬事衛生をつかさどることによって，公衆衛生の向上及び増進に寄与し，もって国民の健康な生活を確保する」ことが求められている．

また医療法（1948年〔昭和23年〕法律第205号）において，薬剤師は医師や歯科医師，看護師とともに「医療の担い手」として明記され，医療の基本理念に基づき，患者に対して良質かつ適切な医療を行うよう努めなければならないこととされている．

前述の薬剤師法の改正により，薬剤師に対して調剤時の患者などへの服薬指導義務が導入されたことは，「医療の担い手」としての薬剤師の位置づけがいっそう明確にされたものであることを知っておかねばならない．

2 薬剤師の役割

薬剤師の役割は，前述のように，薬学的知見に基づいて患者に医療を提供することにあるが，その責務として処方された薬物を安全・安心に使用できるよう支援することがあげられる．責務の遂行は，添付文書を基本として医薬品を使用することではあるが，一方で添付文書には限界があることも知っておかなければならない．しばしば経験する事例として，妊婦・授乳婦あるいは小児への医薬品の使用がある．妊婦・授乳婦・小児を対象とした臨床試験は倫理上の配慮からほとんど行われることがないうえ，使用経験に基づく治療が行われていることも事実である．したがって患者の治療的有益性を考慮したうえでの薬学的知見の限界と臨床的有益性の判断が求められることもあることを知っておかなければならない．

また，最近では多剤併用（以下，ポリファーマシー）や残薬が社会問題となっ

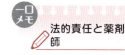

法的責任と薬剤師

薬剤師のミスに関する法的責任には，民事，刑事，行政の責任がある．
薬剤師法第25条の2において「情報提供」から「指導」を「行わなければならない」となったことで，単に添付文書どおりの説明（情報提供）のみにとどまってはならなくなった．また，刑法では個人情報の漏洩防止に努めなければならないことがあげられる．
（参考資料：日本薬剤師会．薬局・薬剤師のための医療安全にかかる法的知識の基礎．http://www.nichiyaku.or.jp/wp-content/uploads/2016/03/0308_2.pdf）

治療的有益性

治療的有益性とは，新薬などを例にあげると，類薬との比較臨床試験が行われた結果，治療上の統計学的な有益性が認められたことをいう．これは患者にとって必ずしも有用であるとは限らず，臨床的に有用である（患者のベネフィットを優先する）かとは別である．

ているが，ここでも薬剤師が主体的に患者の薬物治療に参画し患者の健康を守ることが本質的な薬剤師の役割として問われている．薬剤師が主体的にかかわることにより，薬の重複減少や副作用の回避につながり，さらには医療費の抑制にもなる．

　厚生労働省は2015年（平成27年）10月に「患者のための薬局ビジョン」[1]を策定し，日本全国にある5万7,000軒の薬局を2025年（平成37年）までにかかりつけ薬局に再編する方針を打ち出した．薬剤師の業務を従来の「対物」から「対人」へと大きく転換することを宣言した．これを受けて2016年（平成28年）度には，この薬局ビジョンを土台とした診療報酬改定が行われ，診療報酬上かかりつけ薬剤師を明確に定義づけし，その運用が明記された．

　さらにポリファーマシーの問題の解決策として，多剤投薬の患者の減薬を伴う指導の評価として薬剤総合評価調整加算，連携管理加算が新設された．

　また，医師と連携して服用薬の減薬に取り組んだことを評価するため重複投薬・相互作用防止加算については見直され，薬剤服用歴に基づき重複・相互作用の防止の目的で，処方箋を交付した医師に対して照会を行い，その処方内容が変更された場合のみ加算されることになった．

3 医薬品の適正使用

　1992年（平成4年）に厚生省薬務局（当時）によって「21世紀の医薬品の在り方に関する懇談会」が設置され，翌年1993年（平成5年）に出された報告[2]に「医薬品の適正使用」に関する定義が報告されているが，それは次のとおりである．

　「医薬品の適正使用」とは，まず的確な診断に基づき，患者の状態にかなった最適の薬剤，剤形と適切な用法・用量が決定され，これに基づき調剤されること，次いで，患者に薬剤についての説明が十分理解され，正確に使用された後，その効果や副作用が評価され，処方にフィードバックされるという一連のサイクルである（以下，①〜⑥）[2]．

　①的確な診断，最適な薬剤・剤形，適切な用法・用量
　②調剤
　③薬剤の説明と十分な理解
　④正確に使用
　⑤効果や副作用の評価
　⑥処方へのフィードバック

　このサイクルにより医薬品の適正使用を促進することは社会への貢献であり，結果として高騰する医療費の抑制にもつながることから，薬剤師の役割として重要である．

語句　薬剤総合評価調整加算

多剤投与されている外来患者の処方薬を総合的に評価・調整し，実際に薬剤数が減少した場合，具体的には内服開始後4週間以上を経過し，6種類以上の内服薬が処方されている患者について，2種類以上減薬した場合に算定できる．
⇒3章2のTopics〈p.111〉参照．

連携管理加算

処方内容の調整にあたって，別の保険医療機関または保険薬局との間で照会または情報提供を行った場合に算定できる．
⇒3章2の一口メモ〈p.111〉参照．

4 薬剤師への期待と課題

4.1 地域での役割

　今日の日本は，諸外国に例をみないスピードで高齢化が進行している．厚生労働省によれば 65 歳以上の人口は，現在 3,000 万人を超えており（国民の約 4 人に 1 人），2042 年に約 3,900 万人でピークを迎え，その後も 75 歳以上の人口割合は増加し続けることが予想されている．

　このような状況の中，団塊の世代（約 700 万人）が 75 歳以上となる 2025 年以降は，国民の医療や介護の需要がさらに増加することが見込まれている．

　このため，高齢者の尊厳の保持と自立生活の支援の目的のもと，可能な限り住み慣れた地域で，患者が安心して医薬品を使うことができる環境を整備し自分らしい暮らしを人生の最期まで続けることができるよう，地域の包括的な支援・サービス提供体制（地域包括ケアシステム）の構築が 2040 年を目途に推進されている．このような流れの中で，薬剤師は，以下の 3 点を推し進めることを課題として努めなければならない．これらはかかりつけ薬剤師・薬局の基本的機能である（⇒ 4 章 3-1「健康サポート薬局」〈p.246〉参照）．

①服薬情報の一元的・継続的把握
②24 時間対応・在宅対応
③医療機関などとの連携

4.2 病院での役割

　一方，病院薬剤師は入院から退院，そして退院後のケアに至るまで，シームレスな医療提供が求められる．そのためお薬手帳の活用や情報共有するための臨床検査値の提供などにもかかわっていくべきである．

5 おわりに

　以上，医療と薬剤師について述べたが，薬剤師の責務はすべての国民・患者に対して安全・安心な医療を提供することであり，チーム医療としては多職種と連携を図り，その質向上に努めていかなければならない．

（佐々木忠徳）

● 引用文献

1) 厚生労働省．患者のための薬局ビジョン―「門前」から「かかりつけ」へ，そして「地域」へ．http://www.mhlw.go.jp/stf/houdou/0000102179.html
2)「21世紀の医薬品のあり方に関する懇談会」最終報告．平成5年5月．http://web.kyoto-inet.or.jp/org/kanpo/3W/houki/21seiki.html

● 参考資料

1. 日本病院薬剤師会．改正薬剤師法施行への対応について．平成26年5月24日．http://www.jshp.or.jp/cont/14/0526-1.html
2. 厚生労働省．患者のための薬局ビジョン概要．http://www.mhlw.go.jp/file/04-Houdouhappyou-11121000-Iyakushokuhinkyoku-Soumuka/gaiyou_1.pdf
3. 日本薬剤師会編．1．調剤の概念．第十三改訂　調剤指針　増補版．薬事日報社；2016．

第1章

社会保障制度と医療経済

1 社会保障制度

- 日本の社会保障制度は財源として保険料をもとにした社会保険が中核をなしている．そしてすべての国民がなんらかの社会保険に加入しているという国民皆保険が特徴である．
- 日本では高齢化率が 21 % を超した 2007 年から，75 歳以上の後期高齢者の医療保険を後期高齢者医療制度として独立させて，制度を持続可能なものとした．
- 日本では 2000 年から介護保険制度がスタートした．介護保険では 65 歳以上の利用者について，まず介護認定を行い，要介護度に応じて介護支援専門員（ケアマネジャー）がケアプランを立案し，各サービス事業者がケアプランに従って介護サービスを実施する．
- 地域包括ケアシステムは介護が必要になっても，住み慣れた地域で，その人らしい自立した生活を送ることができるよう，医療・介護・予防・生活支援・住まいを包括的かつ継続的に提供するシステムである．
- 先進各国の社会保障制度は，イギリスのように税方式のもと国営医療で実施するものから，アメリカのように民間保険が中心で民間医療機関で行うものまでさまざまである．日本，フランス，ドイツ，オランダはこれらの中間グループに位置し，社会保険方式をとるのが特徴である．

Keywords▶ 社会保障制度，社会保険制度，後期高齢者医療制度，介護保険，地域包括ケアシステム

1 日本の社会保障制度の枠組みと特徴

日本の社会保障制度（social security system）は，広くは，社会保険，社会福祉，公的扶助，保健衛生などから成っている．ここではその中核となる社会保険制度（social insurance scheme）について解説する．

1.1 保険とは何か

社会保険制度をみる前に，まず「保険」の考え方について説明する．保険とは個人がさまざまな事故の発生リスクに備えて最小の費用を事前に負担することによって，事故が起きたときに経済的保障を行う仕組みのことである．事故には火災，盗難，死亡，傷害，疾病，失業（老齢による失業も含む）などがある．

こうした事故の発生リスクにあらかじめ備えるために，事故発生確率などから考えて合理的に算出した金銭（保険料）を，社会集団から拠出し，共同の資金（ファンド）をつくって，個人が実際に事故に遭ったとき，その資金から保険金やサービス給付を行うことが保険の考え方である．みんなで事故のリスクを分かち合うことから「リスクシェアリング」ともいう．

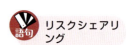

語句 リスクシェアリング

個人の努力だけでは対応が困難な事態に集団の力でリスクを負担するという考え方．

1.2 保険の種類

保険には民間保険と社会保険の2種類がある．民間保険は火災保険，盗難保険，疾病保険，生命保険，自動車保険などさまざまな種類があるが，どれも個人が加入するかどうかを自由に決められる任意保険である．一方，社会保険は社会全体の相互扶助の精神に基づいてつくられていて，疾病や介護，老齢による失職などだれもが直面する社会的事故によって生活困窮に陥らないための目的でつくられた保険である．このため，その運営に必要な絶対数を確保して長期的に安定的な保険運営を行うため，強制加入が原則となっている．

1.3 社会保険の特徴

社会保険では，民間保険と異なり，保険料は原則としてその人の所得に応じて負担することになっている．つまり，所得が高い人は保険料も高額を納めるという制度である．このような仕組みの結果，所得の高い人から低い人に結果的に所得が移転することになる．このため社会保険は，所得の再分配の機能の役割も果たしているといえる．

また社会保険制度は，国が法律により制度を運営するとともに，制度の運営者（保険者という）には国や自治体が関与している．このことにより，制度の長期的な安定と公平な処理，制度運営の経費が少なくなるなどのメリットが生まれる．また，保険給付の一部を国が税金で負担する国庫負担を行っていることも民間保険との大きな違いといえる．

1.4 社会保障の財源

日本以外に目を向けると日本のように医療・介護サービスに社会保険方式を採用している国ばかりではない．税方式といって，医療，介護，福祉サービスの財源を，国民からの保険料ではなく，もっぱら租税で賄っている国も多い．たとえばイギリスでは「ゆりかごから墓場まで」というスローガンのもと，医療，介護，福祉サービスのすべてを税で賄い，基本的には無料でこれらのサービスを提供する「国民保健サービス（National Health Service）」を実施している．こうした税方式を採用している国も多い．またアメリカのように民間保険が中心で，高齢者や低所得者を対象に一部社会保険を導入している国もある（⇒本項「6 諸外国の制度」〈p.15〉参照）．

社会保険方式，税方式，民間保険方式のそれぞれに一長一短はあるが，日本では社会保険方式を基本として採用しているのが特徴である．

2 医療保険制度

日本の社会保険制度は，大きく分けて「社会保険」と「労働保険」から構成され

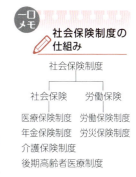

一口メモ
社会保険制度の仕組み

社会保険制度
├ 社会保険
│　医療保険制度
│　年金保険制度
│　介護保険制度
│　後期高齢者医療制度
└ 労働保険
　　労働保険制度
　　労災保険制度

る．前者の社会保険には「医療保険制度」と「年金保険制度」があり，さらに医療保険と密接に関連する「介護保険制度」と「後期高齢者医療制度」がある．また，後者の労働保険には，「労働保険制度」と「労災保険制度」がある．

現在，日本の医療保険制度は，1961年発足の国民皆保険制度により，国民は以下のなんらかの医療保険に属することになっている．

- 国民健康保険（市町村国保，組合国保）
- 全国健康保険協会管掌健康保険（協会けんぽ）
- 組合管掌健康保険（組合健保）
- 船員保険
- 共済組合保険
- 後期高齢者医療制度

なお，保険料を支払えない生活困窮者については，生活保護における医療扶助制度が税方式で行われている．

3 後期高齢者医療制度

3.1 後期高齢者医療制度の背景と財源

生活困窮者の医療扶助制度

生活保護法による扶助の一種で，困窮のため最低限度の生活を維持することができない者に対して，診察，投薬や手術，病院や診療所への入院，看護，移送などの保護を行う．

この中で，後期高齢者医療制度は，2006年6月に「健康保険法等の一部を改正する法律」により老人保健法が改正され，2008年4月から新たに創設された制度である．

戦後，日本人の平均寿命は急速に伸び，2007年には65歳以上の高齢者人口は，過去最高の2,746万人，総人口に占める割合（高齢化率）は21.5％となり，初めて21％を超えた．世界保健機関（World Health Organization：WHO）や国連の定義によると，65歳以上人口が総人口の21％を超えた社会を「超高齢社会（super-aging society）」という．これにより日本は2007年に超高齢社会に突入したといえる．

とくに75歳以上の後期高齢者は疾病の有病率や寝たきり率，認知症有病率が，75歳未満の世代に比べ著しく高く，5～6倍多くの医療費を使う．このため2008年に75歳以上の後期高齢者を対象として，独立した医療保険制度を創設することとなった．これが後期高齢者医療制度で，その財源構成は，患者負担分（1割）を除くと，現役世代からの支援金（4割）および公費（税）負担（5割）のほか，高齢者の保険料負担から成る．

3.2 後期高齢者医療制度の診療報酬制度

 診療報酬

保険診療の際，公的医療保険から病院・診療所など医療機関や調剤を行った薬局に支払われる報酬のこと．検査・手術・投薬などの診療行為や医薬品ごとに公定価格が決められている．
⇒1章3-2語句〈p.33〉参照．

後期高齢者医療制度の診療報酬制度についても，後期高齢者の心身の特性に合わせて変更が行われた．具体的には患者本人が選んだ「高齢者担当医（主治医）」が，後期高齢者の慢性疾患などに対して継続的な管理（プライマリケア）を行うこと

に対しての診療報酬体系とした．また，診療所などの医師が患者の心身の全体を診て，治療計画の作成を通じ，外来から入院先の紹介，在宅医療まで継続してかかわるという「主治医制」の仕組みとなっている．主治医は専門的な治療が必要な場合については，他の専門的な医師への紹介を行う．

しかし，この診療報酬制度は後に「後期高齢者」という呼称が年齢差別であるなどの批判を受けて廃止された．この廃止を受けて2014年以降，後期高齢者医療制度における「主治医制」は，対象年齢を問わず適応される「地域包括診療料」，「地域包括診療加算」となった．

4 介護保険制度

4.1 介護保険制度とは何か

介護保険制度は，日常生活で介護が必要になった高齢者やその家族を社会全体で支えていく仕組みである．「高齢になり介護や身の回りの世話が必要になる」というリスクは誰にでもその可能性がある．日本では従来，こうした高齢者介護は家族介護が主体であった．しかし核家族化や単身世帯が増えたこともあって家族介護だけに頼ることは困難となった．このため高齢者介護のリスクを社会全体で負担し合い，万が一介護が必要になったときに，すべての高齢者がサービスを受けられるようにする介護保険制度が2000年に発足した．

日本では，介護保険制度は医療保険制度と同様，社会保険方式を採用した．介護保険制度は，40歳以上の人が支払う「保険料」と「税金」とで運営されている．運営は市町村と特別区（以下，市町村）が行い，これを都道府県と国がサポートする．この運営者を「保険者」と呼び，介護が必要になったときにサービスを受けることができる人のことを「被保険者」という．被保険者は，第1号被保険者（65歳以上の高齢者），第2号被保険者（40歳以上65歳未満の医療保険に加入している人）の2つに分けられている．

これら「被保険者」が実際にサービスを利用できるのは，市町村から「介護が必要」と認定された場合に限る．具体的には「要介護状態」または「要支援状態」と認定されなければならない．

4.2 介護認定までの流れ

利用者（被保険者）が介護の必要を感じたら，保険者（市町村）の窓口で要介護認定の申請の手続きを行う．認定の申請は，居宅介護支援事業所や介護保険施設などに代行してもらうこともできる．申請が受け付けられたら，調査員が自宅などを訪問して，本人の心身の状況や日常の生活状況などの項目について聞き取り調査を行い，「認定調査票」を作成する．併せて，保険者（市町村）の依頼により，主治医（かかりつけ医）に「主治医意見書」を書いてもらう．作成された認定調査

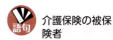

介護保険の被保険者

第1号被保険者：65歳以上の者．要介護状態（寝たきり，認知症等で介護が必要な状態），要支援状態（日常生活に支援が必要な状態）が受給要件．
第2号被保険者：40〜64歳までの医療保険加入者．要介護，要支援状態が，末期がん・関節リウマチ等の加齢に起因する疾病（特定疾病）による場合に限定．
（厚生労働省より）
⇒ 4章1-2の一口メモ〈p.121〉参照．

居宅介護支援事業所

⇒ 4章「1-3 地域の医療・介護サービスと提供機関」〈p.128〉参照．

表1 要介護状態区分と心身の状態

要介護状態区分		心身の状態	備考
要支援者	要支援1	歩行や起き上がりなどの日常生活上の基本的動作については，ほぼ自分で行うことが可能であるが，社会的活動に一部支援が必要な状態	居宅サービスを利用できる
	要支援2	生活の一部について部分的に介護支援が必要な状態．介護予防により状態の維持・改善が期待できる	
要介護者	要介護1	要支援状態から，手段的日常生活動作を行う能力がさらに低下し，部分的な介助が必要となる状態	居宅サービス・施設サービスを利用できる
	要介護2	要介護1の状態に加え，日常生活動作についても部分的な介護が必要となる状態	
	要介護3	要介護2の状態と比較して，日常生活動作および手段的日常生活動作の両方の観点からも著しく低下し，ほぼ全面的な介護が必要となる状態	
	要介護4	要介護3の状態に加え，さらに動作能力が低下し，介護なしには日常生活を営むことが困難となる状態	
	要介護5	要介護4の状態よりさらに動作能力が低下しており，介護なしには日常生活を営むことがほぼ不可能な状態	

日常生活動作（activities of daily living：ADL）は，食事，排泄，更衣，整容，入浴，起居移動などの基本動作のこと．

票をもとにコンピュータで一次判定が行われる．この一次判定結果と主治医意見書を参考に，介護・医療・保健分野の専門家で構成される「要介護認定審査会」で二次判定を行い，要介護度を決定する．

要介護度の決定

要介護度は**表1**のように要支援2段階，要介護5段階の計7段階に区分されていて，介護の必要な程度によって要介護度が決められる．この要介護度に応じて，利用できる介護サービスの上限額（支給限度額）が決まる．要介護度が決定したら，本人や家族の要望，生活の状況，利用できるサービスの上限額などを勘案して，「何を」目的として「どのサービス」を「どれぐらい」使うか，「いつ」使うか，「どこのサービス」を使うかについて，「介護サービス計画（ケアプラン）」を作成する．「介護サービス計画」は自分で作成することも可能であるが，介護サービスについて広い知識をもった居宅介護支援事業所の「介護支援専門員（ケアマネジャー）」に依頼して作成してもらうことが一般的である．作成された介護サービス計画（ケアプラン）に沿って，介護サービス事業者から介護サービスの提供を受ける．

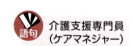

語句 介護支援専門員（ケアマネジャー）

⇒1章「2 地域の保健，医療，福祉において活用可能な社会資源」〈p.18〉参照．

4.3 介護サービスの主な種類：施設サービスと居宅サービス

介護サービスは主に，以下の「施設サービス」，「居宅サービス」などから成る．
施設サービスとしては，介護老人福祉施設（特別養護老人ホーム），介護老人保健施設，介護療養型医療施設がある．
居宅サービスとしては，自宅訪問の形で受けるサービスとして訪問介護（ホームヘルプサービス），夜間対応型訪問介護，訪問看護，訪問入浴介護，訪問リハ

ビリテーションがある．また，日帰りで施設・事業所に通って受けるサービスとしては，通所介護（デイサービス），認知症対応型通所介護，通所リハビリテーション（デイケア）がある．家庭で介護が一時的に困難になったときに施設で受けるサービスとしては，短期入所生活介護（ショートステイ），短期入所療養介護がある．さらに福祉用具などのサービスとして，福祉用具の貸与（レンタル），福祉用具の購入，住宅の改修がある．その他のサービスとしては，認知症対応型共同生活介護（グループホーム），特定施設入居者生活介護，小規模多機能型居宅介護，看護小規模多機能型居宅介護などがある（⇒4章「1-3　地域の医療・介護サービスと提供機関」〈p.128〉参照）．

5 地域包括ケアシステム

日本は，諸外国に例をみないスピードで高齢化が進行している．2014年（平成26年），65歳以上の人口は3,300万人（総人口の26％）を超えて，国民の約4人に1人が65歳以上高齢者となった．この高齢者数は団塊の世代700万人が後期高齢者になる2025年には3,700万人を超える．このような状況の中，2025年以降，国民の医療や介護需要がさらに増加することが見込まれる．

5.1 地域包括ケアシステムが目指すもの

このため，厚生労働省においては，2025年を目指して，高齢者の尊厳の保持と自立生活の支援の目的のもとで，可能な限り住み慣れた地域で，自分らしい暮らしを人生の最期まで続けることができるよう，地域の包括的な支援・サービス提供体制（地域包括ケアシステム）の構築を推進している．

具体的には人口1万人，中学校区程度の地域において，要介護状態や認知症状態となっても住み慣れた地域で自分らしい暮らしを人生の最期まで続けることができるよう，住まい・医療・介護・予防・生活支援が一体的に提供されるような地域システムの構築を実現することを目指す．この地域包括ケアシステムは，保険者である市町村や都道府県が，地域の自主性や主体性に基づき，地域の特性に応じて作り上げていくことが必要である（図1）．

5.2 地域包括ケアシステムの5つの構成要素

図2は地域包括ケアシステムの5つの構成要素（住まい・医療・介護・予防・生活支援）が互いに連携しながら有機的な関係を担っていることを表したものである．地域における生活の基盤となる「住まい」「介護予防・生活支援」をそれぞれ，植木鉢，土ととらえ，専門的なサービスである「医療」「介護」「保健」を植物ととらえている．植木鉢・土のないところに植物を植えても育たないのと同様に，地域包括ケアシステムでは，高齢者のプライバシーと尊厳が十分に守られた「住まい」が提供され，その住まいにおいて安定した日常生活を送るための「介護予防・

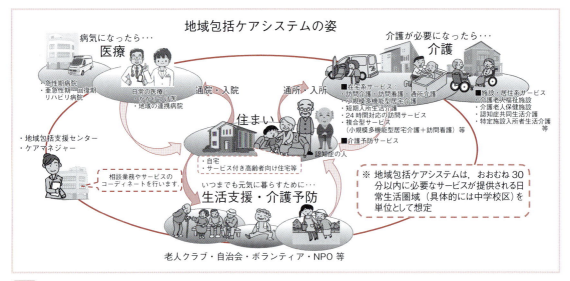

図1 地域包括ケアシステム
（厚生労働省資料．http://www.mhlw.go.jp/stf/seisakunitsuite/bunya/hukushi_kaigo/kaigo_koureisha/chiiki-houkatsu/ より）
地域包括ケアシステムは，保険者である市町村や都道府県が，地域の自主性や主体性に基づき，地域の特性に応じて作り上げていく必要がある．

生活支援」があることが基本的な要素となる．そのような養分を含んだ土があればこそ初めて，専門職による「医療・看護」「介護・リハビリテーション」「保健・福祉」が効果的な役目を果たすものと考えられる．

5.3 地域包括ケアシステムを支えるコンセプト

地域包括ケアシステムを支えるコンセプトに「自助」「互助」「共助」「公助」の考え方がある．「自助」は自分のことは自分でする，つまりみずからの健康管理（セルフケア）を行うことを基本とする．「互助」とはボランティア活動や住民組織により互いに支え合う仕組みを築くことである．「共助」とは介護保険などリスクシェアリングの仕組みのことである．そして「公助」とは税という公の負担を用いて高齢者福祉事業や生活保護，人権擁護にあたることをさす．

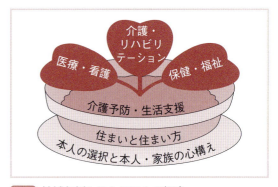

図2 地域包括ケアシステムの概念
（地域包括ケア研究会．地域包括ケアシステムと地域マネジメント．平成28年3月）
地域における生活の基盤となる「住まい」「介護予防・生活支援」をそれぞれ，植木鉢，土ととらえ，専門的なサービスである「医療」「介護」「保健」を植物ととらえている．植木鉢・土のないところに植物を植えても育たない．

5.4 地域包括ケアシステムを構築する機関，会議体

地域包括支援センター

地域包括支援センターは，地域の高齢者の総合相談，権利擁護や地域の支援体

制づくり，介護予防の必要な援助などを行う．高齢者の保健医療の向上および福祉の増進を包括的に支援することを目的とし，地域包括ケア実現に向けた中核的な機関として市町村が設置している．

地域ケア会議

地域包括ケアシステムを構築するためには，高齢者個人に対する支援の充実と，それを支える社会基盤の整備とを同時に進めることが重要である．このため地域ケア会議では，個別の高齢者の事例の解決を通じて，必要な社会基盤整備のための政策抽出も行っている．これを実現していく手法として地域ケア会議を推進している．

NPO，ボランティア，民間企業

今後，認知症高齢者や単身高齢世帯などの増加に伴い，医療や介護サービス以外にも，在宅生活を継続するための日常的な生活支援（配食・見守りなど）を必要とする高齢者の増加が見込まれる．そのため，行政サービスのみならず，NPO（特定非営利団体），ボランティア，民間企業などの多様な事業主体による高齢者の生活支援体制を構築することが求められる．こうした支援体制の中で，元気な高齢者が生活支援の担い手として活躍するなど，高齢者が社会的役割をもつことで，生きがいや介護予防にもつなげる取り組みが必要である．

6 諸外国の制度

ここでは社会保障制度について，医療と介護に限って諸外国の制度と比較する．各国ともその歴史的経緯や文化から，制度は，その財源やサービス提供体制の点で大きく異なる．しかし，違いを大づかみにみれば以下のようなことがいえる．

6.1 各国の社会保障制度の財源の違い

財源の点では，税方式，社会保険方式，そして民間保険方式の3種類に分かれる．税方式をとる国はイギリスがその代表であるが，前述したようにイギリスは財源を税に求めた「国民保健サービス」という国営医療を行っている．「ゆりかごから墓場まで」を合言葉に，サービス提供は無料で，その財源の多くを租税に頼っている．一方，その対極はアメリカである．アメリカでは医療保険は民間保険が中心で，高齢者や低所得者については公的保険が導入されている．この中間にドイツ，フランス，日本などの社会保険方式をとる国々が位置する．

6.2 各国の医療提供体制の違い

医療提供体制も，こうした財源の違いから，イギリスのように病院や診療所も基本的には国営であるところから，アメリカのように民間中心であるところ，ド

```
公的医療の適応人口   （100％）  ←――――――――――――――→
財政方式          （税）   ←――――――――――――――→（民間保険）
供給方式          （国営）  ←―→  （公私ミックス）
政府の関与の強さ      強    ←――――――――――――――→ 弱
国名                   イギリス―カナダ―日本―フランス―ドイツ―オランダ―米国
```

図3 医療制度の国際比較

(尾形松也．社会保険医療制度の国際比較（収斂と発散）―ISSA Initiativeにおける研究動向を踏まえて．海外社会保障研究 Winter 2003；145：5-13[1])より)
左へいくほど「公的」な色彩が強くなり，右へいくほど「私的」あるいは「民間」的な色彩が強くなる．

イツ，フランス，日本のように国立や自治体立などの公的医療機関と民間医療機関が入り乱れた公私ミックスの国までさまざまである．さらに公的な性格の強さによって政府の関与の程度と，市場の自由にゆだねる程度にも差がある．これを図3[1])に示す．図では左へいくほど「公的」な色彩が強くなり，右へいくほど「私的」あるいは「民間」的な色彩が強くなる．

6.3 社会保険方式をとる国々での差違：日本，フランス，ドイツ，オランダ

また，イギリスとアメリカの中間に位置する日本，フランス，ドイツ，オランダといった社会保険を採用する国々の間でも差異がある．どちらかといえば政府関与の強い日本，フランスと，アメリカ流の市場主義の影響を受けたドイツ，オランダとの間では社会保険の運用に違いがある．たとえば社会保険への公費投入の割合をみると，ドイツ，オランダでは日本やフランスより公費投入の割合は低く，逆に民間保険の利用割合が高い．またドイツ，オランダでは公的保険においても被保険者が保険者を選ぶことができる自由度ももっている．こうした点から社会保険を採用する国といっても，政府の関与の強い日本やフランスと，市場の自由度が比較的高いドイツ，オランダの2つのグループに分けることができる．

長期ケアや介護保険においても各国の差異が認められる．介護保険制度を社会保険的アプローチで最初に導入したのはオランダである．その制度は医療保険の枠の中で「例外的医療費法」として1968年から発足した．このためカバーする範囲は日本の介護保険より幅広く，長期入院のほか，ナーシングホーム，精神科医療，予防的医療などまで幅広くカバーしている．

これに対して医療保険から独立した形で介護保険を導入したのがドイツと日本である．日本の介護保険は1995年からスタートしたドイツの介護保険制度を学んで，2000年に介護保険制度として発足した．ただ日本では，要介護認定が要支援，要介護を合わせて7段階であるのに対して，ドイツの介護保険の要介護認定は重度者のみの3段階である．またドイツでは，日本では認められていない介

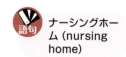

語句 ナーシングホーム (nursing home)

看護や介護が必要な高齢者等に対し，看護・介護双方のサービスの提供をする施設のこと．日本の特別養護老人ホーム，介護老人保健施設などに相当する．

護保険受給者への現金給付を認めている．

こうした社会保険方式による介護保険を採用したオランダ，ドイツ，日本に対して，もともと税方式をとるイギリスでは税財源によって国民保健サービスの一環として介護サービスが提供されている．その範囲は日本のように65歳以上の高齢者のみならず，全年齢対象で障害種別の区別はない．

7 おわりに

日本の社会保障制度は，社会保険方式を基本とした制度である．この社会保険による医療保険や介護保険が，国の社会保障の基盤をつくっている．

しかし社会保険制度は，高齢化による疾病の有病率の増加や，要介護者の増加によって，その維持が危うくなっている．社会保険制度を守っていくには，国民一人ひとりがこの制度のことをよく知り，当事者意識をもってこの制度を運営し，未来へ向けて引き継いでいくことが何よりも必要である．

（武藤正樹）

● 引用文献

1) 尾形裕也. 社会保険医療制度の国際比較（収斂と発散）—ISSA Initiative における研究動向を踏まえて. 海外社会保障研究 Winter 2003；145：5-13.

② 地域の保健，医療，福祉において活用可能な社会資源

Summary
- 団塊の世代700万人が後期高齢者になる2025年へ向けて，地域包括ケアシステムの構築が急がれている．
- 地域包括ケアシステムでは多くの医療・介護福祉の専門職が連携しながら患者・利用者の問題解決にあたる．
- 医療・介護福祉専門職のそれぞれの専門性を理解したうえで，職種間の理解と連携が地域包括ケアシステムの運用には欠かせない．
- 地域包括ケアシステムの構築には市区町村と郡市医師会の連携が必須である．

Keywords ▶ 地域包括ケアシステム，多職種連携，市区町村の役割

1 地域包括ケアシステムにおける医療・介護・福祉の主な人材

地域包括ケアシステムを円滑に機能させるポイントは，急性期を担う医療機関，回復期や慢性期を担う医療機関，在宅医療や通院治療を担う医療機関の専門職，高齢者の生活を支えるさまざまな介護施設の介護福祉専門職が，互いに顔のみえる関係を築いて，患者や利用者の問題解決のために互いに連携していくことにある．このためには，それぞれの専門職の役割を互いに理解することが必要である．それぞれの専門性を尊重し，その専門性を活かして多職種チームによるサービス提供を行うことが大切となる．

地域包括ケアシステムで活躍する専門職や人材リストを図1に示した．その数は30種以上にものぼる．以下，これらの中から医療と介護の主だった人材資源とその役割についてみていく．

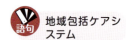

地域包括ケアシステム

⇒4章1-3の語句〈p.128〉参照．

1.1 医師

医師は疾病の診断と治療方針を決定して，自ら治療に臨み，多職種チーム全体に疾病に関する適切な指示を出す．また患者や家族に疾病や病状を説明し，同意を得たうえで検査や処方，処置を行い，その治療効果を評価する．

地域包括ケアシステムではとくに患者の身近にいる診療所の医師や，200床以下の中小規模の回復期・慢性期を担う病院の医師が「かかりつけ医（主治医）」機能を果たすことが期待されている．かかりつけ医（主治医）は糖尿病，高血圧，脂質異常症，認知症などの生活習慣病の医学管理はもとより，服薬管理（他の医

療機関と連携のうえ，通院医療機関や処方薬をすべて管理し，カルテに記載するなど），健康管理（健康診断の受診勧奨，健康相談を行う），介護保険にかかわる相談を受け，主治医意見書の作成を行うこと，在宅医療の提供や，24時間対応を行うこと，などの機能を期待されている．

1.2 看護師

地域包括ケアシステムの医療チームのつなぎ役となるのが看護師である．病院でもチーム医療のつなぎ役は看護師であるが，地域でも同様で看護師，特に訪問看護師が地域の多職種連携のチーム，医療チームのつなぎ役として欠かせない．現在，訪問看護ステーションは全国 13,000 余り，そこで働く訪問看護師は 5 万 2,000 人である．

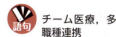

チーム医療，多職種連携

⇒ 2 章「1 保健，医療，福祉，介護における多職種協働の必要性とチーム医療」〈p.44〉参照.

看護師の業務は「保健師助産師看護師法」（以下，保助看法）では，これまで「傷病者若しくはじよく婦に対する療養上の世話又は診療の補助を行うこと」とされてきた．しかし最近，保助看法の一部改正が行われ，「特定看護師」という新たな役割が導入されるようになっている（⇒ Topics〈p.20〉参照）．

1.3 薬剤師

2015 年 10 月に厚生労働省より公表された「患者のための薬局ビジョン」[1]に

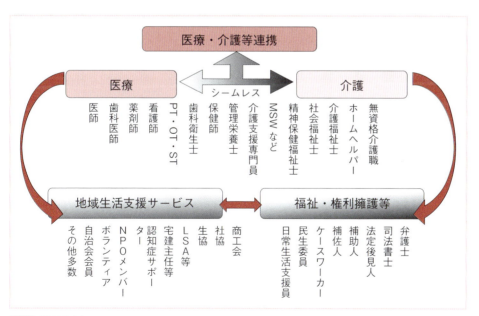

図1 地域包括ケアシステムにかかわる専門職

（厚生労働省．地域包括ケアの理念と目指す姿について．http://www.mhlw.go.jp/stf/shingi/2r9852000000uivi-att/2r9852000000ujwt.pdf より）
地域包括ケアシステムでは 30 種以上もの専門職や人材が活躍する．
MSW (medical social worker；医療ソーシャルワーカー)，PT (physical therapist；理学療法士)，OT (occupational therapist；作業療法士)，ST (speech-language-hearing therapist；言語聴覚士)，LSA (learning support assistant；学習支援員)，NPO (Non-Profit Organization；特定非営利活動法人).

Topics
特定看護師

特定行為を行う看護師とは，団塊の世代が後期高齢者となる2025年に向けて，在宅医療などを推進していくため，医師の判断を待たずに，事前に定められた「手順書」により，脱水症状などに対する輸液による補正など一定の診療の補助が行える看護師のことである．この診療行為を「特定行為」と呼び，全部で21区分がある．こうした特定行為を行う看護師の在宅医療における活躍が期待されている．

おいて，地域における薬剤師の役割も大きく変わった．この薬局ビジョンの中で，地域における薬剤師・薬局の役割が「かかりつけ薬剤師・薬局」として規定された．「かかりつけ薬剤師・薬局が持つべき3つの機能」は以下のとおりである．

①**服薬情報の一元化・継続的把握**：患者が受診しているすべての医療機関や服用薬を一元的・継続的に把握し，お薬手帳の一冊化・集約化を実施する．また電子版お薬手帳のようなICT (information and communication technology；情報通信技術) 活用も推進する．

②**24時間対応・在宅対応**：開局時間外でも随時電話相談を実施．夜間・休日でも調剤を実施．在宅対応にも積極的に関与する．

③**医療機関などとの連携**：処方医に対して疑義照会や処方提案を実施，処方医への患者状態の情報フィードバック，残薬管理・服薬指導を行う．医薬品などの相談や健康相談に対応し，医療機関に受診勧奨を行う．

薬局薬剤師も地域包括ケアシステムにおいて薬物治療の専門家としてのチーム医療の一員としての役割を担うことが期待されている（⇒序章「医療と薬剤師」〈p.2〉，4章「3-1 健康サポート薬局」〈p.246〉参照）．

1.4 リハビリテーション・セラピスト

リハビリテーション・セラピストとは理学療法士（physical therapist：PT），作業療法士（occupational therapist：OT），言語聴覚士（speech-language-hearing therapist：ST）などのリハビリテーション専門職のことである．理学療法士は，主にベッドからの起き上がり，床や椅子からの立ち上がり，歩行など，日常生活上の基本動作や移動を中心に身体的リハビリテーションを行う．また，寝たきりであったり，運動障害をもつ患者に対して，関節運動や筋力の強化を行い，身体的な機能の改善や全身運動を行う．作業療法士は，食事・更衣・整容など日常生活を送るうえでの動作や家事動作，仕事への復帰を目指した訓練を行う．また，在宅での生活を見据え，本人・家族が生活しやすいようにリハビリテーションを通じて指導や援助を行う．言語聴覚士は，言語障害や，食べたり飲んだりする嚥下障害を生じた患者への専門的な評価，訓練や指導を行う（⇒Column

> **Column**
>
> ### 地域包括ケアシステムの中でのリハビリテーション
>
> 　地域包括ケアシステムの中では今，リハビリテーションにおける「活動と参加」が注目されている．1981年に世界保健機関（World Health Organization：WHO）が定めたリハビリテーションの定義では，「リハビリテーションは障がい者が環境に適合するための訓練を行うだけではなく，障がい者の社会的統合を促す」とされていた．しかし，それがいつの間にか要介護高齢者の在宅への復帰が目的とされ，社会活動への参加という本来のリハビリテーションの目標が見失われてきたのが現状である．もう一度リハビリテーションの本来の理念に沿ってリハビリテーションにかかわるすべての職種が地域包括ケアシステムの中で，その職能を発揮すべきときであろう．

〈p.21〉参照）．

　リハビリテーションの究極の目標は社会生活への復帰にある．このため，理学療法士は身体機能の回復を担い，作業療法士は買い物ができる・家事ができるなど日常生活に適応するための訓練を行う．また，言語聴覚士は言語活動や嚥下運動などの回復を目指す．今日のリハビリテーションはそれぞれの職種が専門スキルを発揮して行う総合的なリハビリテーションとなっている．

1.5 介護支援専門員（ケアマネジャー）

　介護支援専門員（ケアマネジャー）とは，介護保険において要支援者・要介護者が介護サービスを必要とするとき，アセスメントに基づいたケアプランを作成し，ケアマネジメントを行う専門職である．また介護全般に関する相談援助・関係機関との連絡調整，介護保険の給付管理なども行う．ケアマネジャーの資格要件は医療・介護福祉職であることが必要であるが，現状では8割が介護職（介護福祉士）出身者で占められていて，医療職が少ないことが課題である．

　ケアマネジャーには，その専門性として，利用者・家族が望む生活の実現へ向けたケアマネジメントの実践と，サービス担当者会議や地域ケア会議などを通じた地域ネットワークづくりが期待されている．

1.6 社会福祉士

　社会福祉士は，病気や障害，生活状況など日常生活になんらかの問題をもつ人を対象に，相談や助言，指導を行い，援助を行う．福祉関係の法律や制度をはじめ，カウンセリングのための心理学など，福祉関係全般の幅広い知識が求められる職種である．

　社会福祉士は地域包括システムのなかでも活躍している．たとえば地域包括支援センターや病院の退院支援部門に配属され，患者が地域生活を送るうえでのさまざまな社会資源や制度利用に関する相談や支援を行っている．

1.7 介護福祉士

　介護福祉士は高齢者や身体・精神上の障害があるために日常生活を送るのに支障がある人を対象に，食事や入浴介助，トイレ介助，見守りなど，日常生活すべての介護を行う．また，本人への介護だけでなく，その介護者へ介護に関する指導も行う．

2 地域包括ケアシステム構築と市区町村の役割

　前述のように，地域包括ケアシステムを人口1万人の中学校区につくった場合，全国で1万箇所以上の地域包括ケアシステムがそれぞれの地域事情に合わせて構築されることになる．この地域包括ケアシステムを構築する際に要となるのが全国1,700の市区町村である．

　しかし，市区町村における状況は一様ではない．人口も異なれば，地勢，社会資源の状況，これまでの取り組み状況など千差万別である．そのため，これからつくられる地域包括ケアシステムが全国で1万あるとすれば，1万の異なるシステムが存在することになる．しかしそのゴール（目的）は「住み慣れた地域で最期まで」であることを忘れてはならない．

　こうした中で地域包括ケアシステム構築における市区町村の役割は大きい．その構築へ向けて，すでに現在，全国の市区町村や郡市医師会等でその取り組みが以下のような手順のもと進められている．こうした市区町村や郡市医師会の役割を知り，市区町村とともにそれぞれの現場において地域包括ケアシステムの構築を目指すことが必要である．

　以下，具体的に市区町村での取り組みについてみていく．

2.1 市区町村における担当課を決める

　これまで地域包括ケアシステムにおける在宅医療について，市区町村ではなじみが薄く，担当課が決まっていないケースが多かった．また，役所の中で医療担当部局と介護担当部局が役所の縦割り組織により，意思疎通がうまくいかないケースも少なくなかった．このため，地域包括ケアシステムにおける在宅医療と介護の担当部局の横串をさすような新組織をつくる，あるいは保健医療，高齢者介護などの担当部署の事前協議と連携の中で担当部署を決めることが大切である．

2.2 在宅医療・介護連携推進協議会を設置する

　役所の担当課を決定後，次に関係機関・団体への説明と協力依頼を行い，「在宅医療・介護連携推進協議会」（以下，推進協議会）のような医療関係者，介護関係者が一堂に会する会議体を設置する（⇒ Column〈p.23〉参照）．

　こうした会議体の設置のためには，保健所を活用するのがよい．保健所は地元

> **Column**
> **東京都の在宅医療・介護連携推進協議会**
>
> 　東京都で保健所長の呼びかけにより推進協議会を開催し，医療・介護連携を推進している区として葛飾区，練馬区，文京区などの例がある．推進協議会のメンバーには三師会や看護協会などのメンバー，地元の病院長，地域包括支援センター，ケアマネジャー，介護事業所などの介護系関係者が一堂に会している．そして推進協議会の下に在宅医療，認知症などの各種のワーキンググループを置き，現場の方も交えて活発な議論を行っている．

の医師会・歯科医師会・薬剤師会などの三師会メンバーや地元の病院長とも日常的な顔のつながりがあるので，こうした会議体の呼びかけ人には最適である．

2.3 推進協議会での具体的な取り組み

　次に，こうした推進協議会での具体的な取り組みについて述べる．重要なのは地域の社会資源の把握である．

地域医療・社会資源マップの作成

　推進協議会で真っ先に行うことは，地域の医療・社会資源マップの調査と作成である．マップ作成は住民の医療・介護のアクセスの手助けになるほか，実態把握と不足資源，不足地域が明らかになること，またこうした資源情報の共有が医療と介護関係者の円滑な連携の促進につながることが目的にある．資源情報は改めて調査を行ってもよいが，できるだけ既存の医師会の開業医マップや自治体の介護情報公表システムなどを利活用することが大事であり，また定期的な更新に努めることも重要である．

現状の課題の把握と解決策の検討

　次に推進協議会で行うことは，地域の住民ニーズや医療・介護の現状を把握すること，そこから課題を抽出すること，そして事業計画を立案し，進捗管理を行っていくことである．現状の課題抽出には，推進協議会の下部組織としてテーマごとに検討部会を設けて，現場の関係者を巻き込んで検討を行うのも一つの方法である．

　たとえば著者がかかわっている練馬区では，推進協議会の下に在宅医療ワーキンググループ，認知症ワーキンググループを設けている．また葛飾区では推進協議会の下に在宅医療検討部会や災害医療検討部会を設けている．文京区では推進協議会の下に，小児初期救急医療検討部会，高齢者・障害者口腔保健検討部会，在宅医療検討部会などを設けて検討を行っている．

　検討部会の作業では，地域の現場関係者の視点が最重要であるが，場合によっ

ては現状調査に民間の調査会社を起用したり，近隣の大学関係者を交えて専門的な観点からアドバイスを得るなど，さまざまな視点から多角的に検討することも必要となる．

在宅医療推進事業の実施

現状調査や課題抽出に基づいて，実際の在宅医療推進事業を実施する．事業には先述した医療・社会資源マップの作成や，現状の課題抽出，解決案の提案などのほかに，医療・介護従事者への地域包括ケアシステムに関する研修，地域住民への啓発・普及などがある．さらに地域包括支援センターのケアマネジャーを対象にした業務支援，地域連携クリティカルパスの作成，24時間365日の在宅医療・介護提供体制の構築，ICT連携の構築などのテーマへの取り組みなどがあげられる．

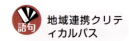

⇒3章2の語句〈p.109〉参照．

郡市医師会等との協働

在宅医療と介護の連携体制の構築には，在宅医療において中心的な役割を果たす地域の医師団体である郡市医師会等との協働関係がきわめて重要である．まずは他の職能団体との調整に先立ち，市区町村の担当者から郡市医師会において当該の市区町村の在宅医療の推進を担当する役員などへ方針を十分に説明したうえで，活動への参画を要請することが大事である．

また医師会側もこうした市区町村の働きかけに応じて，医師会内部でも意思統一を図り，積極的な地域包括ケアシステムの構築，在宅医療と介護連携の構築へ向けて市区町村との協力体制，意思疎通を図る努力が必要である．特に在宅医療などの実態調査や在宅医療・介護連携の研修事業への協力，先の推進協議会への参画，地域住民への普及啓発活動などで郡市医師会の協力が必要な場面はきわめて多い．

最後に，市区町村における地域包括ケアシステム構築のための事業の取り組みのフローチャートを示す（図2）．

以上，地域包括ケアシステムに着目して，地域の保健，医療，介護福祉の人材資源とその活用の方法について述べてきた．地域包括ケアシステムが有効に機能するには，多職種連携が問題解決のキーとなる．そしてその場づくりをする市区町村の役割についてもう一度，地元の現状をみながら考えていく必要がある．

〔武藤正樹〕

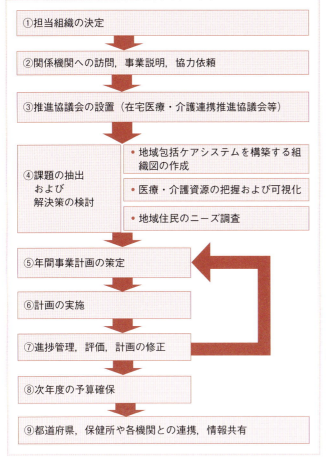

図2 市区町村での事業の取り組みのフローチャート

（国立長寿医療研究センター．在宅医療・介護連携のための市町村ハンドブック．国立長寿医療研究センター．平成25年12月．http://www.mhlw.go.jp/file/06-Seisakujouhou-12400000-Hokenkyoku/0000119306.pdf より）

● 引用文献
1) 厚生労働省．患者のための薬局ビジョン―「門前」から「かかりつけ」へ，そして「地域」へ．
http://www.mhlw.go.jp/stf/houdou/0000102179.html

● 参考資料
1. 国立長寿医療研究センター．在宅医療・介護連携のための市町村ハンドブック．平成25年12月．http://www.mhlw.go.jp/file/06-Seisakujouhou-12400000-Hokenkyoku/0000119306.pdf

医療経済的視点の重要性

3-1 国民医療費の動向

Summary
- 経済基調が停滞する中，国民医療費は年々増加を続け，元号が平成に変わってからは平均年率で 2.8% の伸びとなっている．
- 医療関連材料の伸び（薬剤料 212%）に比べて，医療者にかかわる技術料の変動（指導管理料 88%）は，小さい傾向にあると推察される．
- 2019 年（令和元年）度において，国民医療費は「循環器系の疾患」が 19.2% と最も多いが，財政均衡作用の影響を受け診療報酬単価は低廉化している．
- 国民医療費の将来のありようを論じるには，医療分野をとりまく社会経済との調和などを積極的に論じていくことが望まれる．

Keywords ▶ 経済基調，医療技術料，財政均衡作用，社会経済，国民負担率，ユニバーサルヘルスカバレッジ

国民医療費と経済基調の動向

1.1 国民医療費の伸び

「国民医療費」は，政府の定義によれば「当該年度内の医療機関等における保険診療の対象となり得る傷病の治療に要した費用を推計したもの」となる．「この費用には，医科診療や歯科診療にかかる診療費，薬局調剤医療費，入院時食事・生活医療費，訪問看護医療費などが含まれる．なお，保険診療の対象とならない評価療養（先進医療〔高度医療を含む〕等），選定療養（入院時室料差額分，歯科差額分等）及び不妊治療における生殖補助医療などに要した費用は含まない」[1]とされる．

日本の国民医療費は，年々増加を続けてきており，元号が平成に変わってからは平均年率で 2.8% の伸びとなっている．その結果，1989 年（平成元年）度において 19.7 兆円であったその規模は，2019 年（令和元年）度に 40.0 兆円以上となっている（図1）[2]．その背景として，高齢者の増加に伴う診療需要の高まりや医療技術の進歩に伴う高額化，または疾病構造の変化などが一般的にあげられる．

一口メモ　不妊治療の保険適応
一部の不妊治療は令和 4 年より保険適用になった．

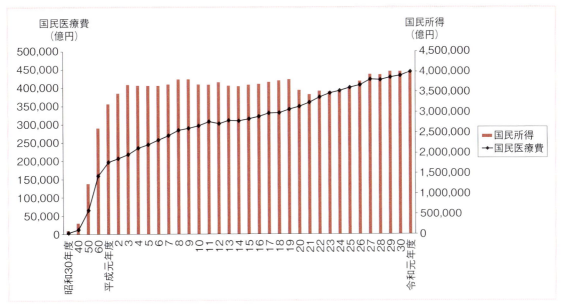

図1 国民医療費と国民所得の年次推移
(厚生労働省.令和元(2019)年度 国民医療費の概況. https://www.mhlw.go.jp/toukei/saikin/hw/k-iryohi/19/index.html[2]より)
平成元年度において19.7兆円であったその規模は,令和元年度に40.0兆円以上となっている.

このため,適切な医療財源の確保や医療資源の効率的な利用について,関心が高まっている.なお,高齢化の進展に注目すると75歳以上の平均入院費用は75歳未満の約6.6倍であり,後期高齢者(75歳以上の高齢者)の保険医療費は全体の41.9%(2019年度;対前年度8.0%増)を占めている.

1.2 国民医療費の財源

一方,医療財源の運用に間接的ながらも影響を及ぼす実体経済(国民所得)については,1991年(平成3年)度ごろから伸びが鈍化しており,1997年(平成9年)度の382.2兆円をピークに,横ばいで推移を続けている(平成に入ってからの年間平均の伸び率は0.5%)(図1)[2].このような中,国民医療費の財源構成は,2019年度において保険料が49%,公費が38%となっている.参考までにやや古いデータではあるが,これらに患者自己負担や民間保険対応を加えた広義の医療費(急性期医療)の財源構成を図2に例示する[3].

2 疾患領域別医療費と診療報酬単価

国民医療費について疾患領域を大別した整理を行うと,2019年度において「循環器系の疾患」が19.2%と最も多く,次いで「新生物」が14.9%となり,その後に「筋骨格系及び結合組織の疾患」や「呼吸器系の疾患」,「損傷,中毒及びその他の外因の影響」が7～8%台で並ぶ状況にある[2].続いて,これら疾患領域別

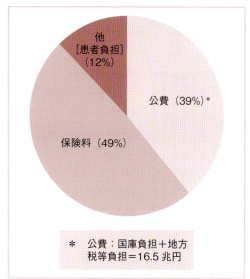

図2 国民医療費の主な財源構成（急性期医療の財源割合）
2017年度の財源構成に患者自己負担や民間保険対応を加えた広義の医療費（急性期医療）の財源構成を示す．
(Takura T, et al. The future of medical reimbursement for orthopedic surgery in Japan from the viewpoint of the health economy. J Orthop Sci 2016 ; 21 : 273-281[3] より改変)．

表1 疾患領域別の医療費（医療費総額と月平均請求額）に関する過去10年間の伸び率：外的な経済基調の激変要因が小さくかつ内的な医療制度の変更要因が小さい期間における試行的な解析

指標	1997～2006年の伸び率（1997年を100%）				
	心血管系の疾患	呼吸器系の疾患	消化器系の疾患	筋骨格系の疾患	脳神経系の疾患
領域全体の医療費総額（千点/月）	101.2%	96.5%	105.7%	109.6%	125.3%
領域全体の月平均請求額（点/件）	98.1%	121.2%	81.6%	82.5%	127.9%
手術以外の月平均請求額（点/件）	89.1%	120.1%	84.9%	80.2%	126.4%
手術全体の月平均請求額（点/件）	129.7%	138.7%	88.0%	136.5%	175.1%
参考：外科分野全体の月平均請求額（点/件）			131.4%		

補足：領域全体は，医科の入院外と入院の総数データ（すべての診療行為）．手術は，医科入院の総数データ（手術行為のみ）．
資料：社会医療診療行為別調査（厚生労働省）の各年次より作成．
（田倉智之．医療政策から見た心不全診療が向かうべき先．内科 2014 ; 113 : 425-430 より）

の国民医療費の変動を整理することで，医療財源の規模と診療報酬の単価の関係を大局的に眺めてみる．

表1は，疾患領域別に医療費総額，平均請求額などの変位を整理したものである．財源規模と報酬単価の関係を論じる目的から，外的な経済基調の激変要因（例：株価暴落など）が小さくかつ内的な医療制度の変更要因（例：消費税引上げなど）も小さい期間（1997年度～2006年度の10年間）のデータで試行的な解析を行っている．全体を概観すると，10年にわたる医療費総額の増減と平均請求額の変位に一定の関係がうかがえる．すなわち，一部の疾患領域を除くと，医療費総額が大きく伸びると平均請求額は大きく減じる傾向が読み取れる．

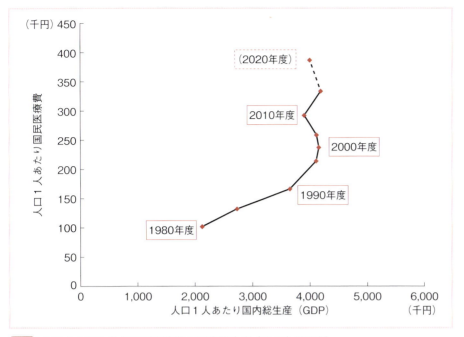

図3 人口1人あたりの国民医療費と国内総生産（GDP）の関係
（厚生労働省．令和2年度 医療費の動向．World Economic Outlook Database April 2020, International Monetary Fund〈IMF〉より作成）
人口1人あたり国内総生産の伸びは，1990年代を境に止まったものの，人口1人あたり国民医療費は伸び続けている．

　以上から，財政均衡作用などで需要が増えた分だけ資源配分（診療報酬単価）は広く薄くなる傾向[4]にあり，場合によっては，提供される診療サービスの価値とその報酬が乖離する可能性も想像される．この背景の整理として，人口1人あたりの国民医療費と国内総生産（GDP）の関係をまとめてみる．人口1人あたり国内総生産の伸びは1990年代を境に止まったものの，人口1人あたり国民医療費は伸び続けており，医療を支える面と利用する面の経済的な調和の観点から，過去に比べて給付と負担にかかわる政策的な選択幅は狭くなりつつあると考えられる（図3）．

3 医療関連材料と医療技術料

　前節で解説したとおり，わが国の国民医療費の動向を読み解くには，財政均衡作用などを考慮することも重要となり，規模とともに変化率が政策的に大きな関心をよぶことになる．そこで，医療関連材料と医療技術料に着目して，国民医療費の一部動向を整理したものがである．医薬品関連は，2000年から2017年にかけての薬剤料の伸び率は212％（伸び額3.90兆円）と比較的高い傾向にあるが，調剤技術料や指導管理料の伸び率はそれぞれ111％と88％と相対的に低い傾向にある．また医療機器関連は，特定保険医療材料の伸び率が564％（伸び

語句 財政均衡作用

財政均衡は，均衡財政とも表現される．財政の支出と収入が均衡している状態をさし，その理念に基づいた財政管理が行われる場合，不均衡を減じる作用がより積極的に働くことになる．日本の国民医療費は，多様な因子により毎年増加する傾向があるものの，不均衡を小さくする作用（医療費の抑制などの政策）は，何かしかの形で存在すると考えられる．

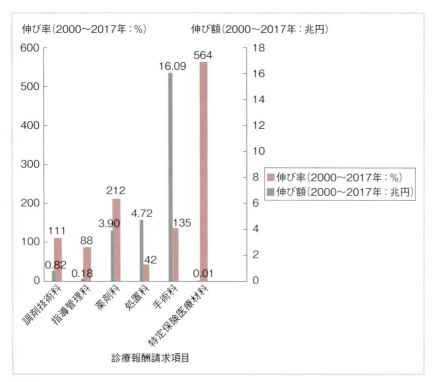

図4 診療報酬請求項目別の医療費の伸び状況（2000年を基準）
厚生労働省による各年度（2000～2017年）の社会医療診療行為別調査による．
（全国保険医団体連合会．膨張する医療費の要因は高騰する薬剤費にあり―2000年度～2017年度における概算医療費と薬剤費の推移．2018年11月15日．https://hodanren.doc-net.or.jp/news/tyousa/181115_srh_med.pdf を参考に作成）

額0.01兆円）ときわめて高い傾向にあるが，処置料や手術料の伸び率はそれぞれ42%と135%と相対的に低い傾向にある．

　以上から，医療関連材料の伸びに比べて，医療者にかかわる技術料の変動は小さい傾向にあると推察される．診療成果の多くが医師などの医療従事者の貢献によるものであれば，経営資源の配分を増やす動機づけとして「技術」を診療報酬上でよりいっそう明確に位置づけていくことも肝要である．すなわち，医療分野のさらなる発展には，コストのみに傾注した経済的な議論にとどまることなく，医療が有する価値を関係者が共有しながら，それに見合った国民負担（診療報酬）のあり方などについて，理解を深めることも望まれる[3]．

4 社会経済と国民医療費の調和

　前節までの内容をふまえると，国民皆保険制度における国民医療費の将来のありようを論じるには，医療分野をとりまく社会経済との関係を積極的に論じていくことが不可欠と考えられる．とくに，今後の日本のさらなる経済成長を期待しつつも，短期的には厳しい経済基調の要件のもとで，国民皆保険制度を持続的に

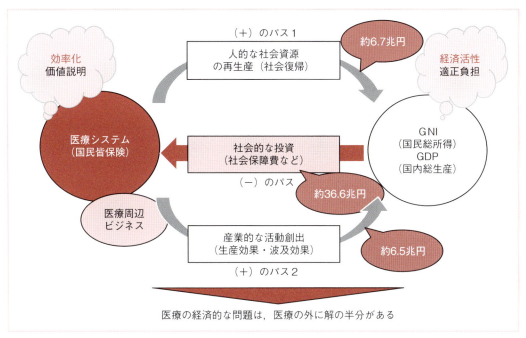

図5 社会経済における医療分野のマクロ的な位置づけの整理

医療の実体経済への貢献として,国民を健康にして人的な社会資源を再生産する価値(間接的な寄与,〈+〉のパス1)と産業的な生産活動を行う価値(直接的な寄与,〈+〉のパス2)が考えられる.

補足:図中の数値は,国民衛生の動向(厚生統計協会2010),社会医療診療行為別調査(厚生労働省2010),患者調査(厚生労働省2010),医療サービス活動における産業・雇用連関分析の展開(社会保障研究 Vol.47, No.2, 2011),公共サービス化と医療経済の産業連関(社会保障研究 Vol.22, 1986)より,医療保険財源の原資(循環部分)についてモデリングで推計.(田倉智之.人間ドック健診と医療経済.人間ドック 2012;26:775-785 より)

発展させていく議論が望まれる.たとえば,国民医療費にも直接かかわる国民負担率(2020年〔令和2年〕度46.1%)のあり方なども,広い視野に立った国民の納得感の醸成が必要と考えられる.

そのためにも,実体経済や社会システムの中における医療の位置づけを再確認するのは意味があると思われる.たとえば,医療の実体経済への貢献として,国民を健康にする価値(間接的な寄与)と産業的な生産活動を行う価値(直接的な寄与)の存在が考えられる(図5).具体的には,医療が「人的な社会資源の再生産(社会復帰)」などの社会不安の軽減としての役割と,「産業的な活動創出(生産効果・波及効果)」としてそれ自体が経済的な価値を生み出す機能を有していることがあげられる.

すなわち,診療需要の増加に見合う新たな資源投入を促すには,医療の社会的な意義を国民全体で再確認することが必要といえる.昨今,ユニバーサルヘルスカバレッジ(UHC)に対する関心が高まっているが,その進展には,社会経済的な要因が影響することも明らかになっている(表2)[5].例えば,UHCの総合指標であるサービスカバレッジインデックス(SCI)は,公的医療費の影響を大きく受ける.以上のとおり,国民皆保険制度の運営において,臨床と経済の調和が

 GDPとGNI

GDP(国内総生産)は国内で一定期間内に生産されたモノやサービスの付加価値の合計額である."国内"のため,たとえば日本企業が海外支店等で生産したモノやサービスの付加価値は含まない.一方で,GNI(国民総所得)は国内に限らず,海外からの所得(国外の日本人が稼いだ付加価値等)も含んでいる.

> **Column**
>
> ## 医療の社会経済的な位置づけ（マクロ経済的な整理）
>
> 　本項の「4 社会経済と国民医療費の調和」（p.30）のような切り口から，医療分野が実体経済や社会システムの中でどのように位置づけられるべきか，やや乱暴であるが単年度で断面的にキャッシュフローの整理を行ったものが図5となる．2010年（平成22年）度の国民医療費の36.6兆円/年に対して，2つの"社会的に投資（コスト）を回収するパス（期待）"は合計13.2兆円/年（医療費の36.0%）あったと考えられる．このため，医療分野は過去よりコスト・セクター的にみられてきたと推察されるが，「1.2 国民医療費の財源」（p.27）で述べた財源構成の公費相当（3割台）は，おおむね年度単位で還元される計算になり，バランスシート上は整合性がとれている．今後は，数値に置き換えにくい医療の存在意義も包含した議論が望まれる．一例として，安心感の醸成などの付加価値を定量化する試みや，医療費を現在での「原価」のみならず将来への「投資」と考えるなど，新たなエビデンスの構築や位置づけの発想の転換も意義があると推察される．

表2 ユニバーサルヘルスカバレッジ（UHC）と社会経済要因（公的医療費）の関係（パネルデータ分析：固定効果モデル）

UHCのサービスカバレッジのインデックス（SCI）	偏回帰係数	標準化偏回帰係数	標準誤差	P値	95% 信頼区間
総人口（100万人）	0.0049	0.1921	0.0012	0.0001	0.0025 ～ 0.0074
1人当り GDP（US ドル）	0.0017	1.6129	0.0002	< 0.001	0.0013 ～ 0.0021
GDP 当り国民医療費（%）	2.3481	0.4116	1.5748	0.136	− 0.7386 ～ 5.4347
一般財政当り公的医療費（%）	1.4511	0.6575	0.2804	< 0.001	0.9015 ～ 2.0006
労働生産人口当り失業率（%）	− 1.4764	− 0.2253	0.7105	0.0377	− 2.8689 ～ − 0.0838
貧困率（%：貧困ギャップ率）	− 1.6736	− 0.2303	0.4674	0.0003	− 2.5897 ～ − 0.7575

モデル：$R^2 = 0.991$, $F\text{test}:p < 0.001$

（Takura T. Health Insurance-Socioeconomic considerations of universal health coverage：Focus on the concept of health care value and medical treatment price. 2022. London；IntechOpen. In press〈ISBN 978-1-80355-871-4〉[5] より）

一層望まれている．

（田倉智之）

●引用文献

1) 厚生労働省. 国民医療費の範囲と推計方法の概要. http://www.mhlw.go.jp/toukei/saikin/hw/k-iryohi/09/gaiyou.html（平成28年5月1日時点）
2) 厚生労働省. 令和元年度 国民医療費の概況. https://www.mhlw.go.jp/toukei/saikin/hw/k-iryohi/19/index.html
3) Takura T, Miki K. The future of medical reimbursement for orthopedic surgery in Japan from the viewpoint of the health economy. J Orthop Sci 2016；21：273-281.
4) 田倉智之. 透析医療へ医療経済学を応用する概念. 透析会誌　2012；45：101-105.
5) Takura T. Health Insurance-Socioeconomic considerations of universal health coverage: Focus on the concept of health care value and medical treatment price. 2022. London; IntechOpen. In press（ISBN 978-1-80355-871-4）.

③ 医療経済的視点の重要性

3-2 薬価基準制度と後発医薬品の役割

- 薬価基準とは，保険診療で使用できる医薬品の品目と価格を定めたものであり，品目表と価格表の性格をもつ．
- 薬価基準に収載されるのは，医療用医薬品（ワクチン，生活改善薬を除く）であり，一般用医薬品は収載されない．
- 薬価算定の基本的ルールは，新規収載か収載後の薬価改定かで異なる．また，新規収載品でも新医薬品と後発医薬品とで異なる．

Keywords ▶ 薬価基準，保険診療，新医薬品，後発医薬品，薬価算定

1 薬価基準制度とは

薬価基準とは，保険診療で使用できる医薬品の品目と価格を厚生労働大臣が定めたものであり，品目表と価格表の2つの性格をもつ．薬価とは薬の公定価格である．保険医療機関や保険薬局などは，この価格を基に患者から一部負担金を徴収し，保険者に薬剤料の診療報酬を請求し償還を受ける．薬価基準は，共通の内容で被用者保険（組合管掌健康保険，全国健康保険協会管掌健康保険〔協会けんぽ〕，各種共済組合など），国民健康保険，後期高齢者医療制度に適用されている．

2 薬価基準への収載

2.1 収載基準

薬価基準は，保険診療に必要なすべての医薬品を収載することが原則となっている．このため収載されるのは，原則として，「医薬品医療機器等法」で製造販売承認された医療用医薬品であり，一般用医薬品（OTC医薬品）は収載されない．また，医療用医薬品でも，体外診断薬，予防を目的とした医薬品（ワクチンなど）や，生活改善のための医薬品（シルデナフィルクエン酸塩〔バイアグラ®〕など）は収載されないことがある．

2.2 収載手続き

医療用医薬品は，医薬品医療機器等法に基づく承認を取得した後，医療保険の適用を受けるためには薬価基準への収載手続きをしなければならない．収載を希

語句 診療報酬

保険診療に対して計算される報酬で，診療報酬点数表に基づいて計算される．1点＝10円である．

被用者保険

企業に勤める会社員や公務員など「雇われている人」が加入する公的医療保険のこと．

望する製薬会社は，所定の申請書類に資料を添えて厚生労働省へ提出する．

薬価基準への収載時期は，新医薬品（new drug）については年4回（原則として医薬品医療機器等法の承認後60日以内，遅くとも90日以内），新キット製品については年2回（5月と11月），後発医薬品（generic drug）については年2回（6月と12月）となっている．

2.3 収載方式

薬価基準の収載方式には，主成分の一般名で収載する「統一（名）収載方式」と，医薬品の商品名ごとに収載する「銘柄別収載方式」がある．原則として，銘柄別収載方式が用いられるが，一部の医薬品（日本薬局方収載医薬品，生物学的製剤収載医薬品，生薬，低薬価後発品〈最も高い薬価の30%を下回るもの〉）には統一（名）収載方式がとられる．統一（名）収載方式で収載される医薬品は，医薬品の商品名にかかわらず同じ薬価となり，医薬品医療機器等法に基づく承認がなされれば，直ちに保険診療で使用することができる．

 新医薬品

医薬品医療機器等法では，「新有効成分含有医薬品」だけでなく，既存の成分でも投与経路・用量・効能・剤形が新しくなった場合や他の成分と配合した場合も新医薬品と認めている．

後発医薬品

新医薬品の特許期間が満了し，かつ再審査が終了すると，ほかの企業も同じ有効成分の医薬品を後発医薬品として製造・販売することができる．

3 薬価算定の基本的ルール

商品名ごとに収載された医薬品の薬価算定方式は，新規収載する際の算定方式と，収載後の薬価改定のための算定方式に大別される．また，新規収載品には，新医薬品と後発医薬品があり，薬価算定方式も異なる．

3.1 新医薬品の薬価算定

新規収載の新医薬品の薬価は，すでに薬価基準に収載されている医薬品の中に新医薬品の類似薬があるか否かで異なる．類似薬とは，①効能・効果，②薬理作用，③組成および化学構造式，④投与形態，剤形区分，剤形および用法の4つの観点から類似性があると認められるものをいう．

また，類似薬がある場合でも，新医薬品に新規性がある場合と，乏しい場合で分かれる．類似薬が3つ以上あり，最も古い類似薬の薬価基準収載から3年以上が経過している場合，新規性に乏しいと判断される．以下に示すように，新規性がある場合は「類似薬効比較方式（I）」で，新規性に乏しい場合は「類似薬効比較方式（II）」で，類似薬がない場合は「原価計算方式」で，さらに外国価格との乖離が大きい場合は「外国平均価格調整」を行い算定される．

類似薬効比較方式（I）

類似薬効比較方式（I）では，類似薬の中の最類似薬を比較薬として選び，新医薬品と最類似薬の1日薬価がほぼ同じになるように薬価を定め，これに必要に応じて補正加算を行う．1日薬価とは，標準的な用量で治療した場合の1日分の薬価の合計のことである．補正加算には，次の加算項目がある．

- 画期性加算，有用性加算（I）および（II）：類似薬に比べて新規性，有効性または安全性が高い新医薬品の開発を促す趣旨で設けられた．
- 市場性加算（I）および（II）：希少疾病に対する医薬品の開発を促進するために設けられた．
- 小児加算：小児用医薬品の開発を促進するために設けられた．
- 特定用途加算，先駆加算：医療上のニーズが著しく充足されていない医薬品の研究開発や先駆的な新薬などの迅速な実用化を図る観点から2022年に新設された．

類似薬効比較方式（II）

類似薬効比較方式（II）では，薬価は，多数存在する類似薬の中でも最も安い1日薬価のものの額に合わせられる．この方式で設定される薬価は低く抑えられることとなるが，これは新規性の乏しい新医薬品の開発を抑え，画期的な新医薬品の開発を促そうという趣旨からである．

原価計算方式

原価計算方式では，薬価は，製造原価または輸入原価（原材料費，労務費，製造経費），販売費・一般管理費（倉庫費，宣伝費，研究費など），営業利益，流通経費などを積み上げて算定される．この場合の労務費，製造経費，販売費，一般管理費，営業利益，流通経費については，各種統計に基づく平均的な数値が用いられる．また，営業利益率には，新医薬品の新規性や有効性または安全性の程度に応じて加算がつく．

外国平均価格調整

当該新医薬品がすでに外国（アメリカ，イギリス，ドイツ，またはフランス）で販売されている場合には，上記の方法で薬価算定が行われた後に，外国での価格と著しい乖離を生じないよう外国平均価格調整が行われる．

3.2 後発医薬品の薬価算定

ある先発医薬品（新医薬品）に対する初めての後発医薬品が新規に収載される場合，後発医薬品の薬価は，原則としてその時点での先発医薬品の薬価の50%となる．ただし，同時に10社以上から同じ後発医薬品の薬価が収載された場合には，先発医薬品の薬価の40%となる．

また，後発医薬品がバイオ後続品（bio-similar）の場合，薬価は，原則として先発医薬品の薬価の70%，もし10社以上から同じバイオ後続品が収載された場合には60%となる．

語句 バイオ後続品

バイオ医薬品においては，新医薬品と同等であることを，臨床試験を含む各種試験で確認できれば（バイオ医薬品の性質上，まったく同一であることはない），新医薬品の特許期間満了後にそれをバイオ後続品として製造・販売することができる．

3.3 薬価改定

　薬価が決まると保険医療機関や保険薬局などはそれより安く購入しようとするので，保険医療機関や保険薬局の購入価格と薬価との間に乖離が生じる．そこで薬価をできるだけ実際の購入価格に近づけるために，原則2年に1回の頻度で薬価改定が行われる．薬価基準に収載されているすべての医薬品が薬価改定の対象となる．薬価からの乖離率が大きな医薬品は，その間の年にも薬価改定が行われる．

　薬価改定にあたっては，まず，厚生労働省が基礎資料を得る目的で薬価調査を実施し，卸の医療機関・薬局に対する販売価格（市場実勢価格と呼ぶ）が調査される．新しい薬価は，この調査結果に基づき，市場実勢価格加重平均値調整幅方式により算定される．具体的には，市場実勢価格の加重平均値に，薬剤流通の安定のための調整幅（改定前薬価の2%でR幅とも呼ばれる）を加えた額が改定後の新しい薬価となる．

　ただし，後発医薬品が上市されていない新医薬品で一定の要件を満たす場合，新薬創出・適応外薬解消等促進加算の対象となり，薬価が維持されることもある．

4 後発医薬品の役割

　少子高齢化の進展と相まって，医療費は今後さらに増大していくことが見込まれている．このような中で国民皆保険を維持するためには，制度の持続可能性を高める不断の取り組みが必要となる．後発医薬品の大きな利点は，実績が証明された安価な医薬品という点にある．医療サービスの維持・向上と医療費増大の抑制を同時に図るために，有用性の高い医薬品を経済的な価格で提供することが，後発医薬品に求められる役割と考えられる．

〈柿原浩明，田村正興，和久津尚彦〉

3 医療経済的視点の重要性

3-3 薬物治療の経済評価の重要性と基本的な評価手法

- 医療技術評価（HTA）は医学的効果だけで医薬品やその他の医療技術を評価するのではなく，効果と費用を比べることで評価する方法である．
- HTAには，費用効果分析・費用効用分析・費用最小化分析・費用便益分析という4つの方法があり，このうちQALY（質調整生存年）を用いる費用効用分析が現在さかんに議論され，また実践されている．
- HTAの問題点としては，患者間で幸せ（効用）を比較していることや，発展途上の中間的技術に対する評価が難しいことがあげられる．

Keywords▶ 医療技術評価（HTA），QALY，費用効用分析

1 医療技術評価の目的

　社会としてどの医薬品を公的医療保険に収載するか，または薬価をどのように設定するかを考えるうえで，医療経済評価（または医療技術評価〔health technology assessment：HTA〕）は重要な観点である．HTAとは，医学的効果だけで医薬品やその他の医療技術を評価するのではなく，その効果を治療にかかる費用と比べることで評価する方法である．

　大きな医学的効果を小さな費用で達成できれば評価は高くなる．しかし，大きな医学的効果をもつ治療でもあまりに費用が大きければ評価が低くなり，逆に小さな医学的効果を保つ治療でも非常に費用が小さければ評価が高くなる．

　たとえばこの評価を用いて保険収載の可否を決めるのが医療経済評価の用い方の一例である．社会としては，限られた資源の中での人々の最大の幸せ（効用）を目的とすることは，後述するように議論の余地はあれ，一定の意味をもつ．薬物療法も公的医療保険制度の下で行う以上，限られた資源・財政の中で行わざるを得ないため，単に医学的効果のみを比較するのではなく，財政（費用）の制約の中で治療を選択し，人々が最大の医学的効果と効用を得られるように考えるというのがHTAの目的である．

効用

経済学では，個人の豊かさを測るうえで，単なる財・サービスの消費量ではなく，財・サービス・余暇などから個人が感じる幸せの量を考えることが多い．この幸せの量を効用と呼ぶ．

2 医療技術評価の4つの方法

　HTAでは費用と効果を比較するが，まず，費用とは何だろうか．費用とは，治療にかかる薬剤費だけではなく，人件費，消耗品費，水道・光熱費，地代，副

作用治療費などを含む．また，病気で仕事や家事ができないという損失を考慮に入れた場合には，治療により仕事や家事ができるようになった場合に損失の減少すなわち費用の減少（生産性損失の減少）があったものとして扱われる場合がある．

次に，効果についてであるが，そのとらえ方によって，HTAの種類は以下の4通りに分かれる．

2.1 HTAの種類

費用効果分析（CEA）

費用効果分析（cost-effectiveness analysis：CEA）は，効果を「余命の伸び」と考え，その治療による費用と余命の伸びの比を計測する方法である．つまり，1年余命を伸ばすのに費用がいくらかかるかが，個々の治療の評価となる．

たとえば，50歳男性の非小細胞肺がんが外科手術で治癒した場合，50歳の男性の平均余命であるおおよそ30年が効果となり，治療に150万円がかかったとすると，1年余命を伸ばすのに5万円がかかったことになる．

しかし，この評価方法の欠点として，余命が伸びれば寝たきりであろうと健常な状態であろうと効果が同一となることや，余命は伸びないが明らかに患者の状態を改善する治療に関して効果を測定できないことなどがある．

費用効用分析（CUA）

費用効用分析（cost-utility analysis：CUA）は現在最もさかんに議論され，また実践されている方法である．効果をQALY（quality-adjusted life years；質調整生存年）の伸びと考え，費用とQALYの伸びの比を測定する．ここで，QALYとは，単なる余命の伸びではなく，QOL（quality of life；生活の質）を考慮に入れた余命の伸びである．まずは死亡を0，通常の健康状態を1として，さまざまな健康状態のQOLを定義する．そしてたとえば，中度の狭心症のQOLが0.7で，その状態で10年余命が伸びたとすると，QALYは7伸びたことになる．換言すれば，効果指標であるQALYとは，QOLで重み付けをした余命の伸びである．

費用効用分析ではQALYを1伸ばすのに費用がいくらかかるかが，個々の医療技術の評価となる．この方法では上述の費用効果分析では測定できず問題となった「患者の状態」まで，QOLとして考慮に入れた分析が可能である．なお，QOLの数値を定義する際には，ヨーロッパで開発されたEQ-5Dやアメリカで開発されたSF-36などの様式を基に，人々にアンケートを実施する．

費用最小化分析（CMA）

費用最小化分析（cost-minimization analysis：CMA）は，医学的効果が等しいと考えられる治療に関して，費用のみを比較し，費用がより小さいものを見つ

語句 EQ-5D, SF-36

QOLを評価するための質問表であり，日常生活や社会生活のための体の機能・痛み・心の健康などを問い，回答内容に応じてQOLの数値を計算する．

ける方法である．比較する2つの治療方法の効果が等しいという強い仮定を満たす必要があり，シンプルな分析であるものの，適用する機会は限られることになる．

費用便益分析（CBA）

　費用便益分析（cost-benefit analysis：CBA）では，効果として金銭的便益，すなわち治療がなされて健康状態が回復した場合にその後働いて稼得することができるであろう収入，またはその健康状態の回復に対して人々がどれだけの対価を支払う意思があるか（支払い意思額；willingness to pay）を考える．

　効果と費用の比を他の治療と比較することができるだけではなく，費用も便益もともに金銭価値であるため，該当治療のみについて費用と便益のどちらが大きいかを直接比較することもできる．しかしながら便益の正確な算定は難しく，支払い意思額を測るためのアンケートの正確性も問われることになる．なお，この方法は道路や空港建設などの意思決定の際に政府により行われる方法でもある．

2.2 分析を行う際の注意点

　ここまでで，4つの方法を概観したが，実際にこれらの分析が行われる際には，以下の点について注意が必要である．まず，HTAにおいては，医療技術が既存の医療技術と比べてどの程度費用と効果を増大させたか，が問題となることが多い．この場合には指標としてICER（incremental cost-effectiveness ratio；増分費用効果比）を用いる．費用効用分析（CUA）のICERは，既存の技術と比べた費用の増分と，既存の技術と比べたQALYの増分をそれぞれ求めて，両者の比を計算する．

　次に注意が必要なのは，将来の費用や将来稼得することができるであろう収入は割り引いて考えなければならないことである．資産運用によって得られる収入を考えれば，すぐに1万円をもらうことと，将来1万円をもらう約束をすることは同じ価値ではなく，すぐに1万円をもらうことのほうが高い価値をもつはずである．たとえば，現在（0年後）から10年後までの将来の収入（$Y_0, Y_1, Y_2, \cdots, Y_{10}$）を現在の時点で評価した価値（これを「割引現在価値」とよぶ）は，下の式に従って計算される．

$$\sum_{t=0}^{10} \frac{Y_t}{(1+r)^t}$$

　ここで，rは割引率である．いま r = 0.04 であるとすると，現時点においては，1年先の収入は4％の割合で割り引いて評価され，より先の収入はより高い割合で割り引かれるために価値がより低く見積もられることになる．

3 医療技術評価の問題点

最後にHTAの問題点を2点指摘しておきたい.

3.1 医療技術評価の問題点：その1

まず，HTAの背後にある仮定の一つは，QALYの個人間比較が可能ということである．たとえば，骨折とがんであっても1 QALYの改善の価値は同じで比較可能であるし，幼児でも高齢者でも1 QALYの改善の価値は同じで比較可能であると暗に仮定されている．これは適切であろうか．社会全体の経済的幸せ（効用）の測定を問題とする現代の厚生経済学では，効用は主観的なものであり，異なる個人間では効用の比較はできないとしている．低所得者の1万円と高所得者の1万円は明らかに本人たちからみた価値が異なるが，どちらに1万円を渡すのが社会として望ましいか判断をするのは大きく個々人の価値観の影響を受けるために難しいので，この個人間比較を避けながら社会全体の経済的幸せを測定するのである．効用とは一個人にとっての主観的な序列を示す値であり，効用の値を個人間比較できないという概念を「効用の序数性」と呼ぶ．

豆知識 厚生経済学

厚生経済学とは，個人ではなく社会全体の効用をどう測るべきか，どのような社会での決定ルールが望ましいか，などを問題とする経済学の一分野である．

一方で，HTAでは上述のとおり，QALYを疾患ごと，患者ごとに比べているため，効用の個人間比較を行っていることになる．たとえば，0歳児が3歳まで生きられるようになることと，所得1,000万円の2児の父で40歳の人が43歳まで生きられるようになることと，90歳の人が93歳まで生きられるようになることの価値は比べることが難しいはずであるが，測定と比較を行うのである．さらにいえば，3者が不慮の事故に遭えば，最も高い賠償額を受けるのは40代の父であり，ある事件で人質になれば最も同情を引くのは赤ん坊であるが，老母が自分の肉親であればまた異なる結果になるであろう．また，同じ個人でも，60歳から63歳まで生きられるようになることの価値を，60歳のときに聞いた場合と20歳のときに聞いた場合とでは（上述した「割引」があるため），答えは異なるはずである．しかし，HTAでは3年間の寿命延長として同列に扱い個人間比較を行う．このように効用の値を個人間比較できるという概念を「効用の基数性」とよぶ．

われわれは，HTAを行う際には効用の個人間比較をある種，恣意的な価値観の下で行っていることになるため，何を妥当・公正とするか，慎重に考えながら分析を進める必要があるだろう．加えて，上述の理由から，HTAが意義をもつのは，比較に無理がないような，同じような年齢・性別・疾患をもつ患者に対して同じように適用できる治療の相対的比較として用いる場合だと指摘しておきたい．

3.2 医療技術評価の問題点：その2

次に，HTAには，発展途上の技術に対する評価が難しいという問題点もある．

最近,抗悪性腫瘍薬の進歩が著しいが,ある抗悪性腫瘍薬が新たに開発されHTAを受けているとする.その開発技術が,将来さらに効果の高い新たな抗悪性腫瘍薬の開発につながる可能性が高いとしても,この将来の可能性はHTAでは考慮に入れられない.将来,より効果の大きな医薬品が生まれ,より多くの患者を救うことができるならば,非常に難しいが,この可能性は効果の一つとして考慮に入れる必要があるだろう.このような発展途上の技術に対する評価は,将来性のあるイノベーション(技術革新)に対して十分に報いることで,製薬企業が研究開発投資を行う誘因を高め,イノベーションを促進することにもつながる.HTAを行う際には,以上のような問題点に留意すべきであろう.

〔柿原浩明・田村正興・和久津尚彦〕

第2章

多職種連携協働と薬剤師

1 保健, 医療, 福祉, 介護における多職種協働の必要性とチーム医療

- 多職種連携とは，各職種が最も効果的な役割分担を行い，最大限の貢献ができるようにすることである．
- チーム医療とは必要十分な連携と協働である．
- 多職種による包括的支援である transdisciplinary team model がベストといわれている．

Keywords▶ インフォームド・コオペレーション，共生，transdisciplinary team model (TDT model)，QOL (quality of life)，ICF (国際生活機能分類)

多職種連携とは

　すべての医療・保健・福祉・介護分野（特にリハビリテーション分野）において多職種連携が叫ばれて久しい．連携とは『広辞苑』によると「同じ目的を持つ者が互いに連絡をとり，協力し合って物事を行なうこと」である．多職種連携では，その結果，最終受益者である患者，障害児や障害者が恩恵を受けられることが最終目標であり，これらを実現するための融合である．

　今までの一般医療ではインフォームドコンセント（十分に説明を受けたうえでの合意・承諾：たとえばがんの治療を行うにあたってその治療方法を選択する場合，手術，化学療法，放射線療法を行うことが最良と考えられるのでそれらに合意すること）が主流であったが，これからはリハビリテーション（以下，リハ）医療ですでに一般的になっているインフォームド・コオペレーション（十分に説明を受けたうえでの協力：すなわち専門家と患者の共同作業）が主となる．当然，薬剤師もその中の重要な一員である．そのためには，スタッフとしての「勘」を磨くことが大切である．ここでいう「勘」とは，知識と経験に基づいた予後予測のことである．

　また，スタッフの備えるべき能力として，①患者がおかれている社会背景を十分に理解したうえで患者のもつ隠れた機能・能力を見抜く知識，技術，予見力および構想力をもつこと，②実現可能な複数の選択肢の中からプラス方向の可能性を具体的に提示し患者に選択させること，があげられる．

　医療は究極のサービス業であるべきであり，そのために何が必要かを常日頃考えることが大切である．難しい問題が生じても Never Give Up の精神でそれぞれの専門性を生かしながら，互いの不得手な部分を補い合うことで，いわゆる「ゆりかごから墓場まで」患者・高齢者・障害児・障害者のために手助けし，一

緒に生きていくこと（共生）が求められる．互いの職種や立場を尊敬し合い，選ばれるスタッフとなるように常に対象者，仕事，ほかのスタッフに対して感謝の気持ちをもち続けるべきである．

医療ビッグバンにも対応しつつ，多職種協働（協同）の意味を考える必要がある．協働とは，「各職種の得意業を良く知り，自分の職種の特徴と組み合わせて患者のQOL向上のため，最も効果的な役割分担を行い最大限の貢献ができるようにすること」である．

2 チーム医療とは

チーム医療とは，一人の患者に複数の医療専門職が連携して，治療やケアにあたることである．

具体的にはチームを構成する医療・保健・福祉スタッフは，薬剤師・医師・作業療法士・理学療法士・言語聴覚士・義肢装具士・看護師・保健師・助産師・栄養士・視能訓練士・歯科医師・歯科衛生士・柔道整復師・あん摩マッサージ指圧師・臨床心理士・公認心理師・神経心理士・音楽療法士・呼吸療法士・心臓リハビリテーション指導士・腎臓リハビリテーション指導士・糖尿病療養指導士・介護福祉士・社会福祉士・MSW（medical social worker；医療ソーシャルワーカー）・精神保健福祉士・社会福祉主事・ケアマネジャーなど多岐にわたる．チーム医療を成功させるためには良好なチームワークが必要である．そのチームワークを確認するために，常に以下のことを自問自答すべきと考えている．

①それぞれの業務（専門性）は？
②お互いの役割を理解しているか？
③お互いを尊重しているか？
④お互いのウィークポイントをカバーし合っているか？
⑤協業しているか？　信頼関係ができているか？
⑥医療，福祉と保健の連携はできているか？
⑦ひとりよがりになっていないか？
⑧勉強しているか？
⑨共通の目的を明確にしているか？

2.1 チーム医療を成功させる鍵：薬剤師の役割

チーム医療を成功させるための大きな鍵である連携は2つの意味をもっている．「縦横の糸」といわれているものである．縦の糸とは「病病（病院と病院），病診（病院と診療所），診診（診療所と診療所）など施設等のつながり」であり，横の糸とは「各職種間のつながり」である．どちらの糸にも薬剤師は関与しており，その役割は大きい．

その中で薬剤師の果たすべき役割と課題を以下にあげる．

①仲間を増やすこと，切磋琢磨すること．
②次世代を育てること．
③勉強すること，教育すること，できる限り自己研鑽を実施すること．
④外に出て行くこと，世界を知ること．
⑤他職種の得意技を理解したうえで自分の得意技を増やすこと．
⑥職域（活躍する場）を増やすこと．
⑦日本の良い医療体制を維持すること．
⑧良い医療は性善説で成り立つ．動機を善とすること．

2.2 チーム医療の推進：アプローチの方法としてのチームモデル

チーム医療を実施するうえで，そのチームアプローチの方法として下記のようなチームモデルが考えられている．

Multidisciplinary team model（多職種チームモデル）

各職種が集合して治療するが，多職種間の意見交換が少なく，主治医の責任が明確であるモデル．

Interdisciplinary team model（相互関係チームモデル）

医療者の個々の役割・機能は決まっている．患者の状態に合わせて対応する職種が決まる．専門性のみに依存するモデル．

Transdisciplinary team model（相互乗り入れチームモデル）

目標指向性である．医療者は状況に応じて役割が変わり，包括的治療を行うのに有効なモデル．とくに包括的支援を実施するリハチームとしてはベストの方法と考えられている．

各職種のかかわりは具体的には図1のように示すことができる．当事者（患者）を中心としてさまざまな職種が取り囲んでいる．共通事項を共有し，それぞれの立場で最大限のサポートを行う．当然のことであるが，各職種はオーバーラップして患者に対応する．意見交換ばかりでなく，多職種間の相互乗り入れによる治療を行う．患者にとっての必要性がまず存在し（目標指向性），その必要性をそこに存在する医療者で区分して担当するのである．医療者は状況に応じて役割が変動する．包括的治療を行う場合に有効といわれている．

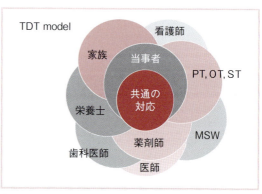

図1 多職種による包括的支援：TDT model
TDT model (transdisciplinary team model；相互乗り入れチームモデル)，PT (physical therapist；理学療法士)，OT (occupational therapist；作業療法士)，ST (speech-language-hearing therapist；言語聴覚士)，MSW (medical social worker；医療ソーシャルワーカー)．

3 地域リハビリテーションと地域包括ケアシステムにおける薬剤師の位置づけ

　日本リハビリテーション病院・施設協会が定義した「地域リハビリテーション」（以下、地域リハ）とは、「障害のある人々や高齢者およびその家族が住み慣れたところで、そこに住む人々とともに、一生安全に、いきいきとした生活が送れるよう、医療や保健、福祉及び生活にかかわるあらゆる人々や機関・組織がリハビリテーションの立場から協力し合って行なう活動のすべてを言う」．

　したがって、地域リハとは、リハのために地域で行う諸活動の全体を示し、QOL（quality of life；生活の質）を主軸におくリハの真意を表現している．一生のあいだ（すなわち最期を迎えるまで）リハが必要であることを明確にし、それを実行するには終末期リハの思想と技術が必要である．そこにおいても薬剤師のかかわりは大きい．

　障害児・障害者が生活の自立を果たすためには、それぞれの専門職種がその専門性を生かし、チームワークを保ちながら彼らが家庭・地域・社会の中で障害を受ける前と変わらない生活ができるように援助しなければならない．すなわち、少しでも病前の生活と変わりなく過ごせるように、身体的・心理的・社会的・職業的・経済的に回復できるように障害児・障害者および高齢者を援助することがリハチームの役割である．

　ICF（International Classification of Functioning, Disability and Health；国際生活機能分類）（図2）により、障害のとらえ方が従来の機能障害（impairment）・能力障害（disability）・社会的不利（handicap）から生活の自立を目的とした心身機能・身体構造（body functions and structures）、活動（activities）、参加（participation）という総合的な見方へ変化してきた．また、包括的概念として生活面をプラス思考にとり環境因子（物的環境・人的環境・社会制度など）

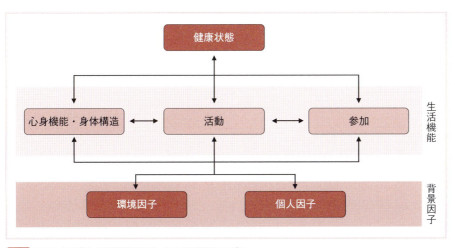

図2　ICF（国際生活機能分類）の生活機能モデル

Column

大分県での取り組みの紹介：大分県地域リハビリテーション研究会

大分県では他県にみられない組織を構築している．まず，大分県リハビリテーション協議会でさまざまな施策の方向性を決定．地域リハに関しては県（福祉保健部健康対策課）が主導で大分県リハビリテーションセンター（県リハセンター）を設置，広域支援センターを指定した．これがいわゆる「縦の糸」である．そこに著者らの大分県地域リハビリテーション研究会（以下，地域リハ研，大分県薬剤師会もメンバー）が参加し「横の糸」を形成している．定期的に3者会議，拡大運営会議，地域リハ研役員会および運営部会を実施してさまざまな議案に対して議論を行い，フィードバックしている．

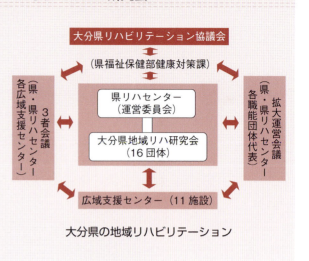

大分県の地域リハビリテーション

と個人因子を考慮したうえで生活の質・人生の質を高めて生きがいのある人生を送る手助けをすることが重視されるようになっている．

具体的には健康維持に関する医療的問題を解決すること，生活しやすい環境を設定すること，地域社会との交わりを構築すること，介護問題（社会資源，老老介護など）の解決をすること，経済的問題を解決すること，などである．この中でも薬剤師がかかわる項目は多く，重要である．病院薬剤師・地域のかかりつけ薬局の薬剤師・行政機関の薬剤師などがこれらの活動をしやすくするためには，連携や組織化が欠かせない．

これらの援助目標に沿ったサービス提供体制を構築するにも，関係者の連携が不可欠である．このサービス提供はチームをおいて考えにくい．薬剤師も多職種と顔のみえる連携を開始し，信頼関係を構築して障害児・障害者および高齢者の生活を継続させるためにもっと地域へ出かけるべきと思われる．その結果として，在宅患者に関しては，患者宅に一堂に会しカンファレンスを行うようになるべきである．

（武居光雄）

一口メモ　かかりつけ薬剤師としての役割

・薬の調剤（調合や処方内容の確認など），説明
・服薬アドヒアランスの確認
・ケアマネジャーとのやりとり
・後発医薬品の選択　など
⇒かかりつけ薬剤師・薬局については，4章「3-1 健康サポート薬局」〈p.246〉参照．

2 チーム医療における薬剤師の役割

- 1992年の第二次医療法改正により，医療法第1条の2において薬剤師は，「医療の担い手」として明記された．それにより調剤過誤などで医師以外に薬剤師の責任が問われることとなった．
- 医薬分業の定着とともに今後の薬剤師に求められるのは，患者から信頼される薬剤師であることはもとより地域医療におけるチーム医療の一員として患者の社会復帰に貢献することである．
- 多種多様な医療スタッフが目的と情報を共有し，業務を分担するとともに互いに連携・補完し合い，患者の状況に的確に対応した医療を提供するチーム医療において，薬剤師が主体的に参加することが求められている．

 Keywords▶ チーム医療，薬剤師の専門性，医薬分業，多職種連携，かかりつけ薬剤師・薬局

1 薬剤師に求められる役割の変遷

日本における薬剤師の歴史は，1874年（明治7年）に明治政府が医制（医師，薬剤師の教育・免許制度）を制定したことから始まるとされている．1889年（明治22年）に「薬品営業並薬品取扱規則（薬律）」が成立し，薬舗を薬局，薬舗主を薬剤師と改称し，薬局制度・薬剤師制度を規定した．その後，「医師法」「歯科医師法」「薬剤師法」「薬事法」が制定され，1951年（昭和26年）には「医師法，歯科医師法および薬事法の一部を改正する法律」が制定されて医師の処方箋発行が原則として義務づけられた．医薬分業元年である．

1960年（昭和35年），現在の薬剤師法が制定された．薬剤師法第1条「薬剤師の任務」では，「薬剤師は，調剤，医薬品の供給その他薬事衛生をつかさどることによって，公衆衛生の向上及び増進に寄与し，もって国民の健康な生活を確保するものとする」と規定されている．

1992年（平成4年）の第二次医療法改正により，医療法第1条の2において，薬剤師は「医療の担い手」として明記され，調剤過誤などで医師以外に薬剤師の責任が問われることとなった．さらに2008年（平成20年）の第五次医療法改正により，薬局は病院，診療所などと並び「医療提供施設」として位置づけられた．このことは，日本薬剤師会の制定による薬剤師倫理規定第7条に示されているように，薬剤師の地域医療への貢献，地域における公共的な役割が求められていることを示している．2018年（平成30年）には，薬剤師を取り巻く環境の変化や

 薬機法

薬事法は，「医薬品，医療機器等の安全かつ迅速な提供の確保を図るため，添付文書の届出義務の創設，医療機器の登録認証機関による認証範囲の拡大，再生医療等製品の条件及び期限付承認制度の創設等の所要の措置を講ずる」ことを目的として，2014年（平成26年）に「医薬品，医療機器等の品質，有効性及び安全性の確保等に関する法律（略称，薬機法）」に改称された．

新しい医療提供体制を踏まえて，「薬剤師倫理規定」は「薬剤師行動規範」に改訂された．

2 病院での多職種連携と薬剤師の役割

2010年（平成22年）4月30日付の厚生労働省医政局長通知では「医療スタッフの協働・連携によるチーム医療の推進について」が発出された．そのなかでは「多種多様な医療スタッフが，各々の高い専門性を前提とし，目的と情報を共有し，業務を分担するとともに互いに連携・補完し合い，患者の状況に的確に対応した医療を提供する『チーム医療』」が求められている．

このことは，医師・看護師・薬剤師・作業療法士（occupational therapist：OT）・理学療法士（physical therapist：PT）・栄養士などの医療専門職や医療ソーシャルワーカーなどによる多職種連携によって，各々が専門性を発揮しながら互いに十分なコミュニケーションをとること，またチーム医療に薬剤師が積極的に参画し，薬の専門職として医療に貢献することが重要なこと，チーム医療の目的が患者の社会復帰を目指すべく目標と最新の情報を共有することであることを示している．また通知では，「医療の質の向上及び医療安全の確保の観点から，チーム医療において薬剤の専門家である薬剤師が主体的に薬物療法に参加することが非常に有益である」とも明記されている．

一方で，薬剤師が病院のチーム医療の一員として専門性を発揮し，チーム内で有機的に機能していくためには，チーム構成員の他職種の役割についての十分な理解が必要である．昨今では，感染制御や栄養管理，褥瘡ケアなど各種チームが構成されるようになっている．チームによって構成員や各職種に求められる役割には特徴があるが，それらの具体的な事項については3章「病院でのチーム医療と薬剤師の役割」を参照していただきたい．

3 薬局・地域での連携と薬剤師の役割

元来，薬局は医薬品を通じて国民の公衆衛生の向上および増進に寄与し，国民の健康な生活を確保するのが目的である．医薬分業の定着以前には，薬剤師は町の科学者といわれ，地域のさまざまな相談を受けてきたが，分業が進展していくにつれて，単なる調剤業務を行う薬剤師へと変化してきたように思われる．薬局には処方箋を持参する患者のみが訪れるようになった．しかし，医薬分業率が75％を超えた現在，薬剤師は医療の担い手であり，また薬局は医療提供施設であるといえる．地域包括ケアシステムへの参画等もいわれる中で，今後，薬局には調剤だけでなく，在宅ケア・介護にも目を向けていくことが求められる．

厚生労働省は2016年（平成28年）1月，中央社会保険医療協議会（中医協）総会において「平成28年度診療報酬改定に係るこれまでの議論の整理（現時点の骨

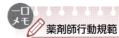

一口メモ　薬剤師行動規範

薬剤師は国民の信託により，憲法及び法令に基づき，医療の担い手として，人権の中で最も基本的な生命及び生存に関する権利を守る責務を担っている．この責務の根底には生命の畏敬に基づく倫理が存在し，さらに，医薬品の創生から，供給，適正な使用及びその使用状況の経過観察に至るまでの業務に関わる，確固たる薬（やく）の倫理が求められる．

薬剤師が人々の信頼に応え，保険・医療の向上及び福祉の増進を通じて社会に対する責任を全うするために，薬剤師と国民，医療・介護関係者及び社会との関係を明示し，ここに薬剤師行動規範を制定する．

了）」を提示した．そこでは，①地域包括ケアシステムの推進と医療機能の分化・強化，連携，②患者にとって安心・安全で納得できる効果的・効率的で質が高い医療を実現すること，などが示された．また，「かかりつけ医」「かかりつけ歯科医」「かかりつけ薬剤師・薬局」が評価対象として示された．

「かかりつけ薬剤師・薬局」については，具体的には，かかりつけ薬剤師が処方医と連携して患者の服薬状況を一元的・継続的に把握したうえで患者に対して服薬指導を行うことであり，在宅業務においても医師と薬剤師の連携が求められていることを示している．つまり，処方医とかかりつけ薬剤師の連携の重要性が示されたといえる．この骨子に基づき，平成28年度の診療報酬改定においては地域包括ケアシステム構築を推進すべく「かかりつけ薬剤師・薬局」制度が，また医薬品医療機器等法においては「健康サポート薬局」制度が公表された．「健康サポート薬局」については，その要件として「関係機関との連携体制」，「人員配置・運営」，「医薬品等の取扱い・整備」が示されている（⇒ 4 章「3-1 健康サポート薬局」〈p.246〉参照）．

2021 年（令和 3 年）には，特定の機能を有する薬局の認定制度（地域連携薬局，専門医療機関連携薬局）が公布され，薬局の定義が従来の「調剤業務を行う場所」から，「薬剤及び医薬品の適正な使用に必要な情報の提供および薬学的知見に基づく指導の業務を行う場所」，「その開設者が併せ行う医薬品の販売業に必要な場所を含む」へと大きく変わった．

薬剤師が今後，地域包括ケアシステムの中で専門性を発揮していくためには，地域・在宅医療にかかわるさまざまな医療専門職・介護専門職との連携・協働が必須となる．地域・在宅医療にかかわる主な職種と役割についても十分に理解しておく必要がある（⇒ 1 章「2 地域の保健，医療，福祉において活用可能な社会資源」〈p.18〉参照）．

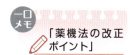

一口メモ 「薬機法の改正ポイント」

薬機法は，2014 年の施行後 5 年を目途とした法改正後の規定の実施状況を勘案して，2019 年（令和元年）に改正された．この改正のうち，薬剤師・薬局のあり方に関わるポイントは下記のとおりである．

・薬局開設者等への薬事に関する法令を遵守するための体制を構築する義務付け
・薬剤師が，調剤時以外も必要に応じ患者の服薬状況の把握や服薬指導を行うことを義務化
・薬局や薬剤師が，患者の服薬状況を他医療提供施設の医師等に提供することを努力義務化
・患者自身が薬局を選択できるよう，地域連携薬局と専門医療機関連携薬局の認定制度を導入
・テレビ電話などオンラインでの服薬指導を許可

4 今後，薬剤師の専門性が求められる領域

4.1 在宅医療，救命救急領域における役割

超高齢社会に向けて，地域医療の重要性がますます高まっている現在，病院・診療所だけではなく，地域医療，とりわけ在宅医療においても薬剤師にその役割が求められてきている（⇒ 4 章「地域医療・在宅医療と薬剤師の役割」参照）．一方，救命救急領域においても，現在，薬剤師はその専門性を発揮することが求められており，チーム医療の一員として認知されつつある（⇒ 3 章「1-6 救急チーム」〈p.95〉参照）．

専門性を備えた薬剤師のための認定制度の増加

このようなことから，薬剤師の資質向上，専門領域に習熟した薬剤師を養成す

る目的での認定制度が増加している．**表1**に主な認定・専門薬剤師と認定団体を示す．

5 おわりに

団塊の世代が後期高齢者（75歳以上）になる2025年，さらに10年後の2035年には現在の人口区分から予想される人口減少と薬剤師過剰などによる多くの課題が予想されるため，それらの動向を見据え，かかりつけ薬剤師・薬局の再編が求められている．

また，独居高齢化の増加が懸念されていることから，病院薬剤師，薬局薬剤師による積極的な在宅訪問医療も求められている．厚生労働省は，地域の在宅療養に関する診療所・病院・訪問看護ステーションとの連携体制，地域の保健医療サービス・福祉サービスの担当者との連携体制などを要件化することを提案している．このようなことから，チーム医療＝多職種連携であり，そのなかで薬剤師が専門的職能を発揮しチーム医療の一員としていかにかかわるか，薬剤師の役割の多様化とさらなる資質向上が求められている．

（安東哲也）

表1 主な認定・専門薬剤師と認定団体

名称	認定団体
薬物療法専門薬剤師	日本医療薬学会
薬物療法指導薬剤師	
がん専門薬剤師	
がん指導薬剤師	
がん薬物療法認定薬剤師	日本病院薬剤師会
がん薬物療法専門薬剤師	
外来がん治療認定薬剤師	日本臨床腫瘍薬学会
外来がん治療専門薬剤師	
緩和薬物療法認定薬剤師	日本緩和医療薬学会
緩和医療専門薬剤師	
緩和医療暫定指導薬剤師	
感染制御認定薬剤師	日本病院薬剤師会
感染制御専門薬剤師	
HIV感染症薬物療法認定薬剤師	
HIV感染症専門薬剤師	
抗菌化学療法認定薬剤師	日本化学療法学会
腎臓病薬物療法認定薬剤師	日本腎臓病薬物療法学会
腎臓病薬物療法専門薬剤師	
日本糖尿病療養指導士	日本糖尿病療養指導士認定機構
日本褥瘡学会認定師（認定褥瘡薬剤師）	日本褥瘡学会
日本褥瘡学会在宅褥瘡予防・管理師	
精神科薬物療法認定薬剤師	日本病院薬剤師会
精神科専門薬剤師	
妊婦・授乳婦薬物療法認定薬剤師	
妊婦・授乳婦専門薬剤師	
小児薬物療法認定薬剤師	日本薬剤師研修センター
栄養サポートサポート（NST）専門療法士	日本臨床栄養代謝学会
救急認定薬剤師	日本臨床救急医学会
プライマリ・ケア認定薬剤師	日本プライマリ・ケア連合学会
在宅療養支援認定薬剤師	日本在宅薬学会
医薬品情報専門薬剤師	日本医薬品情報学会
認定実務実習指導薬剤師	薬学教育協議会
漢方・生薬認定薬剤師	日本薬剤師研修センター

HIV（human immunodeficiency virus；ヒト免疫不全ウイルス）

● 参考資料
1. 薬剤師の歴史. http://www.yakuzaisi-index.jp/whats/history.html
2. 厚生労働省. 患者のための薬局ビジョン—「門前」から「かかりつけ」，そして「地域」へ. 2015年10月. http://www.mhlw.go.jp/file/04-Houdouhappyou-11121000-Iyakushokuhinkyoku-Soumuka/gaiyou_1.pdf
3. 厚生労働省. 平成28年度診療報酬改定に係るこれまでの議論の整理（現時点の骨子）. http//www.mhlw.go.jp/file/06-Seisakujouhou-12400000-Hokenkyoku/000010923.pdf
4. 公益社団法人日本薬剤師会. 薬剤師要領，薬剤師行動規範・解説. https://www.nichiyaku.or.jp/about/model/index.html

第3章 病院でのチーム医療と薬剤師の役割

① 病院における各種医療チーム

1-1 感染制御チームと抗菌薬適正使用支援チーム

Summary
- 抗菌薬耐性（AMR）は世界的な問題であり，「感染制御」と「抗菌薬適正使用支援」の2つの側面からの対策が重要である．
- 欧米と同様日本でも感染制御チーム（ICT）と抗菌薬適正使用支援チーム（AST）が連携しながら個々に機能し，AMRの管理全般を担っている．
- ICTやASTは医師・薬剤師・看護師・臨床検査技師で構成され，薬剤師は消毒薬の適正使用，抗菌薬の適正使用，抗菌薬の治療薬物モニタリング（TDM），薬剤耐性化防止のための抗菌薬届出制・許可制の管理，感染サーベイランス（消毒薬や抗菌薬の使用量調査）などを主な業務としている．
- 抗菌薬適正使用では，適切な抗菌薬の選択・投与量・投与経路・投与期間などの管理が重要であり，薬剤師の役割は大きい．
- AMR対策は国家プロジェクトとして取り組まれている．

Keywords ▶ 感染制御チーム（ICT），抗菌薬適正使用支援チーム（AST），抗菌薬耐性（AMR）対策，サーベイランス，アンチバイオグラム

1 感染制御チーム（ICT）と抗菌薬適正使用支援チーム（AST）

　MRSA（methicillin resistant *Staphylococcus aureus*；メチシリン耐性黄色ブドウ球菌）やMDRP（multi drug-resistant *Pseudomonas aeruginosa*；多剤耐性緑膿菌）などの，抗菌薬が効きにくい細菌による院内感染から死亡に至る事例が起きている．また抗菌薬耐性（antimicrobial resistance：AMR）は世界的に増加していることから，AMRの対策はきわめて重要である．国内における感染症に関連した複数の学会はAMRに対する合同提言を提出し，医療機関における対策を次の2つに大別している[1]．

　①耐性菌を保菌・感染した患者から，保菌していない患者へ広げない対策．
　②安易な（不適切な）抗菌薬の使用が耐性菌を発生あるいは蔓延させる原因となるため，患者への抗菌薬の使用を適切に管理する対策．

　①は主に消毒や手洗い，設備などの環境を整備することで耐性菌の水平伝搬を

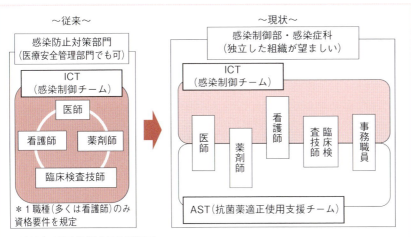

図1 抗菌薬耐性（AMR）対策推進のための感染症管理体制整備の現状と目標

（門田淳一，二木芳人．抗菌薬の適正使用に向けた8学会提言「抗菌薬適正使用支援（Antimicrobial Stewardship：AS）プログラム推進のために」―提言発表の背景と目的．日本化学療法学会雑誌 2006；64：379-385. http://www.chemotherapy.or.jp/guideline/kobiseibutuyaku_teigen.pdf[1] より）

防いだり封じ込めを行う「感染制御（infection control）」という考え方が中心となり，②は抗菌薬適正使用支援プログラム（antimicrobial stewardship program：ASP）に基づいた「抗菌薬適正使用支援（antimicrobial stewardship）」という考え方が中心となる．

　従来，日本では，各医療機関において医師，薬剤師，看護師，臨床検査技師をメンバーとした感染制御チーム（infection control team：ICT）を編成し「感染制御」と「抗菌薬適正使用」の管理を行ってきたが，現在は「抗菌薬適正使用」の管理を専門に行う抗菌薬適正使用支援チーム（antimicrobial stewardship team：AST）が存在し，ICTとASTの機能分化がなされている（図1）．いずれにせよ，AMR対策には「感染制御」と「抗菌薬適正使用」の両側面からのアプローチが必要である．

2 診療報酬上のICT・AST業務内容と薬剤師の役割

　ICT・ASTは医療機関におけるAMR対策に重要であり，院内にICTとASTを設置し一定の要件を満たすことで診療報酬における「感染防止向上加算1」（後

> **Column**
>
> **院内感染**
>
> 院内感染とは，①医療機関において患者が原疾患とは別に新たにり患した感染症，②医療従事者等が医療機関内において感染した感染症のことであり，昨今，関連学会においては，病院感染（hospital-acquired infection）や医療関連感染（healthcare-associated infection）という表現も広く使用されている．
>
> 院内感染は，人から人へ直接，または医療従事者，医療機器，環境等を媒介して発生する．特に，免疫力の低下した患者，未熟児，高齢者等の易感染患者は，通常の病原微生物のみならず，感染力の弱い微生物によっても院内感染を起こす可能性がある．
>
> このため，院内感染対策については，個々の医療従事者ごとの判断に委ねるのではなく，医療機関全体として対策に取り組むことが必要である．
>
> （医政地発 1219 第 1 号 平成 26 年 12 月 19 日「医療機関における院内感染対策について」より引用）

述）を算定することが可能である（充足要件によって 2 または 3）．診療報酬上，ICT には以下の業務が定義づけられている（2022 年〔令和 4 年〕度）．

感染防止向上加算は「専任の院内感染管理者が配置され，当該医療機関内に感染防止対策部門を設置し，組織的に感染防止対策を実施する体制が整備され，当該部門に，感染症対策に関する十分な経験を有する医師，看護師並びに薬剤師及び臨床検査技師が適切に配置されていること」が必要で（加算 1・2・3 によって要件が異なる），具体的には以下の ICT と AST の業務内容を行う．

2.1 ICT の主な業務

- 最新のエビデンスに基づき，自施設の実情に合わせた標準予防策，感染経路別予防策，職業感染予防策，疾患別感染対策，洗浄・消毒・滅菌，抗菌薬適正使用等の内容を盛り込んだ手順書（マニュアル）を作成し，各部署に配布すること．
- 職員を対象として，定期的に院内感染対策に関する研修を行うこと．
- 感染対策向上加算の届出を行った医療機関と合同カンファレンスを行うこと．
- 抗菌薬適正使用の監視体制を整え，特に，特定抗菌薬（広域スペクトラムを有する抗菌薬，抗 MRSA 薬など）については，届出制または許可制の体制をとること．
- 1 週間に 1 回程度，定期的に院内をラウンドし，院内感染防止対策の実施状況の把握・指導を行うこと．
- 院内感染対策サーベイランス（JANIS），感染対策連携共通プラットフォーム（J-SIPHE）など，地域や全国のサーベイランスに参加していること．

語句　サーベイランス

サーベイランス（surveillance）とは調査や監視システムであり，抗菌薬使用量サーベイランスや消毒薬使用量サーベイランス，薬剤耐性菌サーベイランスや手術部位感染サーベイランス，中心静脈カテーテル関連血流サーベイランスなど，感染関連でも多くのサーベイランスが存在する．厚生労働省は「院内感染対策サーベイランス（Japan Nosocomial Infections Surveillance：JANIS）」事業を行い，各医療機関の細菌検出状況や薬剤感受性パターンなどの動向を把握している．

2.2 ASTの主な業務

- 抗MRSA薬，広域抗菌薬などを使用する患者や菌血症，免疫不全患者などの特定の患者集団など，感染症早期からのモニタリングを実施する患者を設定する．
- 上記で設定した対象患者に適切な微生物・血液・画像検査を行い，抗菌薬の選択・用法・用量の適切性などを経時的に評価する．
- 血液培養の複数セット採取や施設内のアンチバイオグラムの作成など，微生物検査・臨床検査が適正に利用可能な体制を整備する．
- 抗菌薬使用状況などのプロセス指標と抗菌薬使用量などのアウトカム指標を定期的に評価する．
- 外来における過去1年間の急性気道感染症および急性下痢症など患者に対する経口抗菌薬の処方状況を把握する．

2.3 薬剤師の役割

薬剤師はICTやASTにおいて，主に以下の業務の役割を担っている．
- 医薬品の適正使用
  - 消毒薬の適正使用（特性，濃度，pH，温度，接触時間，使用期限管理など）
  - 抗菌薬の適正使用（投与日数確認，PK/PD理論に基づいた用法・用量確認）
  - 抗菌薬のTDM（therapeutic drug monitoring；治療薬物モニタリング）
  - 薬剤耐性化防止のための抗菌薬届出制・許可制の管理
- 感染サーベイランス業務（消毒薬や抗菌薬の使用量調査）
- 感染に関するDI（drug information）
- 周術期（術前・術中・術後）における感染防止対策
- スタッフの教育
- その他（アンチバイオグラムの作成，TPN〔total parenteral nutrition；中心静脈栄養法〕や点滴ルート管理，医療廃棄物管理など）

3 抗菌薬適正使用 (antimicrobial stewardship)

アメリカでは2002年にCDC（Centers for Disease Control and Prevention；米国疾病管理予防センター）から公表された12ステップから成る「薬剤耐性の予防のためのキャンペーン」において，6ステップ（⑤〜⑩）の具体的な抗菌薬の適正使用項目をあげている．

① ワクチン接種
② 不要なカテーテル類を抜去する
③ 治療の目的菌を絞り込む
④ 感染症専門医に相談する

PK/PD理論

PK（pharmacokinetics；薬物動態学）/PD（pharmacodynamics；薬力学）理論は，最小発育阻止濃度（minimum inhibitory concentration：MIC）に対する最高血中濃度（maximum concentration：C_{max}）の比率など，MICと薬物動態パラメータ値を組み合わせて新たなパラメータとし，有効性や耐性などの治療指標とする理論である．

アンチバイオグラム

細菌に対する抗菌薬の効果（感受性）はS（感性），I（中間），R（耐性）で判定される．細菌の耐性化は抗菌薬の使用量などによって異なるため，それぞれの医療機関や診療科などによって細菌の感受性が異なっている．それぞれの施設や診療科によって，菌の感受性を調査し，抗菌薬を使用した場合に効果があるかどうかを一覧表にしたものがアンチバイオグラムである．

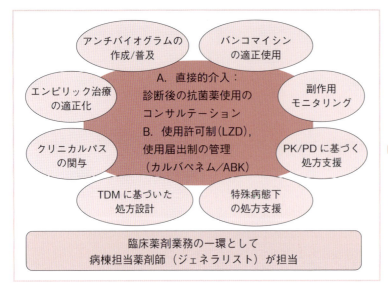

図2 薬剤師による抗菌薬適正使用（antimicrobial stewardship）への取り組み

LZD（linezoid：リネゾイド），ABK（arbekacin sulfate；アルベカシン硫酸塩），TDM（therapeutic drug monitoring；治療薬物モニタリング），PK/PD（pharmacokinetics-pharmacodynamics；薬物動態学-薬力学）．

⑤抗菌薬適正使用の標準化

⑥病院全体／疾病ごとの薬剤感受性データの活用

⑦培養結果の汚染菌に対し治療しない

⑧定着・保菌の除菌をせず感染症を治療する

⑨バンコマイシンの適正使用

⑩治癒／感染症否定時の速やかな抗菌薬中止

⑪患者を隔離する

⑫医療従事者からの汚染伝播を断つ

また，2007年にIDSA（Infectious Diseases Society of America；米国感染症学会）やASHP（American Society of Health-System Pharmacists；米国医療薬剤師会）のほか，多くの学会によって改訂された抗菌薬適正使用支援（antimicrobial stewardship）[2]の第一目標は，①有害事象，② *Clostridium difficile* のような菌の選択，③耐性菌の出現など予想外の結果を最小限にすることで臨床のアウトカムを最適化すること，としている．具体的には適切な抗菌薬の選択・投与量・投与経路・投与期間にかかわることである．その主なストラテジーには大きく，（A）感染症治療への直接的に前向きな介入やフィードバックを行う方法，（B）抗菌薬の処方制限や届出制など使用管理があり，さらに副作用モニタリングのほか，薬剤師が取り組むべき抗菌薬適正使用に対する項目が複数存在する（図2）．これらはICT・ASTのみならず，病棟薬剤管理業務の一環として病棟担当薬剤師（ジェネラリスト）が介入しなければ達成できないことである．

ASHPは大学医療システムコンソーシアムにおいて，抗菌薬適正使用は薬剤部が必ず提供しなければならない医療サービスであると位置づけている．一方，日本の病院機能評価機構における「抗菌薬の適切な使用」の評価項目においても

> **Column**
> **感染症にかかわる専門薬剤師・認定薬剤師制度**
>
> **日本病院薬剤師会**：抗菌薬治療，抗菌薬サーベイランスまで感染にかかわる総合的な専門知識を有する薬剤師に対し，感染制御専門薬剤師（Board Certified Infection Control Pharmacy Specialist：BCICPS）制度，ならびに感染制御認定薬剤師（Board Certified Pharmacist in Infection Control：BCPIC）制度を制定し，医療機関において感染管理の行える人材育成を図っている．
>
> **日本化学療法学会**：患者の感染症治療にあたり，抗菌化学療法の知識と適正使用の経験に優れ，それを実践し，また指導・教育を行える優秀な薬剤師を育成することにより，感染症診療の向上を図り，加えて耐性菌防止と医療資源の有効利用を促進することを目的として，抗菌化学療法認定薬剤師（Infectious Disease Chemotherapy Pharmacist：IDCP）制度および外来抗感染症薬認定薬剤師制度を制定している．
>
> （⇒2章「2 チーム医療における薬剤師の役割」〈p.49〉参照）

薬剤部の役割が重要視され，抗菌薬適正使用は薬剤師がかかわるべき必須業務であるといえる．

4 国家プロジェクトとしてのICTの位置づけ

感染症は世界的脅威であり，薬剤耐性（AMR）の進展は国際的問題である．WHO（World Health Organization；世界保健機関）の世界保健総会では，2015年にAMRに関するグローバル・アクション・プランを採択した．日本のAMR対策においても「国際的に脅威となる感染症対策関係閣僚会議」において2016年4月「薬剤耐性（AMR）対策アクションプラン」[3]が決定しており，G7伊勢志摩サミットにおいてAMRへの対応強化が合意された．アクションプランの対策には，以下の6つの分野と目標が設定されている．医療機関における戦略が記載されている②③④については，ICTやASTが中心となって果たすべき役割である．

①普及啓発・教育
②動向調査・監視：薬剤耐性および抗微生物薬の使用量を継続的に監視し，薬剤耐性の変化や拡大の予兆を適確に把握する．
　戦略（2.1）医療・介護分野における薬剤耐性に関する動向調査の強化
　戦略（2.2）医療機関における抗微生物薬使用量の動向の把握
③感染予防・管理：適切な感染予防・管理の実践により，薬剤耐性微生物の拡大を阻止する．
　戦略（3.1）医療，介護における感染予防・管理と地域連携の推進
④抗微生物薬の適正使用：医療，畜水産などの分野における抗微生物薬の適正

な使用を推進する．
　戦略（4.1）医療機関における抗微生物薬の適正使用の推進
⑤研究開発・創薬
⑥国際協力

5 専門薬剤師制度

　感染を管理するには，さまざまな知識が必要である．習得すべき知識として，①感染症を引き起こす微生物，②感染症という疾患，③手洗いや手指消毒などの標準予防策（スタンダードプリコーション）による環境からの微生物除去や伝播防止，④抗菌化学療法，があげられる．日本病院薬剤師会および日本化学療法学会は感染症に携わる薬剤師の人材育成に努め，それぞれの学会に認定薬剤師または専門薬剤師制度を設定している（⇒ Column〈p.59〉参照）．

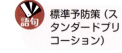

語句　標準予防策（スタンダードプリコーション）

4章2-12の一口メモ〈p.244〉参照．

（木村利美）

● 引用文献

1) 門田淳一，二木芳人．抗菌薬の適正使用に向けた8学会提言「抗菌薬適正使用支援（Antimicrobial Stewardship：AS）プログラム推進のために」―提言発表の背景と目的．日本化学療法学会雑誌 2016；64：379-385．http://www.chemotherapy.or.jp/guideline/kobiseibutuyaku_teigen.pdf
2) Dellit TH, et al. Infectious Diseases Society of America and the Society for Healthcare Epidemiology of America guidelines for developing an institutional program to enhance antimicrobial stewardship. Clin Infect Dis 2007；44：159-177.
3) 国際的に脅威となる感染症対策関係閣僚会議．薬剤耐性（AMR）対策アクションプラン National Action Plan on Antimicrobial Resistance 2016-2020．平成28年4月5日．http://www.mhlw.go.jp/file/06-Seisakujouhou-10900000-Kenkoukyoku/0000120769.pdf

病院における各種医療チーム

1-2 栄養サポートチーム

Summary
- 栄養サポートチーム（NST）は入院患者の低栄養状態を多職種で改善するために設立された医療チームである．
- NSTの役割は，栄養不良患者の抽出と適切な栄養提案，職員の栄養管理教育，退院後の地域での栄養管理の情報共有など多岐にわたる．
- NSTにおける薬剤師の役割は，医薬品情報の提供，栄養障害の原因となる副作用の発見および回避，食品と薬剤との相互作用，輸液の配合変化や処方設計など，医薬品の適正使用の管理やリスクの管理である．

Keywords ▶ 栄養サポートチーム，栄養管理，チーム医療，栄養サポートチーム加算

1 医療機関に入院している患者の栄養状態の現状

　現代の日本は飽食の時代にあり，日常生活を送るうえでは飢餓とは無縁である．しかしその一方で，病院などの医療機関の中では入院患者が飢餓の状態にさらされていることも少なくない．病院における入院患者の低栄養状態の問題は歴史が古く，19世紀中ごろから取り上げられていた話題である．しかし，それから1世紀半が経過し，静脈栄養や経腸栄養が発達した現代でも状況は変わっていない．

　実際には入院患者の40〜50％は栄養不良の状態にあり，そのうちの半分は重度の栄養不良状態にあったとされる報告もある[1]．19世紀には経口摂取ができない患者の栄養状態が悪化してしまうことは十分考えられたことであるが，医療技術が向上している現代において，なぜこれほどまでに栄養不良患者が存在するのか．この原因として，病院における臨床栄養管理の質の「ばらつき」が問題にあげられる．栄養状況の診断や栄養療法を必要とする患者は，頻度の違いこそあれ，診療科にかかわらず院内全体に存在すると考えられる．しかし，栄養療法の専門家がそれぞれの診療科に必ずしも配置されているとはいえない．

　栄養療法は全患者の治療に必要な基本的療法であり，栄養管理が不十分であればあらゆる治療の効果が得られないばかりか，症状が悪化する可能性のある，重要な療法である．しかしながら栄養管理は，入院した診療科によって「格差」が生じているのが現在の医療機関における実状である．医療の現場では全診療科で栄養管理の「格差」をなくしていくために，医師，歯科医師，薬剤師，管理栄養士，看護師などの職種で構成されるNST（nutrition support team；栄養サポートチーム）の確立が求められてきた．

2 NSTの歴史

　TPN（total parenteral nutrition；中心静脈栄養法）（⇒ Column〈p.66〉参照）は1968年に米国のダドリック（Dudrick SJ）らによって開発され，世界中に急速に普及していった．この栄養療法は，経口からの栄養摂取が不可能な患者に対する栄養管理としては画期的であったが，普及する過程で多くの合併症が発生した．この合併症などの対策として医師，薬剤師，管理栄養士，看護師などの医療スタッフが集まり，チームとしてTPNの合併症などの防止対策に取り組むことになったことから誕生したのがNSTであった．日本ではPPM方式（potluck party method；持ち寄りパーティー方式）（⇒ Column参照）が考案されて以降，急速に普及した．現在では1,500を超える医療機関に設置されている．

3 NSTの役割

3.1 患者にとって最良な栄養管理の確立

　一言で栄養障害患者といっても患者の症状や消化管の使用の可否，嚥下障害の有無や意識レベルの違いにより選択される栄養療法の種類が異なり，適正投与エネルギーや投与すべき栄養成分の組成も変化する．したがってNSTでは，各患者の栄養状態に合った，適切な栄養療法や投与経路の選択，適正な投与エネルギーの提言をしていくことが重要な役割といえる．

3.2 栄養障害患者の早期発見

　栄養障害患者を早期に発見することも重要である．栄養障害治療を早期に行わなければ栄養障害が進行し，免疫機能の低下による感染症の発症や重症化を招き，死亡率の上昇につながるおそれがある．また褥瘡の発生や悪化が原因となり在院日数が延長し，医療費が増大する可能性も考えられる．これらを防止するために

Column
PPM方式（potluck party method；持ち寄りパーティー方式）

　NST発祥の地であるアメリカの多くの施設では，NST専属のスタッフで構成されている独立した部署としてNSTが存在している．この方式が理想の形と考えられるが，日本の病院においてアメリカでの方式を実現することは，多くの病院が抱える員数問題や経済的問題が障壁となり不可能である．そこでNSTメンバーがそれぞれの知識・知恵・技術・力を持ち寄る「PPM方式」が考案された．メンバーは一般業務をもちながらNSTを兼務する．日本の医療機関では一般的な方式である．

も栄養障害をできるだけ早期に発見し，治療することもNSTの目的といえる．また，栄養療法に起因するカテーテル敗血症などの合併症の予防も重要である．

3.3 病院スタッフの栄養教育

病院スタッフの教育や栄養療法の重要性を啓発していくため定期的な勉強会を開催し，スタッフの知識の向上を図っていくこともNSTの役割である．また，勉強会を施設外にも開放し，他施設との情報共有を行うことも重要である．

4 NSTの業務内容

4.1 NSTのメンバー構成（図1）

一般的には医師，歯科医師，薬剤師，管理栄養士，看護師，臨床検査技師，理学療法士，作業療法士，言語聴覚士，および歯科衛生士，事務系職員で構成される．栄養サポートチーム加算（⇒ Column〈p.67〉参照）を算定する場合，医師，薬剤師，看護師，管理栄養士は常勤の専任者が必要で，専任者のうち1人は専従であることが条件となる．

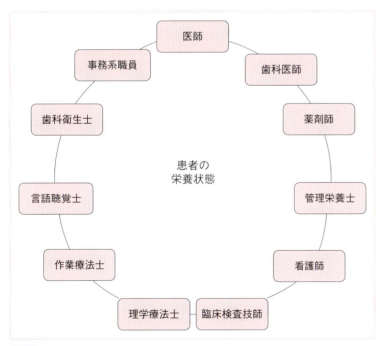

図1 NSTのメンバー構成
「栄養サポートチーム加算」を算定する場合，医師，薬剤師，看護師，管理栄養士は常勤の専任者が必要で，専任者のうち1人は専従であることが条件となる．

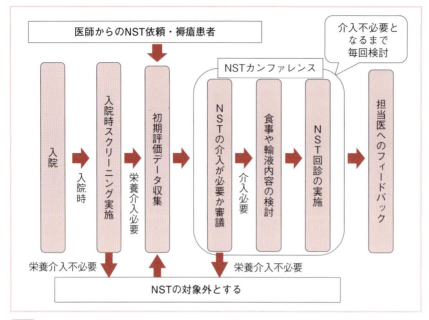

図2 NST介入の流れ
NST（nutrition support team；栄養サポートチーム）．

4.2 栄養不良患者の抽出（図2）

　活動内容の一つとして，栄養不良患者のスクリーニングがあげられる．スクリーニング方法は，一般的にSGA（subjective global assessment；主観的包括的評価）やMUST（malnutrition universal screening tool），MNA®（mini nutritional assessment）などの栄養評価ツールを用いる場合や，血清アルブミン値で抽出する場合，またこれらの方法を組み合わせて行う場合があり，医療機関ごとに最適な方法を選択している．抽出方法の一例としてNSTが介入していないTPNやPPN（peripheral parenteral nutrition；末梢静脈栄養法）（⇒ Column〈p.66〉参照）を長期に実施している患者を対象としている施設などもある．

　スクリーニングの結果，対象となった患者について身体状況は看護師，臨床検査値は臨床検査技師，栄養評価と食事指示量，食種は管理栄養士，輸液指示量と輸液内容は薬剤師がそれぞれ分担し，調査するのが一般的である（図3）．

4.3 NSTカンファレンスとNSTラウンド

　NSTでは通常，カンファレンス（図4）やラウンド（回診）を行う．NSTカンファレンスではスクリーニングで抽出された患者について，NSTの介入が必要かどうかあらかじめ調査し持ち寄った情報を参考に，各職種で意見を出し合い検討する．

　ここで介入の必要性がないと判定されればNSTの対象からはずされ，各病棟に対象外となった旨を報告する．必要性があると判定された場合は，患者を直接

SGA（主観的包括的評価）

デッキー（Detsky AS）らが外科入院患者を対象に開発した栄養アセスメントツール．簡便に実施できるため，日本では栄養スクリーニングツールとして広く使用されている．急性期入院患者から介護施設入所患者，在宅患者まで使用可能であり，SGAの評価結果は急性期入院患者や外来透析患者の平均在院日数，死亡率と相関すると報告されている．

MUST

英国静脈経腸栄養学会が成人の一般市民用に考案した栄養アセスメントツール．現在では入院患者にもその使用が拡大されている．高齢入院患者の死亡率や平均在院日数，腫瘍内科入院患者の在院日数とよく相関すると報告されている．

MNA®

入院中の65歳以上の高齢者を対象に開発された栄養アセスメントツール．認知機能など，精神心理面の評価が組み込まれているのが特徴である．入院中の高齢者，施設入所者，居宅高齢者の予後予測に有用なだけでなく，外科待機手術患者の合併症発症とも相関すると報告されている．

NST 初期評価シート

主治医：					
入院年月日		年	月	日	
病名：	□糖尿病	□高血圧	□心不全	□尿路感染症	
	□肺炎	□胃腸炎	□肝硬変	□肝炎	□がん
	□腎不全保存期		□透析導入		□透析維持期
	□イレウス	□大腿骨頸部骨折		□脊椎圧迫骨折	
スクリーニングスコア（　　点）	□その他（　　　　　）				

	記入年月日	/	*可能な範囲で記入してください		
身体状況	身長(cm)		経口上の問題点	なし・あり（嚥下・咀嚼・ムセコミ・義歯不良）	
	体重(kg)		食欲不振	なし・あり	
	体温(℃)		腹水	なし・あり	
	尿量(mL/日)		胸水	なし・あり	
	活動因子(係数)		浮腫	なし・あり	
	障害因子(係数)		嘔吐	なし・あり	
	【備考】		下痢	なし・あり（泥状・水様　　回/日）	
			褥瘡	なし・あり	
		記載者：	日常的生活自立度	J(1.2)　A(1.2)　B(1.2.)　C(1.2)	

	検査日	/	AST / ALT	/	【備考】
臨床検査値	WBC/リンパ球(%)	/	T-cho /TG	/	
	Hb		BS		
	TP / Alb	/	CRP		
	BUN / Cr	/			
	Na / K /Cl	/ /			
	Ca / Pi	/			記載者：

	実施年月日	/	TEE	kcal/日（必要エネルギー）	
栄養評価	BMI		BEE（×係数）	（×　）（×　）	
	理想体重・%N	・	【備考】		
	TSF・%N	・			
	AMC・%N	・			
	AC				記載者：

	項目	輸液指示量(A)	食事指示量	食事摂取量(B)	総摂取量(A+B)	必要量
栄養摂取量状況	エネルギー (kcal)					
	たんぱく質・アミノ酸(g)					
	水分 (mL)					
	脂質 (g)					
	糖質 (g)					
	【輸液内容】		【食種】【備考】		【備考】	
		記載者：		記載者：		記載者：

TSF：上腕三頭筋皮下脂肪厚　AMO：上腕筋囲　AC：上腕周囲長

カンファレンス日：
NST 依頼：あり・なし　　　　NST 観察継続：あり・なし
NST コメント：

カンファレンス参加者サイン：

図3 NST 初期評価シート

スクリーニングの結果，対象となった患者について「身体状況」は看護師，「臨床検査値」は臨床検査技師，「栄養評価」「食事指示量」「食種」は管理栄養士，「輸液指示量」「輸液内容」は薬剤師がそれぞれ分担して調査し，NST 初期評価シートに記入する．

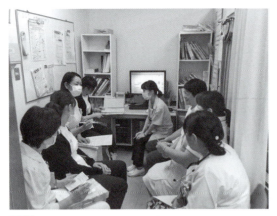

図4　NSTカンファレンスの様子
NSTで行われるカンファレンスの様子．スクリーニングで抽出された患者について，NSTの介入が必要かどうかあらかじめ調査し持ち寄った情報を参考に，各職種で意見を出し合い検討する．

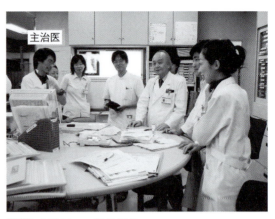

図5　主治医への栄養提案
必要栄養量を算出した後，患者の状態に合った栄養投与経路，食事内容，輸液内容を主治医に提案する．

NSTスタッフで回診し，栄養にかかわるフィジカルアセスメント（腸音や皮膚状態，カテーテルの状態など）を実施し，必要栄養量を算出した後，患者の状態に合った栄養投与経路，食事内容や輸液内容を主治医に提案していく（図5）．NSTの対象となった患者は栄養状態の改善がみられるか，退院するまで，NSTカンファレンスで継続患者としてフォローしていく．

Column

TPNとPPN

- **TPN（total parenteral nutrition；中心静脈栄養法）**

経口摂取が困難あるいは不十分な患者に対して，生命維持に必要な糖質，アミノ酸，脂肪，ビタミンおよび微量元素を含有する栄養輸液を中心静脈（上大静脈や下大静脈）内に直接投与する栄養法．1日必要エネルギー量を必要水分量に溶解すると高浸透圧になるため，通常の静脈から投与した場合，静脈炎を起こしてしまう．そのため，血中で速やかに希釈されるような血流量の大きい中心静脈に注入する必要がある．TPNでは中心静脈にカテーテルが常時留置されるので，挿入部位や輸液の無菌性の維持が重要であり，薬剤師が輸液の無菌調製を行うのが原則である．

- **PPN（peripheral parenteral nutrition；末梢静脈栄養法）**

主に腕などの末梢静脈内にカテーテルを挿入し，比較的浸透圧の低い栄養輸液を投与する栄養法．一般的には，2週間以内の静脈栄養による栄養管理が必要な場合に選択される方法．TPNに比べ簡便に導入できることと合併症の少なさから広く使われている．TPNと異なり，血流の少ない静脈に投与するため脂肪乳剤を併用した場合でも，投与可能エネルギー量が1,000 kcal程度であり，必要エネルギーを充足できないことが多いので注意が必要である．

Column
栄養サポートチーム加算について

　栄養サポートチーム加算は，栄養障害の状態にある患者や栄養管理をしなければ栄養障害の状態になることが見込まれる患者に対し，患者の生活の質の向上，原疾患の治癒促進および感染症などの合併症予防などを目的として，栄養管理にかかわる専門的知識を有した多職種から成るチームが診療することにより算定可能な診療報酬で，算定対象は以下の患者である．
　ア　栄養管理計画の策定にかかる栄養スクリーニングの結果，血中アルブミン値が 3.0 g/dL 以下であって，栄養障害を有すると判定された患者．
　イ　経口摂取または経腸栄養への移行を目的として，現に静脈栄養法を実施している患者．
　ウ　経口摂取への移行を目的として，現に経腸栄養法を実施している患者．
　エ　栄養サポートチームが，栄養治療により改善が見込めると判断した患者．

4.4 他の医療チームとの連携

　褥瘡対策チーム，感染制御チーム，緩和ケアチーム，摂食嚥下チーム，栄養サポートチーム，救急チームなど，他の医療チームが真価を発揮するためには栄養状態が良好であることが必要である．このため他チームとの合同カンファレンスなど，必要に応じて情報共有の場を設け，患者に対する治療およびケアの連携に努めているのが一般的である．

5 NSTにおける薬剤師の役割

　薬剤師の役割の一つとして医薬品情報の提供があげられる．薬剤の副作用として，消化器症状が発現した場合には栄養管理は困難となる．また，味覚障害や嚥下障害を発現する薬剤も存在するため，このような症状が発現している場合，薬剤師は起因薬剤の存在の有無についてNSTカンファレンスにて報告する．
　また，薬剤と食事の相互作用も存在するため，可能性のある薬剤を服用中の患者が存在した場合には報告を行う．これらの情報を提供するために薬歴のチェックは必須である．
　このほかに薬剤師は対象患者に投与されている輸液や経腸栄養などの総エネルギーやアミノ酸，脂質，電解質などの輸液を中心とした情報提供，また患者の状態に合った輸液や経腸栄養などの処方設計を行う．したがってNSTの中では医薬品の適正使用の管理やリスクの管理が薬剤師の役割といえる．

Topics
栄養に関連する専門薬剤師・認定薬剤師は存在するのか？

　薬剤師のみの資格は現時点では存在しないが，日本臨床栄養代謝学会が認定する「NST専門療法士」（栄養サポートチーム専門療法士）が存在する．静脈栄養・経腸栄養を用いた臨床栄養学に関して優れた知識と技能を有するNSTにかかわる医療従事者を認定する資格である．取得条件は以下のとおりである．

①日本国の以下に掲げる国家資格を有すること．
　認定対象国家資格：管理栄養士，看護師，薬剤師，臨床検査技師，言語聴覚士，理学療法士，作業療法士，歯科衛生士，診療放射線技師
②当該国家資格により5年以上，医療・福祉施設に勤務し，当該施設において栄養サポートに関する業務に従事した経験を有すること．
③本学会（日本臨床栄養代謝学会）学術集会に1回（10単位）以上，本学会主催のNST専門療法士受験必須セミナー（旧JSPEN臨床栄養セミナー，コ・メディカル教育セミナー10単位）に1回以上参加することを必須とし，この単位数を必須単位数とする．必須単位数30単位以上を有するか，または，必須単位数に加え，本学会が認める栄養に関する全国学会，地方会，研究会への参加単位数の合計が30単位以上あること．なお，「バーチャル臨床栄養カレッジ」修了証については非必須10単位を認める．
④規定により認定された認定教育施設において，合計40時間の実地修練を修了していること．
⑤上記①から④までの条件を満たした後，認定のための試験に合格していること．

6 NSTの今後の展望

　各医療機関の栄養管理の質はNSTが普及して以来向上しているが，退院後の転院先の医療機関，介護施設，在宅の現場まで情報の共有ができていないことが多いのが現状である．今後は地域医療との連携をとり，入院患者が退院した後の栄養管理についても充実を図っていくことで，より質の高い栄養管理を実施できるものと考える．このため，各医療圏における栄養管理についても顔のみえる関係づくりを強化していく必要がある．

（樋島　学）

● 引用文献
1) 中村丁次．高齢者の栄養管理—NSTの現状と課題；1 高齢者の栄養管理の現状．Geriatr Med 2006；44：879-884．

病院における各種医療チーム

1-3(a) 緩和ケアチーム：概論

- 緩和ケアチーム（PCT）はそれぞれの専門知識をもち寄ることで，患者へ最適な医療を施し，患者の身体的・精神的な苦痛を取り除くために介入する医療チームである．
- PCTの薬剤師は，薬学的観点からアセスメントし，最適な薬物治療と，確実な副作用管理を担わなければならない．
- PCTの薬剤師には，疼痛緩和だけではなく，がん化学療法，感染管理，褥瘡管理，栄養管理など多岐にわたる知識が求められるため，常に新しい情報を得るようにしなければならない．

 Keywords ▶ がん性疼痛，薬学的観点，副作用管理，コンサルテーション

1 はじめに

　人生の終末期において，その死を苦痛から遠ざけ安らかなものとすることは，きわめて重要な医療行為である．死が近づけば近づくほどさまざまな症状や状況が折り重なるように出現し，患者や家族，そして医療者をも苦しめる．がんに罹患する人は国民の2人に1人，そしてがんで死亡する人は3人に1人となるこの時代において，もはや終末期医療は医師一人の力ではいかんともしがたい状況におかれている．

　これらを背景に日本では2002年4月，診療報酬の改定により「緩和ケア診療加算」が加えられた．それ以来，全国で「緩和ケアチーム」（palliative care team：PCT）の設置が積極的に行われ，緩和医療をとりまく状況は大きく変化している．本項では，主としてがん性疼痛におけるPCTのあり方と薬剤師の役割について述べる．また現在，PCTはがん領域だけでなく，心不全や小児患者などの非がん患者への緩和ケアも求められているなど，その活動域は年々広がりをみせている．

2 PCTの構成

　PCTはさまざまな医療職が参加して成立しているが，保険診療上の規定では，身体症状緩和医師，精神症状緩和医師，緩和ケアの経験を有する看護師，緩和ケアの経験を有する薬剤師から構成されることが必須要件となっている．実際の現場においては，歯科医師，MSW（medical social worker；医療ソーシャルワー

カー），臨床検査技師，リエゾン職，管理栄養士，事務系職員など多くの医療スタッフがかかわっている．

身体症状の緩和を担当する常勤医師

身体症状の緩和を担当する医師は問診を含む診察を行い，痛みや副作用などの診断を行う．また，疼痛緩和のためのストラテジーを立て，チームの他職種にそれぞれの専門領域による見解と対応策などの意見を求め，総合的な治療方針を決定する．

精神症状の緩和を担当する医師

患者の精神的な苦痛や，せん妄などの精神症状を担当する．場合によっては，チーム内スタッフのメンタルケアにも留意し，医療者の「燃え尽き」の予防にあたることもある．

緩和ケアの経験を有する看護師

患者に対して，全人的苦痛の観点から患者を評価し，ナーシングケアを施す．また，患者だけでなくその家族に対しても必要に応じて苦痛への対処を行う．このため，がんに関する知識や経験が豊富な看護師が担当することが望ましい．さらに，担当する患者の所属する病棟との連絡窓口となり，主診療科が行う治療と緩和ケアチームが行う治療の橋渡しや連続性の構築にあたるなど，病棟スタッフとの調整を図ることも重要な役割である．

緩和ケアの経験を有する薬剤師

診断された症状に対し，薬学的観点からアセスメントし，治療計画（薬物治療）を提案する．薬学的観点については，当該患者の臓器機能や薬物動態のみではなく，副作用，相互作用，費用対効果なども重要な判断材料となる．近年では，がん治療が始まったときから緩和ケアをスタートすることも多く，がん治療で使われる薬剤と疼痛緩和で使用する薬剤との相互作用については特に注意しなければならない（「3.1 ラウンド」〈p.72〉参照）．

また，麻薬に対して患者が使用をためらうなど薬剤に関する誤解がある場合には，その安全性やスタッフによるフォロー体制などを説明し，麻薬に対する正しい知識を患者がもつための役割を担い，安全に麻薬が使用できる環境であることの理解を得る．その他，オピオイドスイッチングの対比表（表1）の作成や，患者用のリーフレット（図1）の作成，勉強会の企画などが求められる．

その他の職種

MSWは，退院や外泊に向けた患者への医療保険上のアドバイスや，在宅など

> **Column**
> ## 緩和ケアチーム（PCT）の要件
>
> 「緩和ケアを専門とする医師，看護師等を含めたチームによる緩和ケアの提供体制」をさし，以下に示す（1）と（2）を満たす場合に，緩和ケアチームとする．
> （1）緩和ケアチームに常勤の医師が1名以上配置されている．
> （2）患者の身体的・心理的・社会的・スピリチュアルな苦痛を包括的に評価し，必要に応じて疼痛・身体症状の緩和に関する専門家や精神症状の緩和に関する専門家と協力する体制がある．
> （日本緩和医療学会．緩和ケアチーム活動の手引き．第2版より）

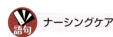

ナーシングケア
看護師による，手術や薬物療法以外の，看護・介護全般をさす言葉．

オピオイドスイッチング
先行して投与したオピオイド製剤に制御の困難な副作用がみられたり，容態の変化などに伴う投与経路の変更などがある場合に，成分や剤形をオピオイド量が等価となるよう換算して変更すること．

表1 オピオイド鎮痛薬の換算表

（日本医科大学付属病院　緩和ケアチーム　2021年2月改訂）

定時内服（mg/日）	経口	オキシコドン徐放錠	50・20・40 mg錠	～10	20	40	60	80	100	120	160
		MSコンチン®錠	10・60 mg錠	20	30	60	90	120	150	180	240
		モルヒネ散・水	10倍散(100 mg/g)	20	30	60	90	120	150	180	240
		ナルサス®(1日製剤)錠	2・6mg錠	4	6	12	18	24	30	36	48
		トラマール®OD錠	25 mg錠	100	150	300	原則最大投与量 400				
		ワントラム®(1日製剤)錠	100mg錠	100		300	原則最大投与量 400				
	注射	オキシコドン注射液(持続)	10 mg/1 mL, 50 mg/5 mL	7.5	15	30	45	60	75	90	120
		フェンタニル注射液(持続)	0.1 mg/2 mL, 0.5 mg/10 mL	0.2	0.3	0.6	0.9	1.2	1.5	1.8	2.4
		モルヒネ塩酸塩注射液(持続)	10 mg/1 mL / 50 mg/5 mL / 200 mg/5 mL	5	10	20	30	40	50	60	80
		ナルベイン®注(持続)	2mg/mL	0.6	1.2	2.4	3.6	4.8	6.0	7.2	9.6
	貼付剤	初回投与しない　1日貼り替え製剤 フェントス®テープ	1 mg・2 mg・4 mg・6 mg・8 mg製剤		1	2	3	4	5	6	8
レスキュー（mg/回）	1時間あけて反復	オキノーム®散	2.5 mg/0.5g/包 / 5 mg/1g/包 / 10 mg/1g/包	2.5	5	7.5	10	15	17.5	20	30
		オプソ®内服液	5 mg/2.5 mL/包 / 10 mg/5 mL/包	5	5	10	15	20	25	30	40
		ナルラピド®錠	1mg錠	1	1	2	3	4	5	6	8
	3～4時間あけて反復	アンペック®坐剤	10 mg				10	10	20	20	30
		注射剤					15分あけて反復				
		トラマール®OD錠					2時間あけて反復(1日4回まで)				

① オピオイドスイッチングについて
(1) 貼付剤（デュロテップ®MTパッチ，フェントス®テープ）から他の医療用麻薬へのスイッチング

貼付剤	⇒	オキシコドン徐放錠（1日2～3回） MSコンチン®錠（1日2～3回） ナルサス®錠（1日1回）	貼付剤剥離12時間後に開始
貼付剤	⇒	モルヒネ塩酸塩水和物末（1日4～6回）	
貼付剤	⇒	モルヒネ塩酸塩注射液（持続） フェンタニル注（持続） オキシコドン注（持続） ナルベイン®注（持続）	貼付剤剥離6時間後から半量開始， 12時間後に全量UP

(2) 他の医療用麻薬から貼付剤へのスイッチング

ナルサス®錠（1日1回）	⇒	貼付剤	最終内服後12時間後に貼付開始
MSコンチン®錠（1日2～3回） オキシコドン徐放錠（1日2～3回）	⇒	貼付剤	最終内服と同時に貼付開始
モルヒネ塩酸塩水和物末（1日4～6回）	⇒	貼付剤	貼付開始と同時に内服し，さらに 4時間開始後に最終内服
モルヒネ塩酸塩注（持続） フェンタニル注（持続） オキシコドン注（持続） ナルベイン®注（持続）	⇒	貼付剤	貼付開始6時間後に半量に減量し， 12時間後にOFF

(3) 徐放製剤から注射剤へのスイッチング

内服，坐剤	⇒	注射剤	先行薬次回投与予定時刻から投与開始

(4) 注射剤から徐放製剤へのスイッチング

注射剤	⇒	オキシコドン徐放錠（1日2～3回） MSコンチン®錠（1日2～3回）	先行薬中止と同時に投与開始

② 悪心予防が必要な場合
抗ドパミン薬などを使用する．動くと悪心がする場合は抗ヒスタミン薬を選択する．
※嘔気の危険性が高い場合は，予防的に制吐薬を併用し，2週間を目安に嘔気がなければ中止する（抗ドパミン薬の長期間投与時は錐体外路症状に注意する）．

③ 便秘の対応
オピオイド鎮痛薬が原因であればナルデメジンの使用を検討（自己調節はしないのが基本），それ以外は従来の下剤を使用し自己調節も可能．

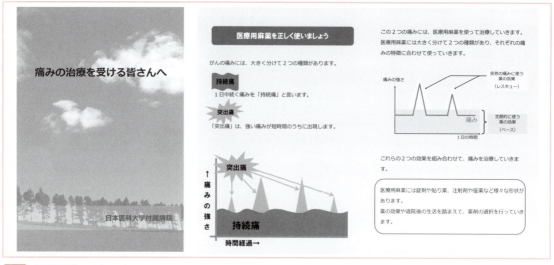

図1 患者用リーフレット
薬剤師は，患者が麻薬に対する正しい知識をもち，安全に麻薬が使用できる環境であることへの理解を得るよう努める．そのためこのような患者用リーフレットの作成などが求められる．

で対応する医療者への，社会的資源の確認や調整にあたる重要な役割を担う．

また終末期患者の栄養管理も重要な課題であり，低栄養や悪液質に陥った患者への栄養アプローチでは管理栄養士のアドバイスが欠かせない．

がん性疼痛のタイプによっては薬物治療や手術ではなく，リハビリテーションを必要とすることも多く，理学療法士や作業療法士の参加も望まれる．

社会的資源
その地域がもつ，在宅医療に向けた訪問看護ステーションや，公的機関による補助制度などの社会的基盤をさす．

3 PCTの活動

3.1 ラウンド（図2）

原則として，医師，薬剤師，看護師の3人はユニットとなることが理想である．ラウンド（回診）の多くがコンサルテーション型であり，各患者の主治医からの依頼が活動の起点となる．ラウンド前には各患者の状況をあらかじめチーム内で共有しておく必要がある．

PCTの薬剤師も病棟薬剤師へ直前の患者の状況などを確認しておくことが重要である．病棟薬剤師へは事前にチェックしておいてほしい内容などを伝えておき，聞き取りの効率を良くすることも一つのコツである．特に重篤な副作用の初期症状の出現に注意しなければならない．その中で制吐薬の使用による錐体外路症状（特にアカシジア）は，要注意である（⇒ Column〈p.73〉参照）．

また，がん治療が並行して行われている患者の場合，緩和医療で用いる薬剤とがん医療で用いる薬剤の相互作用は見落とされがちであり，重要なチェックポイントである．抗悪性腫瘍薬の代謝に影響を及ぼす緩和医療で用いる薬剤や，オピ

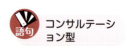
コンサルテーション型
相談を受けてから始動するスタイルのことで，PCTの多くがこの形式をとる．

Column
アカシジア

アカシジア（akathisia）は薬原性錐体外路症状の一つであり，抗ドパミン薬の使用により発現する．症状として，不眠やイライラ（焦燥感）などの精神症状のほか，多動（じっとしていられない）などの身体症状を呈することがある．薬原性錐体外路症状の多く（パーキンソン症候群〔パーキンソニズム〕，ジストニア，ジスキネジアなど）が，抗ドパミン薬の長期服用（数週間〜数か月）で発症するのに対し，アカシジアは投与直後や増量時に発症するため，注意が必要である．緩和ケア領域においては，制吐薬にプロクロルペラジン（ノバミン®）が使用されることが多く，薬剤師はプロクロルペラジンを含む抗ドパミン薬によるアカシジアの発現に十分注意を払わなくてはならない．アカシジアが現れた場合は，原因薬剤の中止，抗コリン薬の投与などを検討する．

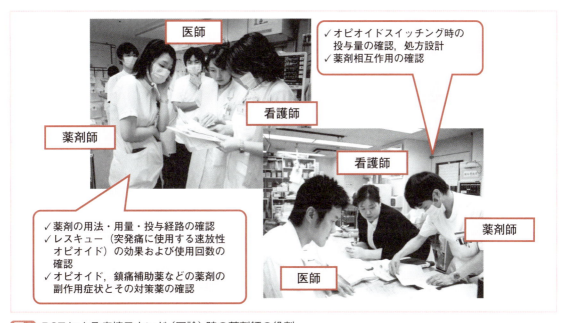

図2 PCTによる病棟ラウンド（回診）時の薬剤師の役割
原則として，医師，薬剤師，看護師の3人はユニットとなることが理想である．回診（ラウンド）の多くがコンサルテーション型であり，各患者の主治医からの依頼が活動の起点となる．

オイドの代謝に影響を及ぼすがん治療で用いる薬剤，外来化学療法で用いる抗菌薬の効果を減弱するタイプのオピオイドなど，チェックポイントは多種にわたる．

また，投与された鎮痛薬と痛みの強さの関連は，時間経過と連動させて評価を行わなければならない．特に，内服の持続性強オピオイド製剤を用いている患者の場合は，オピオイドの血中濃度変化パターンをふまえたうえで，疼痛緩和の評価をすべきである．

3.2 カンファレンス

　カンファレンスにはできるだけ多くの職種に参加を促すことが重要である．医師も内科系医師，外科系医師，精神科医師，可能であれば主治医が参加することが望ましい．各専門領域のスタッフがそれぞれの領域から意見を述べ合うことで，ラウンド時には解決できなかったさまざまな医療上の問題へ，新たな視点で取り組むことが可能となる．専門資格をもった看護師の場合，薬物治療に介入することも多いが，がん性疼痛の緩和に限った知識の場合が多いため，他疾患を併発している場合（ほとんどの患者が併発しているが）や，悪液質や腹水貯留が著明な患者，また前述の相互作用などに関しては知識が十分でないこともあるため，薬剤師がそのフォローをすることも必要である．また，患者の在宅への移行などにはMSWの存在は欠かせない．

4 おわりに

　PCTにおける薬剤師は，チーム内における薬物治療上の提案や患者への対応に責任をもって発言しなければならず，常に最新の医療情報にアンテナを張り，最適な薬物治療への情報提供や副作用管理をリードする存在であるべきである．

　また，終末期患者への対応は「傾聴」を基本とし，患者の言葉や動作から緩和医療への反応や副作用の発現状況のチェックなども欠かさないようにする．さらにPCTにおける薬剤師は，安全で確実な薬物治療の提供者であり，患者への麻薬に関する正しい知識の相談者であるべきである．

（片山志郎）

● 参考資料
1. 日本緩和医療学会 専門的・横断的緩和ケア推進委員会．緩和ケアチーム活動の手引き．第2版．2013年6月．http：//www.jspm.ne.jp/active/pdf/active_guidelines.pdf
2. 森田達也ほか．緩和ケアチームの立ち上げ方・進め方．青海社：2008．
3. 日本緩和医療学会．緩和ケアチーム活動の手引き（追補版）．緩和ケアチームメンバー職種別手引き．2020年7月．https://www.jspm.ne.jp/files/active/job_type_v1.pdf

① 病院における各種医療チーム

1-3(b) 緩和ケアチーム：昭和大学藤が丘病院での取り組み

Summary
- 当院の緩和ケアチーム（PCT）は，身体科医師，精神科医師，看護師，薬剤師，栄養士，作業療法士，理学療法士のメンバーで構成され，多職種チーム医療を実践している．
- 当院のPCT薬剤師は，患者の症状や疼痛コントロールを薬学的視点から評価し，治療計画を立案している．また，患者・家族に対する薬物治療の教育や多職種に対する薬剤情報の提供，病棟薬剤師に対する緩和薬物治療の指導を実施している．
- 今後，退院時カンファレンスの実施や在宅医療チームとの地域連携を強化していくことが重要である．また，各施設に緩和ケア専任の薬剤師を配置するなど人的な環境整備や専門性向上のための緩和ケア教育プログラムの構築が望まれる．

Keywords ▶ 緩和ケア，教育，多職種連携，情報共有

1 緩和ケアチームの構成

当院の緩和ケアチーム（palliative care team：PCT）は，2007年から活動を開始し，多職種チーム医療を実践している（図1）．メンバーは，身体科医師1人，精神科医師1人，薬剤師2人（緩和薬物療法認定薬剤師），看護師1人（がん看護専門看護師），栄養士，作業療法士，理学療法士の計8人で構成されている．

2 PCTの役割

当院のPCTは，カンファレンスや回診（ラウンド）を週2回実施し，患者情報の共有や身体症状の評価，治療方針の検討，問題点の抽出，目標設定を討議している．また，コンサルテーション型の介入を実施しており，痛みや副作用を評価し，主診療科医師や病棟スタッフに解決策を提案している．さらに，勉強会を定期的に開催し，鎮痛薬の使用方法や症状のマネジメント法など緩和ケアに関するスキルアップに貢献している（表1）．

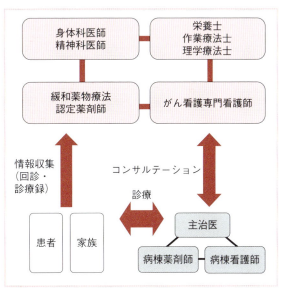

図1 当院のPCTの構成
当院PCTのメンバーは，身体科医師1人，精神科医師1人，薬剤師2人（緩和薬物療法認定薬剤師），看護師1人（がん看護専門看護師），栄養士，作業療法士，理学療法士の計8人で構成されている．

表1 PCTの役割

- コンサルテーション型の介入
  院内に勤務する医療従事者が抱えている緩和ケアに関する困難な問題を，より効果的かつ迅速に解決できるようPCTが院内に勤務する医療従事者に対して支援する．
- チームカンファレンスと回診（週2回）
  依頼された患者の問題点を抽出し，PCTで治療方針を提案する．また，患者のベッドサイドへ赴き，患者の訴えから痛みや副作用の評価を実施する．
- 院内勉強会の開催
  がん性疼痛に使用する薬剤の使用方法，コミュニケーションの手法，がん患者の症状に対する緩和的治療などの勉強会を開催する．
- 緩和ケアに関する情報提供
  オピオイド換算表，鎮痛薬使用マニュアル，オピオイドスイッチングのタイミングなどをまとめた資料を院内へ配布する．

表2 PCT薬剤師の役割

① 処方の提案
　薬効の評価・副作用の評価
② 薬剤の適正使用の推進
　臓器機能（ゾレドロン酸水和物投与時の腎機能）
　用法・用量（増量方法，オピオイドスイッチング時の換算量の評価）
　相互作用（オキシコドン塩酸塩水和物とワルファリンカリウム）
　剤形の調節（内服困難のため経口から貼付製剤へ変更）など
③ 病棟薬剤師との情報共有
　緩和薬物治療に必要な知識や介入のポイントについて助言
④ 他職種への緩和領域で使用する薬剤の情報提供
　新薬・使用上の注意など

3 PCT薬剤師の役割

PCT薬剤師は，治療計画を患者の症状や臓器機能，薬物動態，相互作用，配合変化，費用対効果などから評価し，適正な薬物治療を提案することで多職種チーム医療を実践している．また，医療スタッフや病棟薬剤師に対して，新薬や使用上の注意など薬剤の情報を提供している．さらに，病棟薬剤師に対して痛みや副作用の評価などカンファレンスや回診で得られた情報を提供し，緩和薬物治療に必要な知識や介入のポイントについて助言することで指導的役割を果たしている（表2）．

PCTの実際：PCT薬剤師が介入した症例

PCT薬剤師が介入した症例を示す（表3）．この症例では，オキシコドン塩酸塩水和物によるオピオイド反応低下を考え，オキシコドン注からモルヒネ注へとオピオイドスイッチングを行うことで疼痛コントロールを得られた．

語句 コンサルテーション型
⇒本章1-3(a)の語句〈p.72〉参照

オピオイド換算表
⇒本章1-3(a)の表1〈p.71〉参照

オピオイドスイッチング
オピオイドの副作用により鎮痛効果を得るだけのオピオイドを投与できないときや鎮痛効果が不十分なときに，投与中のオピオイドから他のオピオイドに変更することをいう．

表3 PCTの実際：PCT薬剤師が介入した症例

【症　例】60歳，男性，身長171cm，体重60 kg
【現病歴】S状結腸がん，肝転移
【合併症】高血圧　【症　状】下腹部痛，背部痛　【入院時NRS】7
【これまでの経過】S状結腸がん（Stage IIIb）術後に術後補助化学療法を6か月施行した．1年後，肝転移を認めたためベバシズマブ/FOLFOX療法を8コース施行した．また，外来通院中に痛みの訴えがあったため，NSAIDsとオキシコドンの内服で経過をみていたが，疼痛コントロール不良のため緊急入院となった．入院後，注射剤へ変更するも疼痛コントロール不良のため，PCTの介入依頼があった．
【使用薬剤】
　　オキシコドン注1,000 mg/日　持続静注
　　疼痛時頓用：1時間量（1日量の24分の1量）を早送り
　　酸化マグネシウム錠（500 mg）　1回1錠，1日3回，毎食後
　　アムロジピンOD錠（5 mg）　　1回1錠，1日1回，朝食後
【検査所見】AST 23 IU/L，ALT 13 IU/L，Cr 0.60 mg/dL，BUN 14.5 mg/dL，Alb 4.3 g/dL．
【経　過】入院後，オキシコドン錠を注射剤へ変更した．オキシコドン注を増量するもNRSの改善が乏しく，レスキュー回数が10回以上となった．オキシコドン注からモルヒネ注へのオピオイドスイッチングを行ったところ，NRSは3まで改善し，レスキュー回数も5回/日まで改善した．患者からは，「現在の鎮痛治療に対して満足している」とのコメントがあった．
【PCT薬剤師のかかわり】疼痛コンロトール不良の原因をオキシコドンによるオピオイドの反応性低下と考え，オキシコドン注からモルヒネ注へのオピオイドスイッチングを主治医へ提案した．オキシコドン注1,000 mg/日を使用していたため，安全性を考慮し段階的なオピオイドスイッチングを計画した．スイッチ時の投与量は，等価換算（モルヒネ注：オキシコドン注＝1：1.25）を用いて設定し，最終的にモルヒネ注800 mg/日とした．オキシコドン注は，1週間かけてモルヒネ注へ変更した．また，モルヒネ代謝物の蓄積により副作用のリスクがあることからスイッチ前に腎機能を評価した．

NRS（numerical rating scale；数値評価スケール），FOLFOX（fluorouracil/folinic acid/oxaliplatin；フルオロウラシル・フォリン酸・オキサリプラチン）．
オキシコドン：オキシコドン塩酸塩水和物，モルヒネ：モルヒネ塩酸塩水和物，アムロジピン：アムロジピンベシル酸塩．

4 今後の課題

　PCTの継続した啓蒙活動（セミナーの開催，ポスターの掲示など）を通じて医療者の緩和薬物治療におけるスキルアップが必要である．今後，保険薬局薬剤師の教育育成を通じて，退院時カンファレンスの実施や在宅医療チームとの地域連携を強化していくことが検討課題となっている．

　また，各施設に緩和ケアの専任薬剤師を配置するなど，人的環境整備や専門性向上のための緩和ケア教育プログラムの構築が望まれる．

〈須永登美子〉

1-4(a) 褥瘡対策チーム：薬剤師に求められる役割

① 病院における各種医療チーム

Summary
- 現在の医療ではチーム医療は基本であるが，褥瘡対策については早くからその必要性が提唱されてきた．
- 褥瘡対策チームでの薬剤師の役割としては，薬剤選択，処方提案，薬効評価，薬剤の適正使用のための実技指導，薬剤の効果に影響する創固定の実践など，多くの事項があげられる．
- 他職種との連携では，経過観察での創の記録，創に影響する外力の防止，適切な創環境の保持のための情報共有などが重要である．

Keywords ▶ チーム医療，褥瘡，外用剤，局所治療，創環境

1 はじめに

現代の医療体制においてチーム医療は基本である．その中でも褥瘡対策は最も早くからその必要性が提唱されてきたチーム医療の原点ともいえる領域である．急速な高齢化社会の進行と在宅医療・介護の推進により，褥瘡に対する関心が高まり介入の必要性が漸く認識されるようになってきた．

褥瘡は予防が重要であるが，発症後の治療が適切に行われることも同様に重要である．その褥瘡治療では，褥瘡対策チーム医療における薬剤師の介入は不可欠なものとなっている．

2 褥瘡対策チームの活動内容

2.1 褥瘡対策チームの構成と各職種の役割

褥瘡対策チームは医師，看護師，薬剤師，理学療法士，作業療法士，管理栄養士などで組織される．医師は基礎疾患などの全身管理，看護師は予防ケアや診療の補助，薬剤師は局所治療における外用剤や創傷被覆材の選択など処方提案と使用法の実技指導，理学療法士や作業療法士は運動療法や車椅子乗車など活動性や可動性の向上，管理栄養士は栄養管理を主な役割とする．

2.2 褥瘡対策チームで薬剤師に期待される役割

褥瘡対策チームでの薬剤師の活動内容は，①定期的な病棟の回診，②触診によ

語句 基剤

基剤は薬効を有する主剤とは異なり，添加物の扱いである．しかし，軟膏やクリームでは構成する成分のうち約95％以上を占め，また基剤は創面に直接接触するためにその特性が滲出液量など湿潤状態に影響を及ぼす．褥瘡の治癒には適正な湿潤環境が基盤とされ，とくに肉芽形成には大きく影響するため，基剤を単に添加物として扱うのは不適切である．基剤を薬効成分と同等の効果をもつ重要な成分として認識する必要がある．⇒本章「1-4(b) 褥瘡対策チーム：局所治療における薬剤師のかかわり」〈p.81〉参照

Column
褥瘡対策の入院基本料における薬学的管理計画について

　2022年4月の診療報酬改定において，薬剤師としては初となる入院基本料に「薬学的管理計画」が追加された．改定の内容は以下のとおりである．

【入院基本料及び特定入院料に係る褥瘡対策】
[施設基準]
4　褥瘡対策の基準
(1)～(3)（略）（変更なし）
(4) 褥瘡対策の診療計画における薬学的管理に関する事項及び栄養管理に関する事項については，当該患者の状態に応じて記載すること．必要に応じて，薬剤師又は管理栄養士と連携して，当該事項を記載すること．なお，診療所にいて，薬学的管理及び栄養管理を実施している場合について，当該事項を記載しておくことが望ましい．
(5) 栄養管理に関する事項については，栄養管理計画書をもって記載を省略することができること．ただし，この場合は，当該栄養管理計画書において，体重減少，浮腫等の有無等の別添6の別紙3に示す褥瘡対策に必要な事項を記載していること
(6)～(8)（略）（変更なし）

(別添6の別紙3)
〈薬学的管理に関する事項〉　　□　対応の必要なし
　褥瘡の発症リスクに影響を与える可能性のある薬剤の使用
　□無　□有（催眠鎮静剤，抗不安剤，麻薬，解熱鎮痛消炎剤，利尿剤，腫瘍用薬，副腎ホルモン剤，免疫抑制剤，その他（　　　　　　　　））

薬学的管理計画　〈すでに褥瘡を有する患者〉　薬剤滞留の問題　□無　□有

　薬剤師が褥瘡の発症予防および治療に関わることが必要とされた場合，使用薬剤により発症や増悪リスクを処方チェックすること，褥瘡を保有する患者においては褥瘡の病態とそれに適した薬剤の選択を基剤特性に基づき適正に使用することを実技指導とともに実施することが求められる．この背景として，保険医療機関における褥瘡対策については，(1) 専任の医師，看護師からなる褥瘡対策チームを編成すること，(2) 褥瘡対策に関する診療計画書を作成し，褥瘡対策を実施することなどがあげられている．褥瘡予防・管理ガイドライン　第5版（日本褥瘡学会）において「褥瘡の治療促進に有効な病院対策」として，多職種で構成される褥瘡対策チームの設置があげられている．とりわけ薬剤師が介入することで，褥瘡の改善率・費用対効果が有意に高いとの報告もあり，褥瘡対策における薬剤師の介入が期待されている．

> **Column**
> **薬剤師による実技指導の重要性**
>
> 外用剤は内服剤と異なり，塗布すれば薬が効くというわけではない．とくに褥瘡のような皮膚が欠損した潰瘍では，皮膚面と同じような使い方では十分に効果が得られず，適正な使用法が実践されなければならない．適正な使用法が実施され，薬剤の効果を引き出すためには薬剤師の実技指導が重要となる．

るアセスメントから創の変形・移動を観察し，③病態評価から創固定，基剤に基づいた薬剤選択や使い方の実技指導を行うとともに，④看護スタッフ等へケアの注意点について教育・指導を行うことなどがあげられる．

特に薬剤師には病態に対する薬剤選択や処方提案，薬効評価，薬剤の適正使用を促すための実技指導，薬剤の効果に影響する創環境を整え，薬剤の創内滞留を維持するための創固定の実践などが役割として求められる．

褥瘡チームの医師は施設によって診療科が異なり，外科・形成外科・整形外科・皮膚科をはじめ，内科系の医師がリーダーを務めることもある．外科的デブリードマン（壊死組織除去）は医療行為のため医師が行うが，このときに薬剤師は，医師と治療面に関係する外科的切除や薬物治療に関する病態と薬剤選択などの意見交換を行う．

また，経過観察での創の記録，創に影響する外力の防止や適切な創環境を保持するための情報共有を看護師や理学療法士，作業療法士と連携して行い，円滑な局所治療を施行できるように介入する．

2.3 外用剤治療での薬剤師の介入

褥瘡の外用剤治療で重要な点は，①外用剤の基剤特性に基づいて滲出液量に応じた湿潤調節に着目すること，②高齢者の場合，加齢による皮膚のたるみに起因する創の移動や変形が薬剤滞留を阻害するため，それを防止し薬剤の効果が発揮される局所環境をつくること，の2点である．薬剤師はそのための対応を薬剤だけに限定して考えがちであるが，薬剤が効く環境づくりにまで踏み込んで介入することが不可欠である（⇒本章「1-4(b) 褥瘡対策チーム：局所治療における薬剤師のかかわり」〈p.81〉参照）．

また，外用剤や内服剤による副作用に配慮することは薬剤師として当然のことである．褥瘡対策チームでは，皮膚・排泄ケア認定看護師（wound, ostomy and continence nurse：WOCN）の資格を有する看護師がかかわることが多いが，WOCNは褥瘡のケアについては高い専門性を備えているものの，褥瘡治療における外用剤の特性や使い方など薬剤の知識は十分でない．そのため，外用剤の使い方など薬物療法に関しては薬剤師が実技指導する必要がある．

（古田勝経）

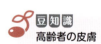

豆知識
高齢者の皮膚

高齢者の皮膚は加齢変化により次のようなことが起こりやすい．その結果，たるみを伴う薄く脆弱な皮膚へ変化し，圧迫やずれに対する耐久性が低下する．
・体内水分量の減少
・皮表脂質量の減少
・タンパク質量の減少
・コラーゲン量の減少

病院における各種医療チーム

1-4(b) 褥瘡対策チーム：局所治療における薬剤師のかかわり

- 外用剤の特性に基づいた薬剤の選択は褥瘡の治癒に必要な湿潤環境に影響する．
- 外用剤の効果を引き出すためには創固定を実践することが必要となる．
- 外用剤の適正な使用には薬剤師による実技指導が有効である．
- 薬剤師の介入により治癒期間が短縮され，医療費が低減される．

Keywords▶ 褥瘡，外用剤，基剤，湿潤調節，創固定，薬剤滞留障害，DESIGN®

1 はじめに

褥瘡（pressure ulcers）は基礎疾患を基盤とした複合的な要因が関係し，皮膚組織への持続性の圧迫やずれ応力など外力による不可逆的な虚血性障害によって皮膚軟部組織が壊死に陥る疾患である．服用薬剤の副作用などで活動性の低下から発症する薬物誘発性褥瘡もある．これは寝たきりの高齢者だけでなく，歩ける高齢者についてもいえる．普段，服用している薬剤の影響（活動性低下，痛覚鈍磨，脱水などの副作用）により，圧やずれを受けやすい状態が生じ，褥瘡が発症することがある．

褥瘡の予防では栄養状態やケアが，治療では外用剤や創傷被覆材の適正使用が重要である．

2 褥瘡の病態と薬剤

2.1 褥瘡の病態

日本褥瘡学会では褥瘡の病態について，「身体に加わった外力は骨と皮膚表層の間の軟部組織の血流を低下，あるいは停止させる．この状況が一定時間持続されると組織は不可逆的な阻血性障害に陥り褥瘡となる」[1] と説明している．

同一体位・姿勢を一定時間保持することで骨突出部位に荷重が持続的に加わり，圧迫による血流障害を引き起こすことで褥瘡が発症する．しかし，そこにずれが加わると皮膚が移動することがあるため，必ずしも褥瘡が骨上に位置するとは限らない．

表1 褥瘡予防・管理ガイドラインによる薬剤選択

滲出液	E→e	カデキソマー・ヨウ素, デキストラノマー, ポビドンヨード・シュガー, ヨウ素軟膏
大きさ	S→s	アルプロスタジルアルファデクス, アルクロキサ, 酸化亜鉛, ジメチルイソプロピルアズレン, トラフェルミン, ブクラデシンナトリウム, 幼牛血液抽出物, リゾチーム塩酸塩
炎症/感染	I→i	カデキソマー・ヨウ素, スルファジアジン銀, フラジオマイシン硫酸塩・結晶トリプシン, ポビドンヨード, ポビドンヨード・シュガー, ヨウ素軟膏, ヨードホルム
肉芽形成	G→g	アルプロスタジルアルファデクス, アルクロキサ, トラフェルミン, トレチノイントコフェリル, ブクラデシンナトリウム, ポビドンヨード・シュガー, リゾチーム塩酸塩
壊死組織	N→n	カデキソマー・ヨウ素, スルファジアジン銀, デキストラノマー, ブロメライン, ポビドンヨード・シュガー, ヨードホルム
ポケット	P→p	トラフェルミン, トレチノイントコフェリル, ポビドンヨード・シュガー

(日本褥瘡学会. 褥瘡予防・管理ガイドライン, 第4版. 褥瘡会誌 2015；7：487-551. http://www.jspu.org/jpn/info/pdf/guideline4.pdf [1] を参考に作成)

2.2 褥瘡の評価

褥瘡の病態は病期により変化するが，その評価には日本褥瘡学会が提唱するDESIGN®[1]が用いられることが多い．Depth（深さ），Exudate（滲出液），Size（大きさ），Inflammation/Infection（炎症・感染），Granulation tissue（肉芽組織），Necrotic tissue（壊死組織），Pocket（ポケット）の評価項目があり，それぞれの頭文字を大文字で表した場合には重症，小文字の場合には軽症を表す．また経過評価用のツールとしてDESIGN-R®があり，点数化して経過を示すのに用いるが，深さの点数のみは加算しない．

2.3 外用剤の選択

日本褥瘡学会による『褥瘡予防・管理ガイドライン』にはDESIGN®の各評価項目に対する外用剤が示されている（表1）．外用剤の主薬の主な目的は，抗菌作用，壊死組織除去作用，肉芽形成作用，上皮形成作用であるが，ガイドラインではこれら薬効成分である主薬による分類がなされており，そこでは基剤の特性は考慮されていない．そのため基剤が創の湿潤状態に悪影響をもたらし，期待した効果が得られないばかりか褥瘡を悪化させることもある．したがって，滲出液量に対して基剤特性を考慮したうえで外用剤を選択することが重要であり，創の湿潤状態に適した基剤による湿潤調節が自ずと必要になる．

3 外用剤の基剤特性[2]

褥瘡の局所治療に用いる外用剤は軟膏，クリーム，スプレー，散布，包帯材料

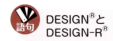

語句 DESIGN®とDESIGN-R®

DESIGN®は，たとえばDepth（深さ）の場合，その頭文字を用いてD→dのように重症度の高い項目を軽症の小文字にするための治療方針を立てられるように考えられている．一方，DESIGN-R®は褥瘡を定期的に評価するためのツールで，各評価項目の点数を合計することで重症度がわかるように配慮されている．しかし，薬物治療に必要な評価項目が不足するため，治療に反映させることに課題がある．

肉芽形成と上皮形成

褥瘡の治癒過程ではさまざまな表現がある．わかりやすいのは色調による分類であり，「黒→黄→赤→白」という順序で，改善する状態を色で分類する．「黒」は黒色壊死組織の形成，「黄」は黄色壊死組織の残存，「赤」は赤色肉芽の形成，「白」は上皮形成（上皮化）を表し，その流れで治癒する．肉芽形成は赤色の肉芽組織が増生することをいい，上皮形成は肉芽組織が十分に盛り上がり創閉鎖に至る過程をいう．

基剤

⇒本章1-4(a)の語句〈p.78〉参照

など剤形はさまざまであるが，軟膏やクリームの種類が多い．軟膏やクリームでは構成成分のほとんどが基剤で占められる．そのため，基剤と主薬の両面から薬剤を選択する場合もあれば，基剤のみを考慮して利用するときもある．この点が外用剤の使い方において注目すべき点である．

基剤は水溶性基剤，乳剤性基剤（W/O〔water in oil〕・O/W〔oil in water〕），油脂性基剤に分けられ，それぞれに特性を有する（⇒「付録」〈p.310〉参照）．

3.1 基剤の特性

基剤は種類によって特性が異なり，水溶性や可洗性，創面保護などといわれてきた．特性を機能的にみると水溶性は吸水性，可洗性は補水性，創面保護は保湿性に該当し，これらの機能が薬剤選択の基盤となる．

褥瘡のような皮膚潰瘍は，その治癒過程では湿潤環境の保持が重要とされる．また創の滲出液量に応じて湿潤環境の調整の仕方も変わってくるため，その時々で基剤に求められる特性も異なってくる．それを考慮し，適切な湿潤環境を保持できるように調節する必要がある．これを水分コントロール／インバランス（図1）という．

3.2 ブレンド軟膏の有用性

水分コントロール／インバランスを行うためには特性の異なる基剤をブレンドすることもあり，これをブレンド軟膏と呼ぶ（⇒Column参照）．

単剤による湿潤調節が不十分な場合にはこのブレンドが有効なことがある．1

語句　予製剤

ブレンド軟膏のように使用頻度の高い製剤品をあらかじめ製剤しておき，処方された際に直ちに使用できるようにストックしておくことができる製剤をいう．

用時調製

混合することで製剤品として安定性に欠けたり，配合変化により効果や品質に問題がある組み合わせでは，使用する際に混合する必要があり，それを用時調製という．

Column

ブレンド軟膏（エキスパート・F・ブレンド）[1] について

2種類の軟膏またはクリームの組み合わせと配合比が定められた軟膏で，創の湿潤状態に応じて基剤の特性を変化させることで湿潤調節を適正化する目的で用いる．予製剤としては30日間安定することが安定性試験，成分定量試験により確認ずみである．

安全性等が確認されたブレンド軟膏を以下に示す．

- 白糖・ポビドンヨード配合製剤（ユーパスタ®）[注]＋デキストラマー（デブリサン®ペースト）20％
- リゾチーム塩酸塩（リフラップ®軟膏）＋スルファジアジン（テラジア®パスタ）（3：7）
- トレチノイントコフェリル（オルセノン®軟膏）＋スルファジアジン（テラジア®パスタ）（3：7）
- リゾチーム塩酸塩（リフラップ®軟膏）＋トレチノイントコフェリル（オルセノン®軟膏）（1：1）
- スルファジアジン銀（ゲーベン®クリーム）＋ブロメライン（ブロメライン®軟膏）（1：1）＊
- 白糖・ポビドンヨード配合製剤（ユーパスタ®）＋トレチノイントコフェリル（オルセノン®軟膏）（3：1）
- スルファジアジン銀（ゲーベン®クリーム）＋トレチノイントコフェリル（オルセノン®軟膏）（1：1）

＊：予製剤ではなく，用時調製とする．

● 参考資料

1. 古田勝経．褥瘡創面からみたベストマッチングな薬物療法．褥瘡会誌 2011；13：117-122．

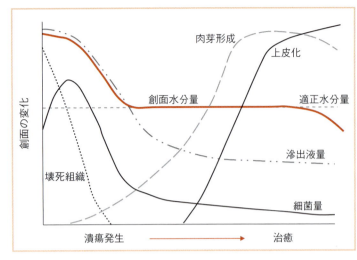

図1 褥瘡における水分コントロール／インバランス

(古田勝経. 褥瘡外用療法のヒミツ—事例で学ぶ極意. 薬局別冊 57. 南山堂；2006. p.30-33 より)

図は褥瘡の治癒過程において創内に起こる変化を想定した模式図である.
褥瘡や創傷の治癒過程では湿潤環境が適正に維持されることが重要である. しかし, 適正な湿潤環境とはどの程度かが示されていないため, 創面水分量を利用し創治癒に適した湿潤状態の目安としている.
左から右へと褥瘡の治癒過程を表している. 潰瘍発症当初は創内に壊死組織が存在し, 細菌数が一時的に増加して炎症・感染が起こることがある. 滲出液が多い場合, 炎症・感染が収まることで滲出液量も減少するが, このときに湿潤が減少しすぎないように適正な水分量を維持することで肉芽組織が形成される. 肉芽組織が十分に形成されると上皮化へ移行するとともに水分量は低下し, 創が閉鎖していく.
適正な水分量を適正な湿潤状態と定めると, 高齢者では約60％, 成人では約70％である. 湿潤状態は滲出液量により変化するが, 肉芽形成には適正な湿潤状態が不可欠なため, 滲出液量が多い場合には適正水分量にまで基剤に吸水させ, 逆に滲出液量が少ない場合は基剤に含まれている水分で補う.
この創面の水分の吸水・補水を水分コントロールといい, それにより湿潤調節を行う.

種類の薬効成分には1種類の基剤しか採用されていないため, 滲出液量の変化に対応することが困難なことも少なくない. そのためブレンドするという発想が生まれた経緯がある. それらのブレンド軟膏で組み合わせる外用剤とその割合については, 基剤の安定性や成分の定量などの試験を実施し, 問題ないことが確認されているものばかりである[2,3]. また採用薬品数に制限があり, すべての褥瘡治療用外用剤を使用することができない場合などにも選択できる点で有用である.

4 創内への薬剤滞留と創固定

4.1 薬剤の創内滞留を維持する創環境の形成

高齢者では加齢変化により皮膚にたるみが生じ, そのたるみは皮膚を移動しやすくする. また, 真皮が欠損した深い創では移動に加えて変形を伴い[4], 創に使用した薬剤は創内摩擦などにより押出され, 創内に保持されない(滞留できない). これを「薬剤滞留障害」という[5]. つまり, 薬剤としての効果は発揮されない状態となり, 褥瘡は改善しない. そのため変形などを回避して薬剤の創内滞留を維持する創環境を形成する必要がある. これは薬剤の効果を引き出すために必要な局所環境であり, 薬物治療に不可欠な条件でもある. 薬物治療を円滑に施行するうえで, 外力の影響を回避して効果を発揮させるために薬剤滞留の維持が必要であり, さらに創固定が不可欠である[6].

4.2 創固定が必要な病態

褥瘡における外力は発症時だけではなく, 治療過程でも影響し続ける. 外力に

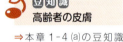
豆知識 高齢者の皮膚
⇒本章 1-4 (a)の豆知識〈p.80〉参照

Column
創面保護と保湿性[1]

　油脂性基剤は滲出液を吸収しないため，滲出液のある創に使用すると水分を多く貯留し，創の悪化を招く．また油分の多い乳剤性基剤（W/O）でも水分の吸収はごくわずかなため，同様な状況を生む．

　このような特性の基剤の場合，皮膚面と褥瘡のような潰瘍面では起こる事象に大きな違いがある．皮膚面では滲出液などはなく，不感蒸泄程度の状態のため油分で皮膚を覆うことで保湿効果が得られる．しかし，潰瘍面では滲出液などの分泌物があるため，油分で覆われた場合は湿潤過剰になりやすい．

　また，保湿性という言葉は湿潤保持と混同されやすいが，起こる事象には大きな違いがある．（皮膚面に対する）保湿性とは皮膚面の乾燥を防ぎ，蒸散を防止することを示すが，一方，（創面での）湿潤保持とは創の滲出液が多い場合には過剰な湿潤状態を基剤が吸水すること，少ない場合には基剤の水分を補水して湿潤保持することを示す．このように目的と起こる事象には違いがある．

吸水性，補水性，保湿性

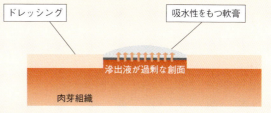

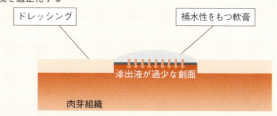

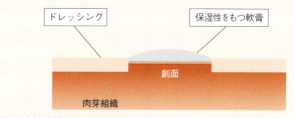

図　基剤特性と湿潤環境

（古田勝経．早くきれいに褥瘡を治す「外用剤」の使い方．照林社；2013．p.23 より）

　創面保護についても同様で，皮膚面では保護効果が期待できるが，潰瘍面では保湿と同様に油分で保護するために滲出液をため込んでしまい，適正な湿潤保持は望めない．

　保湿性・創面保護の特性を有する油脂性基剤や乳剤性基剤（W/O）は油分の多い基剤で，油で被うことで創面を保護するが，創からの滲出液を貯留して浮腫をもたらす．浅い創面を被うことで上皮形成を促すが，滲出液の貯留による浮腫は肉芽形成を阻害する要因となる．したがって，肉芽形成の過程では，保湿性・創面保護を有する油分の多い疎水性基剤は不適切となる．

● 引用文献
1. 古田勝経．褥瘡に用いる外用剤の種類と特徴．薬局 2015；66：2317-2323．

> **Column**
> **薬剤の効果に影響する病態をフィジカルアセスメントする**
>
> 　薬物治療を進める過程では創に絶えず外力などの影響が現れるため，それを評価し外力の影響を減少させる対策が必要となる．薬剤の効果を発揮させる創環境づくりが重要であり，そのための評価項目として以下があげられる．
> 　①骨と創の位置（皮膚の移動に関係する）
> 　②創の形態（外力の方向に関係する）
> 　③残存組織（壊死組織や残存真皮に関係する）
> 　④創縁の性状（外力の方向に関係する）
> 　⑤創面の性状（感染，摩擦，浮腫などに関係する）
> 　⑥肉芽の形態（浮腫や外力に影響する）
> 　⑦ポケット形成（外力の方向に関係する）

よる影響は病態に現れ，治癒を妨げる．それらは創と骨の位置，創の形態，皮膚の移動方向，残存組織，創縁の性状，創面の性状，肉芽の形態，ポケット形成に影響し[7]，薬剤の効果を低下させるため，防止策として創の固定が重要な役割を果たす．創の移動や変形をフィジカルアセスメント（⇒ Column 参照）で確認し，必要時に創固定を行うことで外用剤の効果を引き出し，薬剤滞留を維持できることがわかっている[8,9]．

創固定法[6]

　創固定法には創内固定と創外固定がある（図2）．創やその周囲の移動，変形の程度によって選択する．創内固定にはキチン綿の挿入，創外固定には弾性布製テープを用いたテーピングやレストン®スポンジを用いる．また外用剤を用いることで瘢痕形成が起こり，これが創外固定として薬剤滞留障害を防止するうえで役立つ．

5 展望：薬剤師の介入によるコスト削減と治癒期間の短縮

　褥瘡チーム医療における薬剤師の介入は，医療費や治癒期間の大幅な削減に寄与することが明らかになっている．従来，褥瘡は治らない，治りにくいなどと考えられ，適切な治療が行われにくい状況であった．しかし，在宅褥瘡における外用剤を用いた治療では，外用剤が約60％，創傷被覆材が約30％，その他が約10％と，外用剤による治療が汎用されている．一方で，病態把握や薬剤の選択，使用における適正化が進んでいない状況があり，今後は薬剤師による介入が薬剤の適正使用を推進するうえで避けては通れないと考えられる．薬剤師が介入することでコストは1/2〜1/4へ削減され，治癒期間は1/2〜1/3へ短縮される[10]．

Column
薬剤師が発見した新しい褥瘡治療薬の使用法

褥瘡治療の薬物治療において，著者が考案し確立した壊死組織除去とポケットの改善に関する2つの方法があるので紹介する．

・ヨードホルムガーゼ®を用いた壊死組織除去法

従来，深い褥瘡に残存した壊死組織を清浄化する外用剤はなく，創の清浄化に難渋することが多く，そのために治癒遅延や難治化する事例が後を絶たなかった．しかし，著者は古くから殺菌消毒薬として使用されているヨードホルムが深い褥瘡に残存する腱や靱帯の壊死組織を除去して清浄化する作用を有することを発見し，その作用機序がⅠ型コラーゲンの低分子化であることを明らかにした[1]．

ヨードホルムは包帯材料ヨードホルムガーゼ®として汎用されるが，壊死組織除去の目的で使用することにより短期間の清浄化ですみ，肉芽形成過程へ早期に移行することができるため，湿潤調節による肉芽形成と相まって治癒期間の短縮にも影響している．この"薬剤師が考案した"ヨードホルムガーゼ®を用いた壊死組織除去は，2015年に改訂された日本褥瘡学会の『褥瘡予防・管理ガイドライン』(第4版)に採用された．浅い褥瘡の清浄化では真皮の壊死組織が対象となる．

・トラフェルミンスプレーの効果的な使用法

著者は細胞増殖因子b-FGF製剤トラフェルミンスプレーの効果を有効に活用するための使用法も考案し[2,3]，この方法もガイドラインに収載されている．主薬の肉芽形成作用を有効に利用するもので，薬剤をポケット形成した褥瘡内部へ送り届けるための方法である．キチン綿にトラフェルミンを噴霧し，スプレーが届かないポケット奥へ挿入することで薬剤が再放出されて薬剤の効果を発揮するというものである[3]．トラフェルミンは高価な薬剤なだけに無駄のない使用法が必要であり，この方法では肉芽形成がポケット奥から起こるために治癒が早まる利点がある．キチン綿以外の材料では噴霧した薬剤は吸着され，再放出されないことが確認されている．またヨウ素製剤との併用では失活を避けるために，トラフェルミン噴霧後30秒の間隔をあけて併用する必要がある．

 b-FGF

basic fibroblast growth factor（塩基性線維芽細胞増殖因子）．細胞増殖因子の一つで唯一製剤化されている．線維芽細胞にあるb-FGFの受容体に結合して肉芽形成を促す．結合するまで約30秒要する．ヨウ素の存在により失活するため注意する．結合後であれば，ヨウ素の存在は問題にはならない．壊死組織で覆われた創面に使用しても効果はない．

●引用文献
1. Mizokami F, et al., et al. Iodoform gauze removes necrotic tissue from pressure ulcer wounds by fibrinolytic activity. Biol Pharm Bull 2012；35：1048-1053.
2. 古田勝経. 褥瘡創面からみたベストマッチングな薬物療法. 褥瘡会誌 2011；13：117-122.
3. 古田勝経ほか. ドレッシング材を用いた褥瘡ポケットへのbFGF投与法の検討. 褥瘡会誌 2006；8：177-182.

この点は2015年に改訂された『褥瘡予防・管理ガイドライン』(第4版)においても言及されており，薬剤師の積極的な介入が期待されているだけでなく，薬剤師の臨床での介入を推進するための突破口になる．

（古田勝経）

A. キチン綿による創内固定（インサーション）

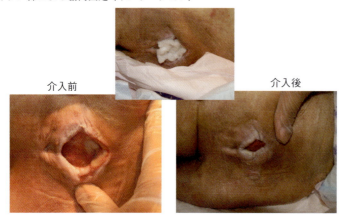

介入前　　　介入後

突出した骨上の創の動きを抑制することが困難で自由自在に変形・移動する創では，キチン綿など滲出液で溶解せず，コシがありしかも柔らかい素材の創傷被覆材を創内に軽く詰め込むことで創の変形を抑制することができ，治癒促進に好影響を与える．

B. レストン®スポンジによる創外固定（アンカー）

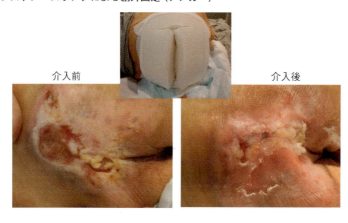

介入前　　　介入後

創および創周囲に骨突出部分があり，その突出部位が圧迫を受けやすかったり，骨突出のために皮膚の移動・変形が起こりやすい状態の場合に創周囲に杭を打つ要領で，スポンジで創の周囲を固定するとともに突出した部分を保護することを同時に行う．

C. テーピングによる創外固定（バンテージ）

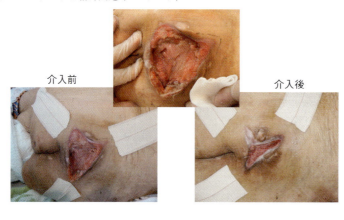

介入前　　　介入後

皮膚のたるみによる創の移動や，変形・ポケット形成を拡大するずれの影響を抑制し，安定した創環境を保持するために行う．このような皮膚の移動や創の変形は一方向，多方向，全周に至る場合などさまざまであるが，特にポケット形成を拡大する方向に対するテーピングは重要になる．

図2 創内固定と創外固定

Topics
褥瘡治療への薬剤師介入による医療費の削減可能性について

　日本褥瘡学会の『褥瘡予防・管理ガイドライン』（第4版）では褥瘡治療への薬剤師介入により医療費が削減される可能性について初めて言及したが，これは研究報告として日本医療・病院管理学会誌に掲載された内容を引用したものである[1]．従来，薬剤師の介入による治癒期間の短縮に基づいて医療費が削減されたという報告は皆無であったが，褥瘡治療への介入は薬剤師の歴史上初の快挙であった．

　褥瘡は臨床における薬剤師業務の拡充とその可能性を秘める重要な領域として実践することが期待されている．著者は，薬剤師の視点に基づいた褥瘡の薬物治療の方法論として，"Furuta Method"を提唱しているが，全国の23施設888例の褥瘡患者を対象にFuruta Methodを採用した場合の褥瘡治療の治癒期間を後ろ向き調査した結果，すべての深さレベルにおいてFuruta Methodにより約1/2程度に短縮し[2]（図），薬剤師の視点が褥瘡治療に大きく影響することが明らかとなった．

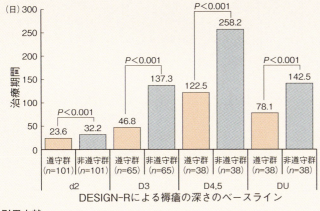

図　Furuta Method遵守による褥瘡の治癒期間比較

(Furuta K, et al. J Pharm Health Care Sci 2015；1：21[2]より)

●引用文献
1. 古田勝経ほか．医師・薬剤師・看護師による褥瘡チーム医療の経済的側面に関する考察．日本医療・病院管理学会誌 2013；50：199-207．
2. Furuta K, et al. Active topical therapy by "Furuta method" for effective pressure ulcer treatment：a retrospective study. J Pharm Health Care Sci 2015；1：21．

●引用文献
1) 日本褥瘡学会．褥瘡予防・管理ガイドライン，第4版．褥瘡会誌2015；7：487-551．http://www.jspu.org/jpn/info/pdf/guideline4.pdf
2) 古田勝経．褥瘡治療薬―外用薬の選び方・使い方．褥瘡会誌 2009；11（2）：92-100．
3) 野田康弘，野原葉子，水野正子ほか．褥瘡保存的治療のためのブレンド軟膏の製剤額の妥当性．褥瘡会誌2004；6（4）：593-598．
4) Mizokami F, et al. Definitions of the physical properties of pressure ulcers and characterisation of their regional variance. Int Wound J 2013；10：606-611．
5) 古田勝経．褥瘡の病態評価と薬物療法における薬剤師参加の意義．日本緩和医療薬学雑誌 2013；6：75-82．
6) 古田勝経．早くきれいに褥瘡を治す「外用剤」の使い方．照林社；2013．p.29-33．
7) 古田勝経．褥瘡の病態評価と薬物療法―薬剤師の視点を活かす．じほう；2012．p.32-38．
8) 上掲．p.30-61．
9) 古田勝経．外用薬で治す褥瘡の薬物療法．褥瘡会誌2016；18（2）：82-86．
10) 古田勝経ほか．医師・薬剤師・看護師による褥瘡チーム医療の経済的側面に関する考察．日本医療・病院管理学会誌 2013；50：199-207．

1-5 移植チーム

Summary

- 腎移植患者では，拒絶反応予防のための免疫抑制療法が開始される．薬剤師は，腎移植患者に対して服薬指導を実施し，患者が服薬意義を理解できるよう免疫抑制薬のアドヒアランスの向上，維持に努める必要がある．
- 腎移植における免疫抑制療法は，カルシニューリン阻害薬，代謝拮抗薬，ステロイド薬などを組み合わせて服用する．そのため免疫抑制薬の服用後は，副作用として日和見感染症や腎毒性，嘔吐，骨粗鬆症の頻度が高まる．これらの予防・治療について患者に説明したうえで薬物治療を継続していただくことも重要な任務である．
- 腎移植を担当する医師は，手術，診察など多忙な日常業務に追われており，そのためチーム医療の構築が必要不可欠である．最近では，移植を専門とするレシピエント移植コーディネーターが薬剤師，看護師などの職種から構成され，チーム医療として活動を行う施設が増えている．

Keywords▶ 腎移植，免疫抑制療法，拒絶反応，日和見感染症，服薬指導，アドヒアランス，レシピエント移植コーディネーター

1 はじめに

移植チームは，医師，薬剤師，看護師をはじめ，さまざまな職種により構成されている．チーム医療における薬剤師の主な役割としては，服薬指導，血中濃度モニタリングや臨床試験として感受性試験などがある．

本項では腎移植を取り上げ，移植チームに必要な知識として，免疫抑制薬の歴史や副作用，チーム医療での薬剤師の具体的役割などについて述べる．

2 腎移植の歴史と免疫抑制薬の開発

臓器移植の歴史は，1902年にウルマン（Ullmann E）がイヌの腎移植（renal transplantation）実験を開始したことから始まる．しかしながら，移植後の拒絶反応（rejection）により，直ちに臨床応用されるまでには至らなかった．世界で初めて臨床で腎移植が実施されたのは，1954年にマレー（Murray J）らによる一卵性双生児間の移植に始まる．この例では免疫学的な拒絶反応が発生しないため，長期にわたり移植腎が生着した．

このような経緯から，臨床では，拒絶反応を未然に予防できる強力な免疫抑制薬（immunosupressive agent）が渇望されていた．1979年にカーン（Calne R）

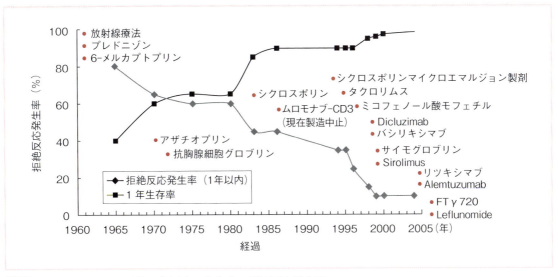

図1 免疫抑制薬と腎移植後1年以内の生存率，拒絶反応発生率
(Zand MS. Immunosuppression and immune monitoring after renal transplantation. Semin Dial 2005；18：512[1]）より）
1965〜2005年までに開発された新規の免疫抑制薬と腎移植後1年以内の生存率，拒絶反応発生率の関連を示している．欧文表記のものは，日本では積極的に利用されていないことを示す．

らがシクロスポリンを臨床応用させた後，腎移植の成績は大きく向上した．その後タクロリムスをはじめさまざまな免疫抑制薬が開発されるたびに移植成績は向上し，現在に至っている（図1）[1]．腎移植の歴史は，免疫抑制薬開発の歴史であるといっても過言ではない．

3 免疫抑制薬の副作用

現在では，急性拒絶反応の予防のためにカルシニューリン阻害薬，バシリキシマブ，代謝拮抗薬，ステロイド薬などを組み合わせ，多剤併用療法として開始される（図2）[2]．これらの免疫抑制薬は，拒絶反応発生率を大きく減少させる代わりに副作用として腎毒性，悪心，嘔吐，骨粗鬆症に加え過剰免疫抑制によるサイトメガロウイルス感染症をはじめとした日和見感染症が問題となっている．拒絶反応を予防しながら副作用を可能な限り回避するためには，原因薬剤を探り，担当医に処方変更を促すことや，患者が副作用発生により自己中止してしまうことを未然に防ぐための対策についても配慮が必要である．日和見感染症，とくにサイトメガロウイルス感染症には，ガンシクロビルや内服可能なバルガンシクロビルが使用され，治療に大きく貢献している．

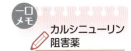

一口メモ　カルシニューリン阻害薬

タクロリムス，シクロスポリンがある．インターロイキン2の生成を抑制することにより，移植後の拒絶反応を予防する免疫抑制薬である．

豆知識　日和見感染症

健常者には感染症を起こさない弱い細菌やウイルスなどの病原体が原因で発症する感染症をさす．

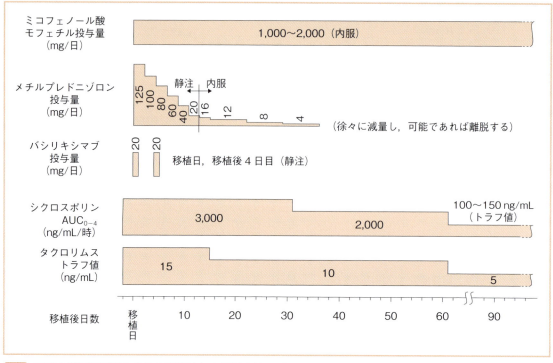

図2 新潟大学医歯学総合病院の腎移植免疫抑制療法のプロトコール
(杉山健太郎ほか．腎移植患者に対する薬剤師業務—免疫抑制薬の感受性試験と服薬指導．Organ Biology 2011；18：47-51[2])
より一部改変)
腎移植患者は免疫抑制薬を長期間服用する．免疫抑制薬の投与は，移植日数等により異なる．

4 移植チームにおける薬剤師の役割

4.1 患者への服薬指導

　腎移植では，前述したとおり移植手術に加え，急性拒絶反応の予防のために開始される免疫抑制療法が必要不可欠である．腎移植患者に対する薬剤師の役割として服薬指導がある．具体的な服薬指導における事項として，免疫抑制療法の意義，服薬状況の確認，アドヒアランス向上・維持，感染症の予防や抗ウイルス薬の説明，患者の服薬に対するメンタルマネジメントなどがある．

4.2 血中濃度モニタリングによる投与量の設定，処方設計の提案，副作用のモニタリング

　腎移植患者に対する薬剤師活動は，服薬指導に加え，血中濃度モニタリングを行いカルシニューリン阻害薬の血中濃度が治療域となるように投与量を調整することがあげられる．しかしながら血中濃度が治療域であったとしても拒絶反応が発生することもある．したがって血中濃度モニタリングに加え，免疫抑制薬の薬効を評価することを目的にした免疫抑制薬の感受性試験（以下，感受性試験）も

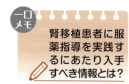

腎移植患者に服薬指導を実践するにあたり入手すべき情報とは？

当然のことであるが，腎移植患者ごとに，原疾患はもとより，年齢，職業，服薬意義の理解度，病院までの通院時間，通院方法，患者の家族構成などに大きな違いがある．患者情報はカンファレンスなどで確認し，理解したうえで服薬指導に臨み，服薬しやすい環境を整えることも重要な薬剤師の任務といえよう．

> **Column**
> ### 感受性試験などの臨床研究を行うための課題とは？
>
> 　感受性試験は現在，臨床研究として行われる．腎移植患者から血液を採取して感受性を測定するが，その際に以下のようないくつかの解決すべき課題がある．
> ①担当医との連携が構築されているか？
> ②研究施設ごとに倫理審査委員会の承認が得られているか？
> ③患者や患者家族に対して担当医がインフォームドコンセントを取得し，用紙が保存されているか？
> ④将来的に医学的な貢献が予想されているか？

実施することが望まれる．前述したように，腎移植における免疫抑制療法は，拒絶反応の予防に貢献するものの副作用の頻度は依然として高い．これらの副作用のモニタリングを注視して早期発見，治療に貢献することも臨床薬剤師の重要な任務といえよう．

5 免疫抑制薬の感受性試験における臨床的な意義

　感受性試験は，腎移植患者の末梢血単核細胞を用いて免疫抑制薬の薬効を測定し，薬剤選択や拒絶反応の予防のために実施する．具体的には，ステロイド感受性，タクロリムス感受性，ミコフェノール酸モフェチル感受性などを測定する．

ステロイド感受性

　著者らは，プレドニゾロン感受性は1万倍の個人差があるのに対して，メチルプレドニゾロン感受性はほとんど個人差がみられないことを主張した[3]．

タクロリムス感受性

　著者らは，タクロリムス低感受性と判定された患者群は拒絶反応の発生率が有意に高いと判定した[4]．

ミコフェノール酸モフェチル感受性

　さらに著者らは，ミコフェノール酸モフェチルの親化合物であるミコフェノール酸感受性はアザチオプリンに比べ感受性に個人差が少なく，またミゾリビンに対しても力価が高いことを報告した[5]．

　このように感受性試験は，腎移植患者の薬効予測に貢献することが可能である．したがって，薬剤師が血中濃度モニタリングと併せて感受性試験を行うことにより，テーラーメイド医療にも貢献が可能であるといえる．

6 レシピエント移植コーディネーターとしての役割

　近年，チーム医療の必要性が叫ばれて久しい．特に腎移植を担当する医師は，手術，診察など，多忙な日常業務に追われている．そのため医師，薬剤師，看護師，移植コーディネーターなどから構成されるチーム医療の構築が必要不可欠である．

　著者は，前勤務先である新潟大学医歯学総合病院においてレシピエント移植コーディネーターとして薬剤師活動を行った．レシピエント移植コーディネーターは，ドナー移植コーディネーターと異なり腎移植患者を対象に薬剤師活動を行う．薬剤師のレシピエント移植コーディネーターは，腎移植患者やその家族に対して免疫抑制療法の意義を伝えたうえでさまざまな視点から薬物治療を支援する．前述したように腎移植患者では，長期間にわたる免疫抑制療法のストレスや悪心，嘔吐などの副作用から免疫抑制療法を中断した結果，移植腎の廃絶に追い込まれ，透析導入に至らざるをえない症例も少なからず存在する．そのため薬剤師のレシピエント移植コーディネーターには，チーム医療にかかわる多くのスタッフの調整役として機能する一方で，移植腎患者と接する機会が多いことから，患者の立場に立った姿勢が求められる．服薬意義について患者に問題点や悩みがあれば，面談のうえ患者が服薬をしやすい環境を整える．場合によっては，医師，看護師とも連携を取り，患者にとって最適な薬物療法を提案することもレシピエント移植コーディネーターである薬剤師の使命であると考える．

〔杉山健太郎〕

●引用文献

1) Zand MS. Immunosuppression and immune monitoring after renal transplantation. Semin Dial 2005；18：511-519.
2) 杉山健太郎ほか．腎移植患者に対する薬剤師業務―免疫抑制薬の感受性試験と服薬指導．Organ Biology 2011；18：47-51.
3) Hirano T, et al. Clinical significance of glucocorticoid pharmacodynamics assessed by antilymphocyte action in kidney transplantation. Marked difference between prednisolone and methylprednisolone. Transplantation 1994；57：1341-1348.
4) Sugiyama K, et al. Comparative study of the cellular pharmacodynamics of tacrolimus in renal transplant recipients treated with and without basiliximab. Cell Transplant 2012；21：565-570.
5) Sugiyama K, et al. Immunosuppressive efficacy of mycophenolate mofetil when compared with azathioprine and mizoribine against peripheral lymphocytes from renal transplant recipients. Transpl Int 2005；18：590-595.

① 病院における各種医療チーム

1-6 救急チーム

Summary
- 厚生労働省は薬剤師に対し，チーム医療によって高度医療推進を図るとともに，その質の担保と医療安全という大きな課題を提起している．さらに日本学術会議薬学委員会専門薬剤師分科会では専門薬剤師の社会的役割について，医療の質の確保と社会への貢献を提言しているが，救急医療の現場こそ薬剤師が率先してチームに参入すべきである．
- 今後，薬剤師は救急現場に立つことを通じて協働医療活動を行うことが薬剤師の専門性拡大と医療水準の向上に寄与できることを示していく必要がある．救急チームでの薬剤師の役割について積極的に打ち出していくことが重要である．
- 救急・集中治療領域で，薬剤師が薬物治療にかかわる専門性を追求するためには，まずはジェネラリストであることが重要である．さらにチームの一員として貢献するためには「薬剤師だからできること」に加え，「薬剤師でもできること」を実践することが求められる．

Keywords ▶ 救急システム，救急チーム，病棟薬剤業務実施加算2，ショック，AMPLE

1 救急チームにおける薬剤師の必要性

　救急時や災害時の医療現場における薬剤師の必要性に注目が集まっている．これまで薬剤師は人の生死にかかわる場に直接携わってこなかった．チーム医療が重要視される昨今，薬剤師による後方支援はますます重要となるであろう．

　救急集中治療領域における薬剤師の役割として，2008年（平成20年）4月から「薬剤管理指導料1」が設定され，2016年（平成28年）度の診療報酬改定によって「病棟薬剤業務実施加算2」が新設され，救命救急入院料，特定集中治療室管理料，脳卒中ケアユニット入院医療管理料，小児特定集中治療室管理料，新生児特定集中治療室管理料又は総合周産期特定集中治療室管理料を算定する治療室において，「病棟薬剤業務実施加算1」と同様の病棟薬剤業務を実施していることを条件に病棟業務として算定ができるようになっている．これは，救命救急センターやICUなどに入院中で意識のない患者に対しても，薬学的管理を実施していれば算定可能であることを示している．このことから，全国的に薬剤師が救命救急に従事する割合は徐々に高くなってきており，また，救急チームに薬剤師は欠かせないと考える救急専門医も増えてきている．

　救急医療が求められるケースとしては，身体的，精神的，社会的な背景が原因で発症する疾患のみならず，予期せぬ地震や洪水，火山の噴火などの自然災害や

表1 主な救急病態

心肺停止，呼吸停止，意識障害，高エネルギー外傷，広範囲熱傷，急性中毒（医薬品，農薬，有毒ガス），窒息，溺水，熱中症や低体温症，気道異物，消化管異物，刺咬傷，重症感染症（敗血症性ショックなど），災害による被災者への対応，その他のショック患者

表2 一次・二次・三次救急医療

一次救急医療機関	・入院の必要がなく，時間外外来で対処できて帰宅可能な患者に対応する医療機関 ・主に，内科・外科・小児科を診療科目とし，夜間休日に診察を行う当番病院・診療所などがある（休日歯科診療所，休日夜間急患センター，小児初期救急センター）
二次救急医療機関	・入院治療を必要とする患者に対応する医療機関 ・内科・外科・小児科・脳外科などを診療科とし，交通外傷，肺炎，脳梗塞などに対応できる中規模救急病院（小児救急医療支援事業，小児救急医療拠点病院，周産期母子医療センター）
三次救急医療機関	・ICU（集中治療室）で加療する必要がある患者に対し，二次救急医療では対応できない，とくに高度な処置が必要な患者へ対応できる救急専門医が常駐する医療機関 ・主な対象疾患は心筋梗塞，脳梗塞，多発外傷，重症熱傷，薬物中毒など（救命救急センター，高度救命救急センター，周産期母子医療センター）

航空機事故，自動車事故，さらにはテロリズムなどの人的災害などがあり，救命救急さらには大規模災害時における薬剤師の役割は重要性を増している．

語句 大規模災害時における薬剤師の役割

⇒4章「4 災害時の薬剤師の役割」〈p.288〉参照．

2 日本の救急システム

救急現場では，表1のような重篤なショック状態の患者を受け入れ，救急専門医が救命治療を行い，看護師が患者ケアを行うシステムが一般的である．

日本の救急システムでは，受け入れる患者の疾患から医療機関の分類がなされており，救急外来であればどのような疾患の患者でも受け入れてくれる，というわけではない（表2）．

救急医療の特徴として，24時間老若男女を問わず，軽症から心停止までの幅広い重症度のあらゆる救急患者に，短時間での応急処置が必須である．そのため，それぞれの分野の専門家による迅速な対応が可能なチーム医療が求められる．

3 救急チームにおける薬剤師

3.1 救急チームの構成

救急チームの構成は病院規模や救急体制によってさまざまである．三次救急医療機関では，救急専門医をはじめ各診療科医師，看護師，薬剤師，臨床工学技士

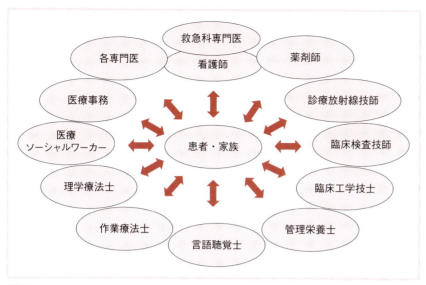

図1 救急チームの構成

などの多職種がチームコラボレーションを推進する（図1）．薬剤師は薬学専門知識を最大限に提供しながら，救急医療に特化した薬物治療のアプローチや副作用情報の提供を行い，医薬品情報の共有化を目指す．そこでは，特に生命の尊厳，医療倫理，安全管理の意識改革，医療人としてふさわしい態度を持ち合わせた幅広い知識が必要となる．

3.2 薬剤師の具体的な活動内容

病棟では毎朝診療前のカンファレンスに参加し，適切な薬物療法の情報提供，副作用の確認，医薬品の管理・安定供給，救急外来患者の薬歴・持参薬チェックなどを行う．

救急外来では消防本部（地域によっては直接救急隊）からのホットラインが鳴った瞬間に緊張が走る．薬剤師は，医師とともに電話のそばに近寄り，患者の状態を確認し，救急車（ヘリコプター）を迎え入れ，医師が緊急処置に入ると同時に患者の既往歴や服薬歴などの secondary survey を行い（表3），時と場合によっては心肺停止患者の胸骨圧迫を行うこともある．このように救急医療では薬剤師も救命の最前線に出ていくことがある．

表3 secondary survey で重要な AMPLE

A：Allergy　　アレルギー歴
M：Medications　　服薬歴
P：Past history and Pregnancy　　既往歴・妊娠の有無
L：Last meal　　最終の食事
E：Events and Environment relating to injury　　受傷機転や受傷現場の状況

薬剤師の目線で医師・看護師が次に行おうとしていることを感じ取り，チームで処置がスムーズに行える環境を整えることも必要となる．使用する医薬品に取り違えがないか，その数量は適正か否かをも確認し，医師が知りたい医薬品情報をタイムリーに提供することも求められる．このように救命救急ではチーム医療の原点を垣間見ることができる．

3.3 薬剤師が心得ておくべき救急医療の特徴

薬剤師がチームの一員として認識しなければならない救急医療の特徴を次にあげる．

① 救急疾患患者は，全員が緊急入院を余儀なくされた患者である．
② 多くの患者が入院時から意識レベルが低下している，または治療のため鎮静や気管挿管が施されている．
③ 搬送時に患者の既往歴・服薬歴などが不明であり，身元や年齢が不詳なこともある．
④ 入院患者の多くは，病態や治療上の処置により経口摂取が困難であり，薬物投与や栄養管理を注射剤により行われていることが多い．
⑤ 薬物治療ではカテコールアミン類などの注射剤が多用され，しかも十分量での投薬を行う必要があるため，有害事象をきたすことを予測しなければならない．
⑥ 多くの医療機器が使用されており，容態の変化が激しいことに加え患者との会話が困難であることから，どのように薬剤管理指導業務を行えばよいか考える必要がある．

3.4 救急チームにおける薬剤師の役割

薬剤師は救急チームの一員として，患者が早期に改善し，安全に安心して治療が行われるよう医薬品を提供し，薬物治療に対応することが求められている．そこから薬剤師の役割は，①医薬品管理，②医薬品情報収集とその提供，③患者への薬学的管理の3つに分けて考えることができる．

医薬品の管理

救急での医薬品管理では，毎日24時間常に患者が搬送され，病態も刻一刻を争うため，患者の治療に支障をきたさない医薬品の備蓄と品質管理を行う必要がある．特に薬毒物中毒患者の治療を行う救命救急センターでは，特異的拮抗薬の管理が重要となる．さらに，多種多様な薬剤が使用されるため，誤投与などの防止のための医療安全上の注意・工夫も必要となる．

医薬品情報の収集と医療スタッフへの情報提供

救急患者は容態変化が激しく重篤な症状を呈するため，薬剤師はカンファレン

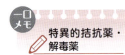

特異的拮抗薬・解毒薬

救急外来では，緊急搬送されてくる中毒患者のために，特異的拮抗薬・解毒薬を配置していることが多い．例をあげると，自殺企図で大量服用したベンゾジアゼピン系薬剤に対してはフルマゼニル，農薬服用による有機リン中毒であればプラリドキシムヨウ化メチルや硫酸アトロピン，シアン化合物に対してはチオ硫酸ナトリウム，ヒドロキソコバラミン，亜硝酸アミルなど．これらは，薬剤師が使用期限も含めて在庫管理を行わなければならない．

スに参加し，容態に即した治療内容を把握する必要がある．カンファレンスでは患者の治療方針，薬物治療，栄養管理，検査，リハビリテーションなどについて協議し，医療スタッフが共通認識をもって治療に参加し，薬剤師も自分たちが得た患者情報や医薬品情報について，この場で医療スタッフに伝え，薬物投与設計の提案などを行う．特にTDM (therapeutic drug monitoring；治療薬物モニタリング) については，医師，看護師の理解を得られることは重要である．また，看護師から患者ケアに関する情報を得ることで，バイタルサイン，栄養状態，嚥下の状態，ADL (activities of daily living；日常生活動作) などの情報も得られ，医療情報の共有が可能となる．

患者への薬学的管理

患者に対する薬剤師の直接的な役割は，薬物治療の効果と副作用の確認，病態

> **一口メモ　バイタルサイン**
>
> 救急・集中治療患者の状態の急変などに常に対応するために，生命徴候である血圧，脈拍，体温，呼吸数，意識レベル，尿量などを24時間モニターしている．薬剤師は薬の反応性や副作用をチェックするためにもバイタルサインを確認する．

Column

災害支援チームにおける薬剤師の任務

救急チームは時として，大規模災害が発生したときには災害支援チーム (災害救護班) になる場合がある．この場合もチーム内では，各職種が協力して救命活動に従事することとなる．また，災害拠点病院であれば，DMAT (Disaster Medical Assistance Team；災害派遣医療チーム) として被災地に派遣されることがある．災害医療における薬剤師の役割には，発災後の時間経過と活動場所によってさまざまなパターンがあるが，大きく以下のような任務がある．

1. 医薬品集積所：医薬品の管理，供給，発注・連絡
2. 保健所など：医薬品の取り寄せ・供給，仕分け，保管・管理，撤退医療チームの残薬整理
3. 救護所・救護センター：医療チームへの参画 (情報収集，チーム内への情報提供，調剤，服薬指導)，避難所への巡回，医療機関との連携
4. 避難所：被災者への医薬品供給，公衆衛生活動，地域住民の健康相談，メンタルケア
5. 病院支援，その他の活動：他施設との連携，医薬品管理，医療チームへの参画・連携，調剤，服薬指導

いずれの場合であっても，災害医療の鉄則である「CSCA」に則りチーム活動を行うことが重要である．調剤や薬事衛生活動以外に，被災者および医薬品の薬学的トリアージと医薬品・衛生材料の安定供給を行うことが薬剤師のミッションである．

C :	Command & Control	指揮命令系統に従う
S :	Safety	安全 (自らの安全・現場の安全・生存者の安全)
C :	Communication	適切な通信手段で綿密な情報伝達を行う
A :	Assessment	被災地の状況評価を行い次の行動へ

に応じた投与法の提案,重複処方・薬物相互作用の確認,TDM,注射剤配合変化情報,薬毒物中毒症例に対する情報提供などがある.

多くの患者は生命危機に直面しており,すみやかな薬物治療の開始と短期間での効果発現が望まれるため,治療初期には十分量を投与する必要があり,かつ副作用のモニタリングや体内動態の変化に応じた投与量の提案を行う.多種多様な注射剤が使用されるため,投与量や投与速度には十分な注意が必要であり,特に多くの症例で投与されるカリウム製剤やカテコールアミン類の投与には注意が必要である.水分制限されている症例もあるため,カリウム製剤や血管痛を生じる薬剤の場合には,患者の状態に応じた投与方法を考慮しなければならない.

さらに副作用が生じる可能性もあるため,起こりうる副作用の症状について,担当看護師に伝えて連携を図ることで副作用を早期に発見できる.

救急では持続的血液濾過透析(continuous hemodiafiltration:CHDF)が実施される症例も多く存在し,薬剤師もその状況と情報を迅速に収集し,透析による薬剤の除去率と病態とを併せて投与設計の提案をする必要がある.

病態が変化している状況では,薬剤の投与量のみならず,病態に合わせた投与経路・剤形選択に対し薬剤師からの提案も適宜行う.経管投与が可能となれば徐々に注射剤から内服剤(液剤,散剤など)に変更が可能となり,経口摂取が可能となれば錠剤や徐放製剤の投与も提案できる.

また,検査値の変化から漫然と薬が投与されていないかを確認し,医師とのコンセンサスを得られるように働きかけることも重要である.

このように,救急チームで薬剤師が薬学的視点をもってチーム医療に参入し,個々の患者の薬学的管理を行うことにより医師・看護師は治療に専念することができ,それにより医療事故を未然に防止して患者の容態をより改善することが期待できる.

4 まとめ

救急医療をとりまく環境は年々変化しており,重症患者の救命率の向上と社会復帰への支援体制を強化するためにはチーム医療は欠かせない.薬剤師は医師や看護師のみならず,社会福祉士(ソーシャルワーカー),理学療法士,作業療法士,時には移植コーディネーターとの連携が必要となることもある.救急の現場は消えゆく命をつなぐというミッションがある一方で,生命倫理の議論が絶えずなされるところである.たとえば,家族からの治療継続拒否(do not attempt resuscitation:DNAR)事例なども珍しくない.この場合,中止すべき薬物治療あるいは中止してはならない処方についてチーム内で徹底的に議論しなくてはならない.このように,救急チームは人の生死に最も頻繁に遭遇する医療現場であり,薬剤師も大きな責任を認識しなければならない.

〔名倉弘哲〕

① 病院における各種医療チーム

1-7 医師との協働：プロトコールに基づく薬物治療管理（PBPM）

Summary

- 医療の質向上や効率化を目的に，病院薬剤師が新たなチーム医療を実践し始めている．その大きな契機となったのが，医政発 0430 第 1 号「医療スタッフの協働・連携によるチーム医療の推進について」であり，薬剤師を積極的に活用することが可能な業務として「薬剤の種類，投与量，投与方法，投与期間等の変更や検査のオーダについて，医師・薬剤師等により事前に作成・合意されたプロトコールに基づき，専門的知見の活用を通じて，医師等と協働して実施すること」と記載されている．
- 日本医療薬学会は，プロトコールに基づく薬物治療管理（PBPM）導入マニュアルを公表し，①課題の抽出，②プロトコールの作成，③プロトコール合意・承認と周知，④担当する薬剤師および医療スタッフの資格の確認，⑤ PBPM の実施，⑥ PBPM の実施による評価，⑦プロトコールの改訂，といったプロセスに基づいて実践することを推奨している[1]．

Keywords ▶ collaborative drug therapy management（CDTM），プロトコール，プロトコールに基づく薬物治療管理（protocol based pharmacotherapy management：PBPM），チーム医療，薬物治療管理

1 プロトコールに基づく薬物治療管理（PBPM）導入の経緯

チーム医療の重要性が唱えられて久しいが，その中での薬剤師の役割・機能として，日本学術会議からは 2014 年（平成 26 年）に「薬剤師の職能将来像と社会貢献」と題した提言の中で，薬剤師がチーム医療を基盤として薬物治療の適正化や安全管理へ貢献する必要性が示されている．また，2010 年（平成 22 年）4 月 30 日厚生労働省医政局長通知（医政発 0430 第 1 号）「医療スタッフの協働・連携によるチーム医療の推進について」においては，薬剤師を積極的に活用することが可能な業務として「薬剤の種類，投与量，投与方法，投与期間等の変更や検査のオーダについて，医師・薬剤師等により事前に作成・合意されたプロトコールに基づき，専門的知見の活用を通じて，医師等と協働して実施すること」と記載された．

これを受け，医療の質向上や効率化を目的に，病院薬剤師が新たなチーム医療を実践している．

2 PBPM導入の流れ

日本医療薬学会は，プロトコールに基づく薬物治療管理（protocol based pharmacotherapy management：PBPM）導入マニュアルを公表し，以下のプロセスに基づいて実践することを推奨している．PBPMは一つの病院内で実施される場合に加えて，地域医療において複数の病院，薬局間で実施される場合がある．図1に病院におけるPBPMのフローチャートを示す[1]．

2.1 課題の抽出

臨床上存在する課題解決の手段の一つがPBPMである．

課題の抽出にあたっては，治療の質や安全性を向上できる可能性，非効率的な手続き，不十分な介入状況を改善できる余地，実際に発生した患者ケアにおける問題などを考慮する．

また課題の抽出の際，医療の質の視点（治療効果，合併症減少，医療安全の向上，インシデントの減少），患者の視点（治療に関するアドヒアランスの向上，患者満足度の向上，早期社会復帰），医療スタッフの視点（労働生産性の向上，負担軽減，スタッフ満足度の向上），経済的視点（労働効率の向上，増収，コスト削減）などから抽出することが有用である．

2.2 プロトコールの作成

課題の解決策の一つとして，PBPMの実施についての合意を経て，プロトコールの作成を行う．まず，治療や検査の標準的な経過や予定をスケジュールにまとめた診療計画フローを策定する．次に，各ステップに合わせて医師や薬剤師，看護師，その他医療スタッフの介入タイミングと役割を決定することでプロトコールを作成できる．

2.3 プロトコール合意・承認と周知

プロトコールが作成されたら，関連する医療スタッフや施設内もしくは施設間の合意と承認が必要である．プロトコールはマニュアル化するなどして関係者に周知するとともに適宜，最新のものを確認できるように管理することが望ましい．

2.4 担当する薬剤師および医療スタッフの資格の確認

PBPMを担当する薬剤師，その他医療スタッフのコンピテンス（competence；能力，適性）を確認しておく．各職種の有する一般的な知識や技能で実行可能なプロトコールは，各々の免許資格で十分と考えられる．一方，特殊な技能や専門的な知識が必要な場合は，研修受講や専門性の証明を必須とする場合もある．

語句 コンピテンス

求められる課題や職務において，効果的または優れた成果の原因となる個人の行動様式や特性．医療従事者では知識，技術，態度や，動機，自己概念・自己イメージ，思考パターンなど，人の特性やパーソナリティーを包括した概念としてとらえることもある．

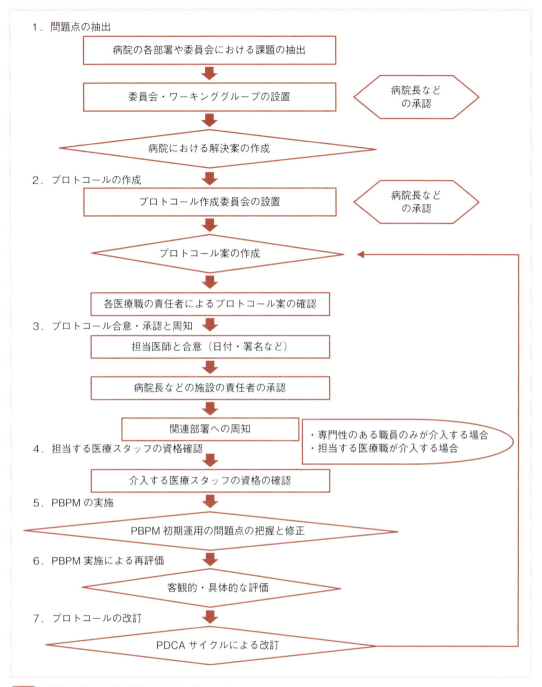

図1 病院における PBPM のフローチャート
(日本医療薬学会. プロトコールに基づく薬物治療管理〈PBPM〉導入マニュアル. Ver.1. 平成28年3月26日[1]より)
1. 問題点の抽出, 2. プロトコールの作成, 3. プロトコール合意・承認と周知, 4. 担当する医療スタッフの資格確認, 5. PBPM の実施, 6. PBPM の実施による再評価, 7. プロトコールの改訂, といったプロセスを踏んで PBPM を実施することが推奨されている.

2.5 PBPMの実施

実施には十分な準備と周知が必要である．医師，薬剤師，看護師，その他の医療スタッフが連携し協働する場合，各々の役割を互いに熟知しカバーし合えることが理想的である．また，初期の問題点を早期に把握することで，実施運用を円滑に進めることができる．

2.6 PBPM実施による評価

PBPMを運用して一定期間後，介入の有用性を客観的・具体的に評価する必要がある．評価は，患者の薬物治療やQuality of Life（QOL）の改善の観点，医師の負担軽減の観点，医療経済的な観点など，多項目の評価を行うことを配慮する．評価を行う時期や項目・評価方法をあらかじめプロトコールに定めておくことも有用である．課題の抽出の際に考慮した，医療の質の視点，患者の視点，医療スタッフの視点，経済的視点からアウトカムの定量的な測定も考慮する．

2.7 プロトコールの改訂

PBPMを定期的に再評価し，手順や実施内容の改善を目的としたプロトコールの改訂を計画する．PDCAサイクルをまわし，常により良いプロトコールに改訂していくことが望ましい．

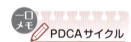

PDCAサイクル
業務マネジメントの方法論．Plan（計画）→ Do（実行）→ Check（評価）→ Act（改善）の4段階の一連のサイクルにより改善につなげる．

3 PBPMの実践例

前述のPBPMの導入の流れについて理解を深めるために，神戸市立医療センター中央市民病院で医師と薬剤師が協働・連携して作成したプロトコールに基づくストレス潰瘍予防の実践と，アウトカムを評価した例を示す[2]．

3.1 課題の抽出

ストレス潰瘍による消化管出血は，集中治療室（intensive care unit：ICU）のような特殊環境で生じることがしばしば問題となる．消化管出血が起こると，ICUにおける死亡率は著しく上昇することが知られている．しかしながら，その予防方法はガイドラインなどでも定められておらず，各医師の判断で予防薬投与の有無や方法を決定していたのが現状であり，投薬が行われていなかったために，消化管出血を引き起こした例も散見された．そこで，救急部に併設するICUに常駐する薬剤師が医師と相談し，ストレス潰瘍予防投薬プロトコールを作成した．

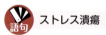

ストレス潰瘍
ストレスにより引き起こされる迷走神経の興奮などにより，胃酸やペプシンなどの攻撃因子が過剰分泌され，胃粘膜表面の粘液や血流の減少など防御因子が低下することで起こる潰瘍．日常生活のストレスのみならず集中治療室など特殊な環境のもとでも問題となる．

3.2 プロトコールの作成

まず，ICU担当薬剤師がドラフト版を作成した．その際，文献や医薬品添付

文書，薬学的視点に基づき，効果，安全性，投与の利便性（煩雑な投与方法や誤りやすい投与方法の回避），費用を考慮して，投与薬物や投与方法を決定した．そのドラフト版に対し，ICU担当医の意見を取り入れ，2012年12月にプロトコールが完成した．2013年1月から運用を開始している．なお，本プロトコールの運用およびプロトコール導入前後における診療情報の調査は，院内の臨床研究倫理審査委員会にて承認を受けている．

3.3 薬剤師が実施する業務内容とその範囲

ICUでは，平日は連日，患者ごとに治療方針について議論を行う多職種回診が実施されており，薬剤師も参加している．常駐する担当の薬剤師は，カルテのみならず，回診や病棟で実際に患者を診ることにより，入室中の患者の状態と，医師によるストレス潰瘍予防薬の投薬状況を確認する．

その際，プロトコールに沿っていない投薬が行われている場合やプロトコールに示した投薬の条件（投薬の必要性）に合致していない場合，またストレス潰瘍予防薬が被疑薬となりうる副作用が起こっている場合などに，医師へストレス潰瘍予防薬の投薬開始・中止・変更を提案する．

3.4 医療スタッフの視点

プロトコールには，投与薬物や投与量，投与時の注意点など，できる限りの情報を1枚の紙に記載するとともに，副作用などにより投薬が継続できなくなった際の対応策についてもフローチャートで明記した．これにより，緊急を要する集中治療領域において投薬の有無や方法を速やかに判断できるようになり，医療スタッフの負担軽減につながったと考えられる．また，医師・薬剤師双方の合意の下に行われた取り組みであることから，薬剤師から医師への投薬の必要性や副作用などに関する提案が容易となった．

3.5 治療上のアウトカム

プロトコールを導入し，医師と薬剤師がそれぞれの視点からICUにおける診療に携わることにより，必要な患者に必要な薬剤が確実に投薬されるようになった．ICU死亡者数や滞在日数は変わらなかったが，臨床的に意義のある出血の頻度を減少させることができた（**表1**）[2]．

プロトコール導入前に消化管出血が起こった患者では，投薬の条件に合致しているにもかかわらず無投薬のケースや，副作用により投薬が中断されていたケースなどが散見されたが，当該業務実施後にはみられなくなった．

さらに，必要最低限の投薬が確実に行われるようになったことで，消化管出血の頻度が減少したことにより，原疾患以外の病態による死亡率の低下やICU滞在日数の短縮などが期待できる．

表1 ストレス潰瘍予防薬投与基準プロトコール導入によるPBPMの効果

	導入前 (n=211) 2012.1-12	導入後 (n=238) 2013.1-12	P値
ストレス潰瘍予防薬投薬状況			
投薬患者数	168 (79.6%)	201 (84.5%)	
投薬日数*	3 [0-36]	2.5 [0-46]	
入室中投薬にかかる費用*（円）	538 [0-10,198]	536 [0-8,404]	
治療効果			
臨床的に意義のある出血	9 (4.3%)	2 (0.8%)	< 0.05
ICU死亡者数	19 (9.0%)	22 (9.2%)	
ICU滞在日数*	5.0 [2-59]	4.0 [2-49]	

*：中央値［最小値 − 最大値］
（Ikemura M, et al. Reduction in gastrointestinal bleeding by development and implementation of a protocol for stress ulcer prophylaxis：a before-after study. J Pharm Heal Care Sci 2015；1：33[2]）より）
プロトコールに基づく薬物治療管理（PBPM）の実施により，入院中の投薬にかかる費用に差はなく，臨床的に意義のある出血の頻度を減少させた．

3.6 課題と注意点

　プロトコール運用開始後早期に，運用上の問題点が散見されたが，そのつど医師と議論を重ねることによって，解決をみた．それまでに構築された医師との信頼関係がPBPM導入のきっかけとなり，患者の投薬についてより議論を深める環境づくりにつながり，質の高い診療をもたらした．

Column

CDTMとPBPM

　プロトコールに基づく薬物治療管理として，アメリカやイギリスではCDTM（collaborative drug therapy management；共同薬物治療管理）が実践され，成果をあげてきた．CDTMは，医師と薬剤師が特定の患者の治療に関して一定の契約を結び，作成合意したプロトコールに従って薬剤師が主体的に薬物療法を管理することを意味する．その概念を日本に導入した例は"日本型CDTM"とも呼ばれている．

　一方，日本病院薬剤師会は，PBPM（protocol based pharmacotherapy management；プロトコールに基づく薬物治療管理）という呼称を提案し，「医師・薬剤師等が事前に作成・合意したプロトコールに基づき，薬剤師が薬学的知識・技能の活用により，医師等と協働して薬物治療を遂行することである」と定義している[3]．PBPMはCDTMに比べて，日本の関連法規の遵守をより強く意識した概念といえよう．ただし，PBPMは当初コメディカルという用語と同様に日本のみで通用する言葉であった点には注意が必要である．近年，PBPMが日本独自の概念として英文誌に発表され，国際的認知度を高めることにもつながっている[4]．本項では混乱を避ける意味でPBPMを用いている．

4 まとめ

　医師と薬剤師で進めるプロトコールに基づく薬物治療管理（PBPM）実施に関する標準的な手順や留意すべき項目を詳細に述べたが，病院や地域の状況により，場合によっては合意・承認の手続きなどの簡略化が可能である．チーム医療では，医療スタッフ間の情報共有を基盤として，専門性や役割を互いに熟知し，役割分担や業務手順を明確にすることが重要である．PBPMは，薬物治療の安全性，有効性を確保し，QOLの向上や医療の効率化をもたらす．

（橋田　亨）

● 引用文献

1) 日本医療薬学会．プロトコールに基づく薬物治療管理（PBPM）導入マニュアル．Ver.1．平成28年3月26日．http：//www.jsphcs.jp/cont/16/0613-1.pdf
2) Ikemura M, et al. Reduction in gastrointestinal bleeding by development and implementation of a protocol for stress ulcer prophylaxis：a before-after study. J Pharm Heal Care Sci 2015；1：33.
3) 日本病院薬剤師会．プロトコールに基づく薬物治療管理（PBPM）の円滑な進め方と具体的実践事例（Ver.1.0）．http：//www.jshp.or.jp/cont/16/0331-1.html
4) Ikesue H, et al. Evaluation of the usefulness of protocol-based pharmacist-facilitated laboratory monitoring to ensure the safety of immune checkpoint inhibitors in patients with lung cancer. J Clin Pharm Ther 2020；45：1288-1294.

② 病院と地域の医療連携

Summary

- 超高齢社会では,「病院完結型医療」から,地域全体で治し,支える「地域完結型医療」への改革と,在宅医療・介護の一体的なサービスの提供が求められる.
- 住民が住み慣れた地域において,自分らしい生活を送りながら尊厳ある生を全うすることができる社会の実現に向けて,「地域包括ケアシステム」の構築が急務である.
- 1990年代に導入されたクリティカルパスは,病院内の診療の標準化,チーム医療の向上などの効果が期待されて普及してきた.病院は,医療機能の分担と専門化を進め,地域連携クリティカルパスを共有し,地域医療連携を推進した.
- 2008年(平成20年)の医療法改正により5疾病・5事業について医療連携体制を地域で構築することが定められ,病院と地域の医療チームとの連携,在宅療養への移行,多職種連携を推進した.
- 2012年(平成24年)の診療報酬改定では,病院薬剤師によるチーム医療への参画,地域医療連携を評価し,「病棟薬剤業務実施加算」が新設された.2016年(平成28年)改定は,薬剤師による「チーム医療への参画」と「多職種連携」,「ポリファーマシー対策」,「在宅チームとの連携」を評価する改定となった.
- 「病院薬剤師」と「かかりつけ薬剤師」は,地域包括ケアシステムのもと,病・診・薬連携によって患者情報を共有し,患者の薬物治療の質的向上とQOLの向上に貢献していく必要がある.
- 超高齢社会における地域医療・介護連携を支えるためにICTによる情報共有が進められ,さまざまなモデル事業が全国で展開されている.ICTネットワークは,システムの統一や個人情報の管理などさまざまな課題を抱えているが,2025年を目標に整備が進められている.

Keywords ▶ 地域完結型医療,地域包括ケアシステム,クリティカルパス,地域連携クリティカルパス,地域医療と多職種連携

1 社会的背景

　75歳以上の高齢者(後期高齢者)は,2025年には2,000万人以上となり,高齢者単独世帯や認知症の高齢者も増加すると予測されている.超高齢社会においては,救命と治癒,社会復帰を前提とした「病院完結型医療」から,病気と共存しながらQOL (quality of life;生活の質) の維持・向上を目指し地域全体で支える「地域完結型医療」への改革と,在宅医療・介護の一体的なサービス提供体制の構築が求められている.

　2014年(平成26年)には「医療介護総合確保推進法」が成立し,住み慣れた地

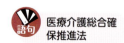

語句 医療介護総合確保推進法

正式名称は「地域における医療及び介護の総合的な確保を推進するための関係法律の整備等に関する法律」
⇒ 4章1-1の一口メモ〈p.119〉参照.

域で，自分らしい生活を送りながら尊厳ある生を全うすることができる社会の実現に向けて，①新たな基金を都道府県に設置，②高度急性期・急性期・回復期・慢性期の4機能区分ごとに医療需要と病床の必要数を推計し「地域医療構想」を策定，③在宅医療，介護連携など地域支援事業を推し進める「地域包括ケアシステム」の構築などの取り組みが明示された．全国各地で地域連携実践モデル事業が展開され，事例集[1]が作成されている．

2 地域医療連携のあゆみ

2.1 クリティカルパスと診療の標準化

1980年代にアメリカのカレン・ザンダー（Karen Zander）によってクリティカルパス[1]が開発され，診断群別包括支払診療報酬制度（diagnosis related group/prospective payment system：DRG/PPS）の導入の際にクリティカルパスの普及が加速された．日本ではクリティカルパスは1990年代半ばから先進的な病院を中心に，2000年ごろからは多くの病院へ導入された．診療の標準化，根拠に基づく医療（evidence-based medicine：EBM）の実施，インフォームドコンセントの充実，業務の改善，チーム医療の向上などの効果が期待され，普及してきた．

2.2 院内クリティカルパスから地域連携クリティカルパスへ

クリティカルパスの普及に伴い診療の標準化，効率化が図られ，医療の質の向上が図られた．一方で，病院内だけでなく，地域で共同作成された「地域連携クリティカルパス」[2]も作成，普及するようになり，医療連携ネットワークを結ぶ共有ツールとして地域医療の質の向上に貢献してきた．

「病院完結型」の医療から「地域完結型」の医療へ

2006年（平成18年）第五次医療法改正においては，患者の選択に資する医療機関情報提供の推進，医療安全対策の強化，医療計画の見直し，医療機能の分化・連携などが定められた．同年の診療報酬改定では，治療の標準化と地域連携推進を目的として，大腿骨頸部骨折クリティカルパスを評価，地域連携診療計画管理料（入院時），地域連携診療計画退院時指導料が新設された．

「病院完結型医療」から「地域完結型医療」への方向性が示され，病院では，急性期，地域包括ケア期，回復期，慢性期など，病態と病期による医療機能の分担と専門化を進め，地域の医療機関と連携して必要な医療を継続して地域に提供する取り組みを展開するようになった（図1）．

2007年（平成19年），がん対策基本法に基づいて策定されたがん対策推進基本計画では，地域がん診療連携拠点病院における5大がん地域連携クリティカル

クリティカルパス

疾患別や処置別につくる標準的な診療計画であり，縦軸にケアカテゴリーを，横軸に時間軸をとって，医師，看護師，薬剤師，栄養士，リハスタッフなどの医療チーム全員で作成するケアプロセスの計画表である．クリニカルパスともいう．

地域連携クリティカルパス

地域の他の病院や診療所の医療スタッフ・介護スタッフを交えて共同でつくられたクリティカルパスのこと．疾患別に疾病の発生から診断，治療，リハビリテーションまでを診療ガイドラインに沿って地域の医療提供施設が一体となって作成する地域診療計画である．

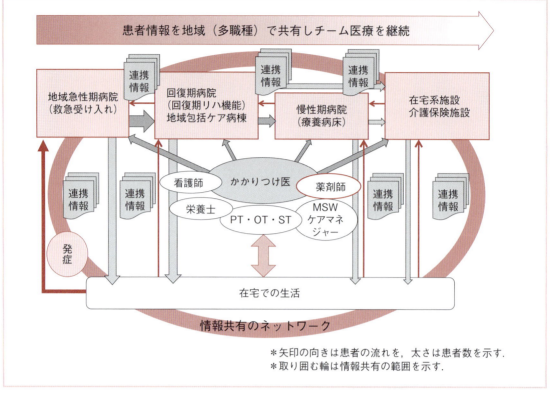

図1 地域医療連携体制のイメージ

PT (physical therapist；理学療法士), OT (occupational therapist；作業療法士), ST (speech-language-hearing therapist；言語聴覚士), MSW (medical social worker；医療ソーシャルワーカー).

パスの整備が義務づけられた．さらに，2008年（平成20年）の医療法改正により連携システムは5疾病（がん，脳卒中，急性心筋梗塞，糖尿病，精神疾患）・5事業（救急医療，災害医療，へき地医療の支援，周産期医療，小児医療）について医療連携体制を構築することとなった．その他の病気として大腿骨骨折，慢性心不全，慢性腎不全（chronic kidney disease：CKD），感染症，メンタルヘルスケア，認知症が連携事業にあげられた．

2.3 シームレスな医療・介護サービスの継続，在宅療養への移行を強化

「退院時共同指導料」と「介護支援連携指導料」

「地域連携クリティカルパス」の評価に加え，「退院時共同指導料」（⇒ Column 〈p.111〉参照），「介護支援連携指導料」の新設は，特定の疾患にかかわらず病院と地域の医療チームとの連携，シームレスな医療・介護サービスの継続，在宅療養への移行を強化した．急性期から退院リスクを抱えた患者の在宅移行にあたっては，退院前に地域の関係者が集まってケアカンファレンスをもち，病院薬剤師と薬局薬剤師が情報共有する必要性も増すようになった[2]．

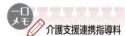

介護支援連携指導料

当該保険医療機関に入院中の患者に対して，患者の同意を得て，医師または医師の指示を受けた看護師，社会福祉士などが介護支援専門員と共同して，患者の心身の状態などを踏まえて導入が望ましい介護サービスや退院後に利用可能な介護サービスなどについて説明及び指導を行った場合に，当該入院中400点2回に限り算定．

Column
退院時共同指導料

入院中の保険医療機関の保険医または看護師などが，退院後の在宅での療養上必要な説明および指導を，退院後の在宅療養を担う地域の保険医もしくは看護師などまたは訪問看護ステーションの看護師などと共同して行ったうえで，文書により情報提供した場合に，当該入院中400点を1回もしくは2回算定．入院中の保険医および地域の保険医が共同した場合に，300点を加算．入院中の保険医療機関の保険医が，退院後の在宅療養を担う保険医，歯科医師，看護師など，保険薬剤師または居宅介護支援事業者の介護支援専門員などのうちいずれか3者以上と共同して指導を行った場合に，2,000点を所定点数に加算．

病院薬剤師の関与する退院時共同指導の実践事例および多職種から成る連携チームの具体的取り組みについては，2011年（平成23年）に日本病院薬剤師会療養病床委員会が事例集を作成し，ホームページにて公開している[3]．

2.4 地域医療連携と病棟薬剤業務

2012年（平成24年）の診療報酬改定では，病院薬剤師によるチーム医療への参画が評価され，「病棟薬剤業務実施加算」が新設された．病棟薬剤師によるチーム医療，質の高い薬物治療への貢献や地域医療連携への参画が評価され，2016年（平成28年）の診療報酬改定[4]では，対象病棟の拡大，入院基本料に「薬剤総合評価調整加算」（⇒ Topics 参照）が新設され，外来患者には「薬剤総合評価調整管理料」「連携管理加算」が医学管理料として新設された．薬剤師にとっては，

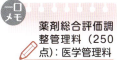

薬剤総合評価調整管理料（250点）：医学管理料

入院中の患者以外の患者であって，6種類以上の内服薬（特に規定するものを除く）が処方されていたものについて，当該処方の内容を総合的に評価および調整し，当該患者に処方する内服薬が2種類以上減少した場合に，月1回に限り所定点数を算定する．

連携管理加算：医学管理料

処方の内容の調整にあたって，別の保険医療機関または保険薬局に対して，疑義照会または情報提供を行った場合，連携管理加算として，50点を所定点数に加算する．

Topics
薬剤総合評価調整加算 100 点（退院時に 1 回）

① 入院前に 4 週間継続服用の 6 種類以上の内服薬（頓用薬を除く）が処方されていた患者について，処方内容を総合的に評価した上で，処方内容を変更し，かつ療養上必要な指導を行った場合に薬剤総合評価調整加算 100 点を退院時に 1 回算定．退院時に処方する内服薬が 2 種類以上減少した場合は，薬剤調整加算として 150 点を加算する．

② 精神病棟に入院中の患者では，入院直前又は退院 1 年前のいずれか遅い時点で抗精神病薬を 4 種類以上内服していたものについて，当該抗精神病薬の処方の内容を総合的に評価した上で，当該処方の内容を変更し，かつ，療養上必要な指導を行った場合に薬剤総合評価調整加算 100 点を退院時に 1 回算定．退院日までの間に抗精神病薬の種類数が 2 種類以上減少した場合その他これに準ずる場合に，薬剤調整加算として 150 点を加算する．保険医療機関がクロルプロマジン（CP）換算を用いた評価を行う場合には，CP 換算で 2,000mg 以上内服していたものについて，CP 換算で 1,000mg 以上減少した場合を含めることができる．

「チーム医療への参画」,「ポリファーマシー対策(多剤併用対策)」,病・診・薬・在宅チームなどとの「多職種連携」をさらに促進する診療報酬改定となった.

調剤報酬改定においては,「かかりつけ薬剤師指導料」が新設され,「かかりつけ薬剤師」がお薬手帳を用いて受診歴や要指導薬,OTC薬の購入歴などを一体的に管理する仕組みが盛り込まれ,地域で患者情報を共有し,安心・安全な在宅医療を実現する改定となった.

エンドポイントは患者の安全な薬物治療とQOL向上

在宅医療におけるエンドポイントは,薬物治療の適正化と患者のQOL向上であり,これには地域医療連携,多職種連携が不可欠である.病院薬剤師は,地域の主治医やかかりつけ薬剤師と連携し,入院前の生活習慣や家庭環境,薬物治療について総合的に把握したうえでポリファーマシー対策を含め入院中の薬物治療の適正化を図り,退院後も安心・安全な薬物治療を継続できるように地域と連携し,患者のQOL向上を図る必要がある.

3 病院から在宅へ:退院調整とお薬手帳などの活用による地域連携

「病院から在宅へ」という流れが急加速し,患者が安心・納得して退院するための「退院調整」機能はなくてはならないものとなった.平成28年度診療報酬改定では,「退院調整加算」を廃止し,さらに厳格化した「退院支援加算」を新設した.厚生労働省の調査でも,院外の医療機関や介護施設との連携が多いほど早期退院につながることが明らかになり,退院支援・退院調整の仕組みが病院に根づき,在院日数の短縮および地域包括ケアの推進が期待されている(**図2**)[4].

また,近年,支持療法や抗悪性腫瘍薬の発展により,がん化学療法を外来で行い長期入院が不要になるなど,患者のQOL向上につながる反面,療養生活の管理を医療機関と患者自身が協同で行う必要性が高まってきた.2021年(令和3年)には,患者が自身に適した薬局を選択できるよう,かかりつけ薬剤師・薬局における機能や高度薬学管理機能などをもとに,「地域連携薬局及び専門医療機関連携薬局」として認定制度が設けられた.病院と地域の医師,歯科医師,看護師,ケアマネジャーや薬剤師,そして患者との情報共有がますます重要となる.地域連携クリティカルパスに沿って,「病院薬剤師」と「かかりつけ薬剤師」が「退院時カンファレンス」や「お薬手帳」,「地域連携情報提供書」などを介して患者情報を共有し,真の意味で患者に貢献する病・診・薬連携を確たるものにし,患者の薬物治療の質的向上とQOLの向上に貢献し,地域包括ケア時代を支えていく必要がある.

ポリファーマシー
⇒ 4章1-2のColumn〈p.125〉参照.

かかりつけ薬剤師
かかりつけ薬剤師はお薬手帳を用いて患者の受診歴や服薬状況,OTC薬の購入歴などを一元的・継続的に把握し,指導などを行う.また,かかりつけ医に服薬情報などを報告し,薬学的見地から疑義照会や処方提案を行う.患者自身が信頼のおける「かかりつけ薬剤師」を選び,24時間対応で相談や指導を受けることが可能.お薬手帳の活用で各医療機関においても情報共有が可能となる.

退院支援加算
患者が安心・納得して退院し,早期に住み慣れた地域で療養や生活を継続できるように,施設間の連携を推進したうえで,入院早期より退院困難な要因を有する患者を抽出し,退院後の生活も見据えた退院支援,多職種カンファレンスや,院外の医療機関や介護施設との密な連携体制を整備した場合を評価.

地域連携薬局
外来受診時だけではなく,在宅医療への対応や入退院時を含め,他の医療提供施設との服薬情報の一元的・継続的な情報連携に対応できる薬局.医療提供施設のほか,利用者がかかわる介護関係施設などとも連携を取りながら業務を行うことが求められる.

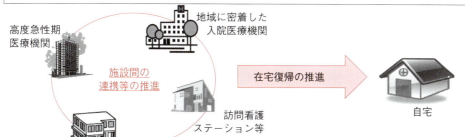

図2 患者が安心・納得して退院するための退院支援等の充実
(厚生労働省保険局. 平成28年度診療報酬改定の概要. 2016年3月. http://www.mhlw.go.jp/file/06-Seisakujouhou-12400000-Hokenkyoku/0000125201.pdf [4] より)

院外の医療機関や介護施設との連携が多いほど早期退院につながることが明らかになり，退院支援・退院調整の仕組みが病院に根づき，在院日数の短縮および地域包括ケアの推進が期待されている．

4 シームレスな地域連携医療体制整備における課題

高齢者では医療と介護のニーズが混在し，在宅療養を支えるには状況の変化に迅速に対応する必要がある．在宅チームは多施設，多職種が関係するため，効率的な情報共有により連携を強化する必要がある．そこで，ICT（information and communication technology；情報通信技術）を活用し，リアルタイムに患者・要介護者の状況を地域で把握し，質の高い医療と介護連携，効率的な疾病の悪化抑制や，重症化予防による医療費適正化効果，患者のQOLを向上する事業が展開されてきた．

専門医療機関連携薬局

がんなどの専門的な薬学管理が必要な利用者に対して，他の医療提供施設との密な連携を行いつつ，より高度な薬学管理や，高い専門性が求められる特殊な調剤に対応できる薬局．専門性を有する常勤薬剤師の配置要件などあり．

ICTによる情報共有と医療・介護の連携強化

全国でさまざまなネットワーク事業が行われている．長崎県の「あじさいネット」は全国最大規模の「地域医療連携ネットワーク」として，大分県「ゆけむり医療ネット」は「医療・介護情報連携（地方型）」として，広島県の「ひろしま医療情報ネットワーク（HMネット）」は「全県地域医療情報連携ネットワーク」として地域のニーズに応じ，さまざまなICTネットワーク地域連携が展開されている．

平成28年度診療報酬改定においてもICT加算が盛り込まれたが，今後の超高齢社会を支えるためには，ICTによる情報共有と医療・介護の連携強化は不可欠であろう．

2025年に向けて

　ICTによる地域ネットワークの構築には，システムの統一，セキュリティ管理や個人情報保護，コスト負担などの課題も多いが，これらの課題を克服しつつ急速にICTの活用が進展すると予想される．団塊の世代が75歳を超える2025年に向けて今後のICTネットワークの普及・整備が急がれるが，いまだICTネットワークによる情報共有が困難な時期においては，薬剤師が連携の架け橋となり，お薬手帳，退院時サマリー，トレーシングレポート（服薬情報提供書）などを活用し，病院と診療所，保険薬局，介護施設など，地域との連携を支えるために業務展開していくことが期待される．

（賀勢泰子）

● 引用文献
1) 厚生労働省．地域包括ケアシステムの構築に関する事例集．http：//www.kaigokensaku.mhlw.go.jp/chiiki-houkatsu/
2) 武藤正樹．地域医療ネットワークと薬剤師．YAKUGAKU ZASSHI 2010；130：1617-1621.
3) 日本病院薬剤師会 療養病床委員会．退院時共同指導取り組み事例集．平成23年度版．http：//www.jshp.or.jp/cont/12/0508.pdf
4) 厚生労働省保険局．平成28年度診療報酬改定の概要．2016年3月．http://www.mhlw.go.jp/file/06-Seisakujouhou-12400000-Hokenkyoku/0000125201.pdf

● 参考資料
1. 医薬品，医療機器等の品質，有効性及び安全性の確保等に関する法律等の一部を改正する法律の一部の施行について（令和3年1月22日付薬生発0122第6号厚生労働省医薬・生活衛生局長通知）．

第4章

地域医療・在宅医療と薬剤師の役割

1 在宅医療・介護

1-1 在宅医療の目指すもの：健康観と命の質

Summary
- 日本は世界のいかなる国も経験したことのない規模とスピードで，超高齢社会を迎えた．
- 少子化に歯止めがかからない状況で，3人に1人が高齢者となり，1年間に170万人が死亡する多死社会が目前に迫っている．
- 命を救い，病気を治すことが医療の役割であったが，人生を丸ごと終焉まで支える医療も同時に求められている．
- 病院完結型から地域完結型へ，長寿から天寿へと，医療のパラダイムは大きく変化している．
- 外来，入院に次いで，第三の医療として在宅医療への期待はいっそう高まり，地域包括ケアシステムという新たな秩序の中で提供されることとなる．

Keywords ▶ 在宅医療，健康観，命の質，地域連携，多職種協働

1 健康観のゆらぎ

1.1 医療に期待するもの：健康観の変化

　健康とは，WHO（World Health Organization；世界保健機関）の定義によると，身体的・精神的・社会的に完全に良好な状態であり，単に病気，あるいは虚弱でないことではないとされている．そして健康観とは，健康に関する価値観といえるが，超高齢社会を迎え大きく変わりつつある．医学的な視点からだけではなく，社会的・文化的要素を含め，学際的な思考が求められるのである．

　従来，医療の役割は，医術を用いて病気を治し，命を救うことであった．ところが，人口構造の激変は，疾病概念をも変化させ，医療への期待は大きく変わった．

　たとえば生活習慣病といわれている高血圧症，脂質異常症，糖尿病，高尿酸血症などは，食習慣や運動習慣，喫煙や飲酒と大きく関係し，生活習慣が主たる原因となる．一般的には，臨床検査値が基準値から離れていると治療を必要とする．重度化するまで，臨床症状を伴うことがなく生活障害もない．別の観点からとらえると，生活習慣病とは血管の病気ととらえることが可能で，心筋梗塞や脳梗塞

など重篤な疾病の発症を予防し，健康寿命を延長させることが，生活習慣病治療の重要な意義であり，目的である．

1.2 加齢の影響

多くの国民の健康観とは，健康で長生きすることであり，社会的な支援なしに生き生きと自立した生活を続けることであった．ところが，正しい健康観をもって，健康に留意した生活をしたとしても，加齢による虚弱化を避けることはできない．高齢化に伴って移動の能力は明らかに低下する．足腰が弱ると表現されるように，歩行速度は低下し，転倒しやすくなる．ロコモティブ症候群（locomotive syndrome）という考え方である．そして，いつのまにか，食が細くなり，栄養障害を生じ，活動性の低下から筋肉量が少なくなる．これをサルコペニア（sarcopenia）ととらえている．さらに，認知機能の低下である．最近は認知症の人と表現するように，Alzheimer（アルツハイマー）型認知症は加齢によって避けられない中枢神経機能の低下とみなすこともある．

1.3 超高齢社会を迎えた日本の健康観：死生観を背景に

原因から治療することが困難となった加齢に起因する症候と対峙し，やがて生命の限界を迎えるときにも医療が求められる．命を救う医療ではない．延命を目指した医療でもないはずである．尊厳ある暮らしを継続し，苦しむことなく人生をとじたいというささやかな願いも，超高齢社会を迎えた日本の国民の健康観の一部となる．もはや死生観を抜きに健康観を語ることは難しい．科学としての医療は，より哲学的で宗教的な視点なしに完結しえないということである．安らかな人生の終焉を支える医療とは，1分1秒命を長らえさせようと長寿を目指して発展してきた高度先進的な医療ではなく，命の質，生活の質，人生の質を大切にした天寿を支える医療ではないだろうか．

2 医療のパラダイムシフト（図1）

2.1 科学としての医学

医療が介入した妥当性の尺度は，客観的でなくてはならない．なぜなら科学とは普遍性を求めるものだからである．個別的な事象を普遍的に語ることは許されない．

たとえば，降圧薬を服用すると血圧が下がり基準値となることで薬効が確認できる．さらに，血圧の治療を行った群と無治療群とを比較することで，脳卒中の発症率に有意差を確認し，健康寿命の延長を数値で示すことができる．高血圧に対する降圧治療の意義は科学的に証明され，治療法として確立する．がん治療の意義において，最もわかりやすい客観的な物差しは生存率である．治療後5年再

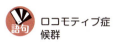

ロコモティブ症候群

ロコモティブ（ロコモティブシンドローム）症候群とは，2007年に日本整形外科学会が提唱した新しい概念．運動器の障害によって移動の機能が低下した状態のことを示す．さまざまな疾患や症候によって生じる．運動器とは，骨，筋肉，関節，靱帯，腱，神経などによって構成される器官である．

サルコペニア

加齢や疾患により，全身の筋肉量が減少することを示す．下肢筋・体幹筋の低下により，歩くスピードが遅くなり，移動に杖や手すりが必要になることもある．握力の低下により，ペットボトルのキャップが開けられないなど，「筋力の低下」に基づくさまざまな生活機能障害が生じる．

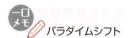

パラダイムシフト

医療の領域にかぎらず，パラダイムとは規範や範例を意味し，社会全体で当たり前と考えられてきた認識，思想，価値観である．パラダイムシフト（paradigm shift）とは，これらが革命的に変化することを意味する．チェンジと表現してもよい．1分1秒長生きさせることに医療の意義を見い出していたが，命の長さではなく，安らかに命をとじるためにも医療が重要であると，医療のパラダイムは大きくシフトした．

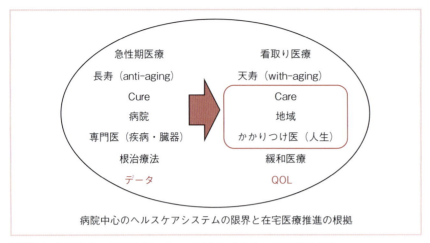

図1 超高齢社会・多死社会において医療に求められる役割の変化

命を救う急性期医療だけでなく，命をとじるための医療も求められている．医療が介入した妥当性は，客観的なデータから判断するのではなく，命の質，生活の質，人生の質といった個人の満足や価値観を汲んで判断する．安らかに天寿を全うしたいと願う一方で，病気と闘ってその結果の死であれば受け入れられるなど，死生観はきわめて多様で個別的といえる．

発がなければ，がん治療に成功したと考えられている．こういった科学的思考に疑問をいだく者はいないはずである．ところが超高齢者の血圧は，いったいどれぐらいで管理するのが妥当か，新たなガイドラインが検討されている．少なくとも，一般成人の基準値を当てはめる必要がなく，高めでよいことに合意が得られている．また，認知症が重度で，みずから治療法を選択できない場合に，純粋な医学的な判断だけで，苦痛を伴う侵襲的な治療を行うことにも疑問が投げかけられている．

2.2 生き様を支える医療

そろそろ人生の終焉が近づいている時期における医療介入の意義を科学的に証明することはきわめて難しい．平均寿命を超えた多くの高齢者たちからは，「もう十分に生きたから，つらい検査や，痛みを伴う治療はご免だ」，このような声を耳にすることが多い．救命や延命を目的とした標準的治療を，死期の迫っている高齢者に当てはめることが妥当なのか，医師だけでなく，国民的な議論が求められている．残された人生を自分らしく，尊厳をもって，楽しく暮らしたいと願う，そのような生き様を支える医療も必要である．

3 在宅医療とは（表1）

現在，在宅医療は，外来，入院に次いで，第三の医療として社会全体でその意義が共有され，地域包括ケアシステムという新たな秩序の中で展開されつつある（表2）．前述したように超高齢社会がもたらした疾病概念の変化や，それに伴う

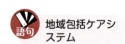

地域包括ケアシステム

⇒本章 1-3 語句〈p.128〉参照．

表1 在宅医療（生活の場での医療）の概念

通院困難者に対して医療者が生活の場に訪問し，患者（利用者）や家族の意向を汲んで提供する，全人的（年齢・性別・疾病・障害にかかわらない）で，包括的（家族，地域，福祉などを視野）な医療であり，望まれれば看取りまで支える．
看取ることは，かかりつけ医の重要な役割といえる．

在宅医療は，自宅だけで行う医療ではない．生活の場での医療と考えるとわかりやすい．たとえば，グループホームやサービス付き高齢者住宅などでも提供される．医師や看護師が訪れたときは医療の場となるが，帰ると生活の場となることが重要で，入院生活のように，医療が生活を支配するものではない．

表2 地域連携と多職種協働

地域連携：地域の組織，団体などとの連携（いわゆる social capital〈社会資源〉）
・医師会，地域包括支援センター，消防署，急性期病院……

多職種協働（連携）：主に有資格者（いわゆる care giver〈ケアギバー〉）の協働（連携）
・現場での医師・訪問看護師・介護職・訪問リハ職・薬剤師らの協働
・良質の在宅ケアといえる場合は，すでに麗しい協働ケアが実践されている

地域包括ケアシステム
・住み慣れた地域で最期まで
・地域連携・多職種協働はシステム構築の必要条件

一口メモ　医療介護総合確保推進法

この法律が提出される理由として，「地域において効率的かつ質の高い医療提供体制を構築するとともに地域包括ケアシステムを構築することを通じ，必要な医療・介護の総合的な確保を推進するために，医療法，介護保険法等の関係法律の所要の整備等を行う必要がある」ためとされている．地域包括ケアシステム構築の根拠法となっている．2014年（平成26年）に成立した．
⇒3章2の語句〈p.108〉参照．

国民の健康観のゆらぎがその根底に存在する．

在宅医療は従来の往診医療と混同されて語られることがあるが，病院医療が地域に広がったと考えるとわかりやすい．自宅を病室とみなして，医療に機動力をもたせて，専門職が必要なサービスを提供する．ナースコールは訪問看護ステーションへの電話となり，食事療法が必要であれば管理栄養士が訪れる．日本栄養士会が認定栄養ケア・ステーション事業を開始している．療法士（PT・OT・ST）が訪問してリハビリテーション（以下，リハ）を行うことも可能である．薬剤師ももちろんケアチームの一員である．多職種協働，地域連携が大原則で，24時間切れ目のないサービスを提供する（表2，3）．

そして，療養者や家族の意向を汲んで提供される医療であり，医学が支配する病棟での暮らしとはまったく異質な生活の場での医療となる．したがって，生活支援こそが上位概念で，暮らしを支える介護系サービスなくして成立しない．

語句　PT・OT・ST

PT (physical therapist；理学療法士)，OT (occupational therapist；作業療法士)，ST (speech-language-hearing therapist；言語療法士)については，1章「2 地域の保健，医療，福祉において活用可能な社会資源」〈p.18〉を参照．

表3 地域包括ケアシステム構築の7つの視点

① 在宅医療
　生活の場で最期までかかわる医療体制の構築
② 入院医療
　退院後の生活まで見据えた入院医療体制の構築
③ 在宅介護
　療養生活を専門的に支える社会資源の充足（主として介護保険サービス）
④ 市区町村行政
　公益的・非営利的活動として主体的にかかわる態度
⑤ 地域連携
　専門職間／組織・団体間ネットワークが有機的に機能
⑥ コミュニティー
　住民によるインフォーマルな支え合う力（互助の力）を醸成
⑦ 利用者意識
　在宅医療に対する正しい理解と選択

地域包括ケアシステム構築は，基礎自治体（市区町村）に委ねられている．たとえば雪の北海道と離島の多い沖縄では，それぞれオリジナリティあふれる独自のケアシステム構築が求められる．全国に1,741ある基礎自治体の数だけユニークなケアシステムが誕生する．

4 在宅医療の目指すもの

　医療は人類の歴史とともに存在した．医療といえども，シャーマニズムの一部だったのかもしれないが，病人がいるかぎり治療を担当する者がいた．薬師とは医者の古称である．医療が科学で裏打ちされてからわずか100年であり，19世紀の初頭にはライムをかじると壊血病が予防できる理由はわかっていない．近年の科学技術としての医学の発展は目覚ましく，遺伝子を解明し，iPS細胞の発見によって再生医療の可能性をも高めた．医学への期待はどんどん膨らむが，生者必滅の理であり，不老長寿は幻想である．

　医学の限界を冷静に見つめ，病院完結型医療から地域完結型医療に大きく舵がきられたことをしっかりと受け止めてもらいたい．医療はより福祉的に，より地域的に，より包括的に変容し，国民を幸福にするために存在している．在宅医療とは地域医療の原点の医療なのである．

（太田秀樹）

● **参考資料**
1. 大島伸一監．鳥羽研二編集代表．和田忠志ほか編集委員．これからの在宅医療—指針と実務．グリーンプレス；2016．
2. 猪飼周平．病院の世紀の理論．有斐閣；2010．
3. 太田秀樹専門編集．地域包括ケアシステム．スーパー総合医．中山書店；2016．

1 在宅医療・介護

1-2 在宅医療・介護の目的と仕組み

Summary
- 住み慣れた地域で最期まで自立した自分らしい生活を実現することが在宅医療・介護の目的である．
- 日本では世界に類をみない速さで高齢社会化が進んでおり，要介護人口の増加による病床の不足が課題であるが，高齢者は在宅での医療・介護を希望してきた．
- 2025年問題の克服に向け，政府は地域包括ケアシステムの構築を推進してきた．
- 在宅医療・介護を推進するうえで，在宅医療を提供する医療機関の不足，介護保険の財源の不足，認知症高齢者の増加，在宅医療に通じた薬剤師の人材不足，在宅における薬剤師の業務範囲の制限が課題である．

Keywords ▶ 超高齢社会，老年薬学，フレイル，認知症高齢者，ポリファーマシー

1 在宅医療・介護の目的

社会の高齢化は世界全体で進展している．65歳以上の高齢者人口割合が7%（高齢化社会）から14%（高齢社会）に到達するまで，フランスは115年，スウェーデンで85年，スペインおよびイギリスでも45年要したが，日本はわずか26年しかかかっていない．その後，2007年に世界で最初の超高齢社会（高齢化率21%）に突入し，2021年現在29.1%に達し，高齢化率世界一を維持している．このように，日本では世界に類をみない速さで高齢社会化が進んでいる．

1.1 高齢化の進展，少子化の影響

日本は，高齢化の進展と，少子化の影響で，来る2050年には現役世代1.2人で高齢者1人を支える肩車型の厳しい社会を迎える（図1）．要介護・要支援認定を受けた人の割合を，65～74歳および75歳以上の被保険者で比較すると，それぞれ4.3%および31.9%であり，75歳以上になると要介護・要支援認定を受ける人の割合が3人に1人と急増する（表1）[1]．

1.2 在宅医療・介護にかかわる背景

高齢者の健康に関する意識調査[1]では，介護を受けたい場所について，男女とも「自宅」を希望する人が最も多く，男性の約4割，女性の約3割が希望していた．自宅以外では，「介護老人福祉施設」（男性18.3%，女性19.1%），「病院などの医療機関」（男性16.7%，女性23.1%），「介護老人保健施設」（男性11.3%，女性

介護保険の被保険者

40歳以上が介護保険に加入し被保険者となる．65歳以上は第1号被保険者に，40歳以上65歳未満の医療保険加入者は第2号被保険者に区分される．1号被保険者は原因を問わず要介護（要支援）認定を受けたときに，第2号被保険者は特定疾病（介護保険で対象となる16疾病）が原因で要介護（要支援）認定を受けたときに介護サービスを受けることができる．
⇒1章1の語句〈p.11〉参照．

介護老人福祉施設，介護老人保健施設
⇒本章「1-3 地域の医療・介護サービスと提供機関」〈p.128〉参照

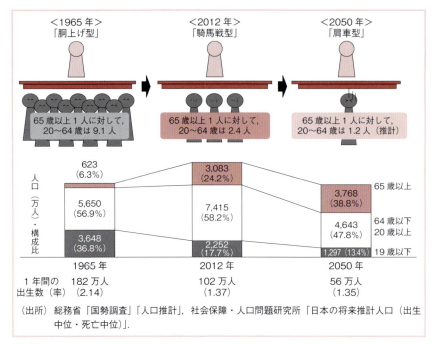

図1 急速な高齢化の進行
(財務省.https://www.mof.go.jp/comprehensive_reform/gaiyou/02.htm より一部抜粋)
急速に高齢化が進み1人の若者が1人の高齢者を支える「肩車型」社会が訪れる.

11.2%)が上位を占めた.

　治る見込みがない病気になった場合,「自宅」で最期を迎えたいと希望する人が54.6%と最も多く,次いで「病院などの医療施設」の27.7%だった.ところが実際には約8割が病院で亡くなっている.高齢化に伴い亡くなる人の数も年々増加し,2020年(令和2年)は137万人に達し(図2)[2],2040年には死亡数が166万人に達すると推計される[3].これに対応する病床が不足することから,在宅医療・介護の推進を図り対応するしかない.

　このように,在宅医療・介護にかかわる背景は,①高齢化の進展による要介護・要支援人口の増加,②病床の不足,③国民の希望に応える療養の場の確保となる.さらに,在宅医療・介護の目的は,できる限り住み慣れた地域で必要な医療・介護サービスを受け,そして能力に応じ自立した自分らしい生活を実現することである.

表1 要介護・要支援認定の状況
単位:千人,( )内は%

65～74歳	75歳以上
要介護・要支援	要介護・要支援
727 (4.3)	5,832 (31.9)

資料:厚生労働省「令和元年度 介護保険事業状況報告(年報)」より算出.
(注)( )内は,65～74歳,75歳以上それぞれの被保険者に占める割合.
(厚生労働省.https://www.mhlw.go.jp/topics/kaigo/osirase/jigyo/19/index.html より作成)

2 在宅医療・介護の仕組み

　2000年に日本独自の本格的な介護システムとして,介護保険制度が創設され

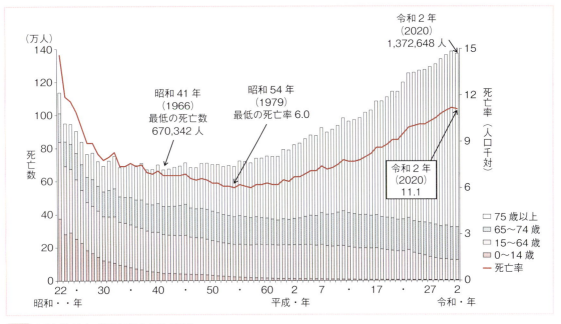

図2 死亡数および死亡率の年次推移
(厚生労働省. 令和2年 (2020) 人口動態統計月報年計〔概数〕の概況. p.8. http://www.mhlw.go.jp/toukei/saikin/hw/jinkou/geppo/nengai20/dl/gaikyouR2.pdf より)
高齢化に伴い亡くなる人の数も年々増加し，2020年は137万人であった．

た（⇒1章「1 社会保障制度」〈p.8〉参照）．また，2025年問題を克服するため，政府は2011年および2014年の介護保険法改正により，地域包括ケアシステムの構築を推進している．これは，重度な要介護状態となっても，住み慣れた地域で自分らしい暮らしを人生の最期まで続けられることを目指し，住まい・医療・介護・予防・生活支援を一体的に提供するシステムである（図3）[4]．

3 在宅医療・介護の課題と展望

在宅医療・介護の推進には，地域において在宅医療を提供する十分な数の医療機関が必要であるが，病院・診療所，薬局，訪問看護ステーションはいずれも不足している．その他の課題を以下にあげる．

3.1 介護保険の財源確保と効率化

内閣府統計では2016年の日本人の平均寿命は男性80.98年，女性87.14年．一方，健康寿命（日常生活に制限のない期間）は男性72.14年，女性74.79年であり，男女ともに平均寿命と健康寿命には約10年の開きがある．そして，介護保険制度のサービス受給者数は2000年の149万人から15年間で512万人と3.44倍に増加し，2012年に9兆円だった介護保険の総費用は2025年には約20兆円に達すると推計されている[5]．一方，少子化で保険財政を支える被保険者は減少

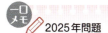

2025年問題

約800万人といわれる団塊の世代（1947〜1949年生まれ）が2025年に後期高齢者（75歳以上）となる．これにより現在1,500万人程度の後期高齢者人口が約2,200万人まで膨れ上がり，全人口の4人に1人は後期高齢者という超高齢社会を迎える．後期高齢者は要介護発生率が著しく高いため，医療・介護・福祉サービスへの需要が高まり，社会保障費の急増が懸念されている．

健康寿命

健康上の問題で日常生活が制限されることなく，医療・介護に依存しないで自立した生活ができる生存期間のこと．平均寿命と健康寿命との差は，日常的・継続的な医療・介護が必要となり自立した生活ができない「非健康な期間」を意味する．

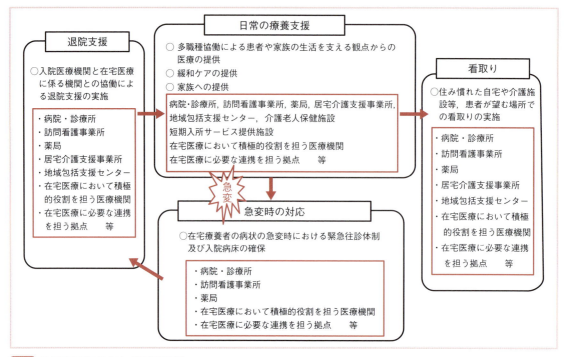

図3 在宅医療にかかわる医療体制
(厚生労働省,在宅医療・介護推進プロジェクトチーム.在宅医療・介護の推進について.p.11. http://www.mhlw.go.jp/seisakunitsuite/bunya/kenkou_iryou/iryou/zaitaku/dl/zaitakuiryou_all.pdf[4] より)

Column

フレイル

語源の"frailty"はこれまで虚弱,脆弱などと訳されてきたが,広く認知されやすい統一した日本語訳として2014年5月,日本老年医学会が「フレイル」を使用することを提唱した.「加齢とともに心身の活力(たとえば筋力や認知機能など)が低下し,生活機能障害,要介護状態,死亡などの危険性が高くなった状態」(厚生労働省)と定義される.フレイルは,健常な状態と要介護状態の中間の状態であり,フレイルを経て,徐々に要介護状態に陥ると考えられる.老年医学の分野では,介護予防の観点からその重要性が注目されており,医療専門職のみならず広く国民に周知することで介護予防が進み,要介護高齢者の減少が期待されている.フレイルには,①フィジカル・フレイル(身体の虚弱),②メンタル・フレイル(精神心理の虚弱),③ソーシャル・フレイル(社会性の虚弱),④オーラル・フレイル(口腔機能の虚弱)がある.

していくことから,今後の介護保険の財源確保と制度の効率化が喫緊の課題である.

費用が際限なく増え続けては,いくら財源を確保しても追いつかないため,2005年の制度改正では,予防重視型システムへの転換を図る措置が講じられた.2015年の制度改正では一定以上の所得のある利用者の自己負担が引き上げられた.

今後，被保険者の範囲の拡大，新たな財源の検討，保険給付水準の見直しなども検討する必要がある．

また，要介護状態の予防にフレイル（⇒Column〈p.124〉参照）の予防が重要であることが近年認識され，厚生労働省は2016年度から高齢者のフレイル対策に取り組む方針を表明している．これと同時に，高齢者のヘルスリテラシーの向上とその支援も重要である．

制度の効率化については，入院治療から在宅医療への転換，後発医薬品の使用促進，ポリファーマシー（⇒Column参照）の削減が不可欠である．また，産業界と連携し情報通信技術（information and communication technology：ICT）を活用した効率化を促進するため，クラウドを用いた在宅医療・介護情報連携システムの構築やマイナンバーカードを活用した健康保険証などのデジタル化の推進も必要となる．

3.2 認知症高齢者の増加

認知症高齢者は2012年に462万人で65歳以上人口の15%を占めるが，2025年にはおよそ700万人と65歳以上人口の20%に増加していくと推計される．これに対し，厚生労働省は2013年（平成25年）度から「認知症施策推進5か年計画（オレンジプラン）」と，これに代わる新戦略として「認知症施策推進総合戦略（新オレンジプラン）」（Topics〈p.127〉参照）を関係11府省庁と共同で策定し，認知症患者の意思が尊重され，できる限り住み慣れた地域の快適な環境で自分らしく暮らし続けることができる社会の実現を目指している．

語句 ヘルスリテラシー（health literacy）

健康面での適切な意思決定に必要な，基本的健康情報やサービスを調べ，獲得し，理解し，効果的に利用して，日常生活のヘルスケアに役立て生涯を通じて生活の質を維持・向上できる個人的能力の程度を意味する．

Column
ポリファーマシー（polypharmacy）

ポリファーマシーは多剤併用を意味するが，特に必要以上に多数の薬が処方され有害事象の発生リスクが高い併用をさす．高齢者入院患者の服用薬剤数と副作用との関係を解析した報告では6種類以上でリスクが増加し，外来患者の服用薬剤数と転倒の発生頻度では5種類以上で発生率が高かったことから，5～6種類以上がポリファーマシーと考えられる．海外では5種類以上をポリファーマシーと定義する研究が多い．日本の医師は他の医師の処方に疑問があっても，処方医を尊重するなどの理由から7割を超える医師が疑義照会しないとする調査結果もあり，複数の慢性疾患を抱えることが多い高齢者において，ポリファーマシーは発生しやすい．

2015年，日本老年医学会が「高齢者の安全な薬物療法ガイドライン2015」を策定し，ここで「在宅医療」，「介護施設の医療」，「薬剤師の役割」の指針が記された．今後，薬剤師が職能を発揮し，見直しが必要な処方に対し減量や中止，変更を医師に提案するなど，ポリファーマシー解消に貢献することが期待されている．

新オレンジプランの7つの柱の1つ目には，認知症への理解を深めるための普及・啓発の推進を掲げている．その政策として「認知症サポーターキャラバン」事業を推進し，認知症について正しい知識と理解をもち，認知症患者や家族を温かく見守り，できる範囲の支援をする認知症サポーターの養成を，800万人（2017年度末）を目標に全国で開始した．認知症サポーター養成講座は，地域住民，従業員，小・中・高等学校の生徒や大学生を対象にこれまでも幅広く実施しており，2021年度末現在で目標人数を上回る1,380万人のサポーターが養成されている．

3.3 多職種連携と薬剤師の業務範囲の拡大

在宅医療は患者の生活の場で進められるため，医学的な問題のみならず非医学的な問題（経済的，環境的，家族関係など）の影響も大きい．高齢者にとって，医学的・非医学的問題を把握することや，どの医療職に何を相談したらよいかを判断することは困難であるため，医療職と介護職との連携を強化し包括的プログラムを構築してくことが重要である．

在宅医療において薬剤師が現行法（医療法，医師法，薬剤師法など）上で実施することができる業務範囲が，2010年（平成22年）4月30日に厚生労働省医政局長通知で示された．さらに，日本病院薬剤師会により通知内容の解釈と業務の具体例が示され，薬剤師が在宅医療・介護業務で居宅を訪問した際に患者との面談やフィジカルアセスメントなどにより副作用および有効性を確認し，医師に連絡のうえ，合意されたプロトコールに基づいて処方薬の減量・中止や剤形の変更をすることが実施可能であり，積極的に取り組むことが要請された[6]．これに加え，厚生労働省は薬剤師が薬局や在宅現場で服薬指導の一環として，医学的な判断，技術を伴わない範囲で外用薬の塗布や噴霧，貼付の実技指導を実施することを認める通知を2014年（平成26年）3月19日に発出した．在宅においては，医師との連携が行えずすみやかに指示が得られない場合がある．今後，医師不在時に緊急対応の判断に迫られた際の，薬剤師の裁量に関する必要な範囲拡大が検討され，より質の高い在宅医療・介護の推進に貢献することが望まれる．

3.4 在宅医療に従事する薬剤師の人材育成

老年薬学に関する基礎教育を薬学教育および薬剤師生涯学習などにおいて充実させること，在宅療養患者の褥瘡治療において介護者に対して創の固定や薬剤塗布方法の実技指導を行ったり，口腔内のフィジカルアセスメントによりオーラルフレイルをはじめとする口腔内トラブルの早期発見や剤形選択・投与法の提案を通じて誤嚥性肺炎等の予防に貢献するなど，専門的な知識と技能を備えた認定・専門薬剤師の養成を，関連学会を中心に推進していくことが望まれる．

（山浦克典）

Topics
認知症施策推進総合戦略（新オレンジプラン）

　2015年1月27日，厚生労働省は関係府省庁（内閣官房，内閣府，警察庁，金融庁，消費者庁，総務省，法務省，文部科学省，農林水産省，経済産業省，国土交通省）と共同で，府省庁横断で取り組む総合戦略として新オレンジプランを策定した．これはオレンジプランに代わるもので，2025年を見据え，認知症の人の意思が尊重され，できる限り住み慣れた地域のよい環境で自分らしく暮らし続けることができる社会の実現を目指すものである．「認知症高齢者等にやさしい地域づくり」を推進していくため，①認知症への理解を深めるための普及・啓発の推進，②認知症の容態に応じた適時・適切な医療・介護等の提供，③若年性認知症施策の強化，④認知症の人の介護者への支援，⑤認知症の人を含む高齢者にやさしい地域づくりの推進，⑥認知症の予防法，診断法，治療法，リハビリテーションモデル，介護モデルなどの研究開発およびその成果の普及の推進，⑦認知症の人やその家族の視点の重視，の7つの柱に沿って施策を総合的に推進する．

● 引用文献
1) 厚生労働省．令和元年度　介護保険事業状況報告（年報）．https://www.mhlw.go.jp/topics/kaigo/osirase/jigyo/19/index.html
2) 厚生労働省．令和2年（2020）人口動態統計月報年計（概数）の概況．http://www.mhlw.go.jp/toukei/saikin/hw/jinkou/geppo/nengai20/dl/gaikyouR2.pdf
3) 国立社会保障・人口問題研究所．日本の将来推計人口（2006〔平成18〕年12月推計）中位推計．
4) 厚生労働省，在宅医療・介護推進プロジェクトチーム．在宅医療・介護の推進について．http://www.mhlw.go.jp/seisakunitsuite/bunya/kenkou_iryou/iryou/zaitaku/dl/zaitakuiryou_all.pdf
5) 厚生労働省．介護保険制度を取り巻く状況．平成26年4月28日．p.10. http://www.mhlw.go.jp/file/05-Shingikai-12601000-Seisakutoukatsukan-Sanjikanshitsu_Shakaihoshoutantou/0000044899.pdf
6) 日本病院薬剤師会．厚生労働省医政局長通知（医政発0430第1号）「医療スタッフの協働・連携によるチーム医療の推進について」日本病院薬剤師会による解釈と実践事例（Ver.2.0）．平成26年4月12日．https://www.jshp.or.jp/cont/14/0417-2-1.pdf

● 参考資料
1. 大内尉義ほか編．新老年学．第3版．東京大学出版会；2010.
2. 日本老年医学会ほか．高齢者の安全な薬物療法ガイドライン2015．メジカルビュー社；2015.

1 在宅医療・介護

1-3 地域の医療・介護サービスと提供機関

- 薬剤師が地域包括ケアチームの一員として地域住民を支えていくためには，地域の医療・介護資源（通所型，訪問型，入所型）の特徴と役割をある程度把握しておく必要がある．
- 病院薬剤師は退院後の介護サービスなどを把握し，保険薬局はもちろんのこと地域の多職種と連携する意識をもつことが重要である．

Keywords ▶ 地域包括ケアシステム，ケアマネジャー（介護支援専門員），居宅療養管理指導

1 地域包括ケアシステムとは

医療と介護は連続性が必要である．これを読む方からは，当たり前だと一蹴されるかもしれないが，そうではない時代が長く続いてきたし，実は今も非連続である地域は多い．

たとえば，医療機関では急性疾患の治療がなされ，ある程度良くなった時点で自宅に戻るとする．しかし，まだ一人で何もかもできる自立した状態ではない場合，家族だけでは生活介助や自立度の向上リハビリテーション（以下，リハ）はできない．その結果，しばらくすると寝たきりの状態に陥ることもある．

一方，入院中の状態がしっかり申し送りされ，退院後にその状態に応じた介護やリハサービスが実施されれば，寝たきりになることは少ない．むしろ要介護3だった人が退院後のリハで要介護1などへレベルアップすることも珍しくない．

このように医療と介護がしっかり連携して地域を支えるシステムを「地域包括ケアシステム」と呼ぶ．1970年代に広島県尾道市で発祥したこのシステムは今や日本全土で行われている．ネット検索をすれば厚生労働省のサイトでも詳しく解説されているので各自アクセスして確かめてほしい（⇒一口メモ〈p.129〉参照）．

薬剤師はもちろん，この包括されたケアチームの一員である．まずそのことを自覚してほしい．そしてチームの一員であれば，地域の医療・介護サービスおよびその提供機関の概要をある程度把握していることが望ましい．本項では，サービス内容の概要と提供機関について紹介する．

地域包括ケアシステム

地域の実情に応じて，高齢者が，可能な限り，住み慣れた地域でその有する能力に応じ自立した日常生活を営むことができるよう，医療，介護，介護予防，住まいおよび自立した日常生活の支援が包括的に確保される体制．

2 地域の医療・介護サービスと提供機関（事業者）

地域において提供される主な医療・介護サービスおよび提供機関について**表1**

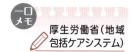

厚生労働省（地域包括ケアシステム）

以下のサイトを参照されたい．
http://www.mhlw.go.jp/stf/seisakunitsuite/bunya/hukushi_kaigo/kaigo_koureisha/chiiki-houkatsu/

にまとめた．在宅（自宅）で提供されるサービスは他項に詳しいため，本項ではケアプラン作成や通所型・通所型サービスにかかわるものを中心に，主なものを取り上げる．ちなみに介護保険で提供される介護サービスでは，要介護度に応じて使えるサービスが決まってくる．詳しくはWAM NET（ワムネット）などを参照されたい．

これらのサービスそれぞれに事業者が存在すると考えるとよい．1つのサービスしか行っていないところと，複数のサービスを行っているところがあるので，事業者ごとにどのようなサービスを提供しているか確認するとよい．保険薬局に福祉用具貸与事業や居宅介護支援事業を併設しているところもある．

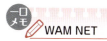

一口メモ WAM NET

独立行政法人福祉医療機構が運営する福祉と医療を支援する総合情報サイト．福祉・保健・医療に関する制度・施策やその取り組み状況などの情報がわかりやすく提供されている．
http://www.wam.go.jp/

表1 地域で提供される主な医療・介護サービス

	要介護1〜5（介護給付）	要支援1〜2（予防給付）	医療保険
ケアプラン作成機関	居宅介護支援事業者	介護予防支援事業者（地域包括支援センター）	医師の指示
訪問型（自宅で利用するサービス）	・訪問介護（ホームヘルプ） ・夜間対応型訪問介護 ・訪問入浴介護 ・訪問看護 ・定期巡回・随時対応型訪問介護看護 ・看護小規模多機能型居宅介護 ・訪問リハビリテーション ・居宅療養管理指導（医師・歯科医師・薬剤師・歯科衛生士・管理栄養士）	・介護予防訪問入浴介護 ・介護予防訪問看護 ・介護予防訪問リハビリテーション ・介護予防居宅療養管理指導（医師・歯科医師・薬剤師・歯科衛生士・管理栄養士）	・訪問診療（医師） ・訪問歯科診療 ・訪問看護 ・訪問薬剤管理指導 ・在宅患者訪問リハビリテーション指導管理 ・訪問栄養食事指導
通所型（自宅から通って利用するサービス）	・通所介護（デイサービス） ・通所リハビリテーション（デイケア） ・認知症対応型通所介護 ・短期入所療養介護（ショートステイ） ・短期入所生活介護（ショートステイ） ・小規模多機能型居宅介護 ・地域密着型通所介護（小規模デイサービス）	・介護予防通所リハビリテーション（デイケア） ・介護予防認知症対応型通所介護 ・介護予防短期入所療養介護（ショートステイ） ・介護予防短期入所生活介護（ショートステイ） ・介護予防小規模多機能型居宅介護	
入所型（生活の場を自宅から移して利用するサービス）	・介護老人福祉施設（特別養護老人ホーム：特養） ・介護老人保健施設（老健） ・特定施設入居者生活介護 ・認知症対応型共同生活介護（認知症高齢者グループホーム） ・地域密着型介護老人福祉施設入居者生活介護 ・介護医療院 ・介護療養型医療施設 ・地域密着型特定施設入居者生活介護	・介護予防特定施設入居者生活介護 ・介護予防認知症対応型共同生活介護（認知症高齢者グループホーム）：要支援1は不可	・介護療養型医療施設
福祉用具（生活環境整備サービス）	・福祉用具貸与 ・特定福祉用具販売 ・住宅改修	・介護予防福祉用具貸与 ・特定介護予防福祉用具販売 ・介護予防住宅改修	

（WAM NETを参考に作成）

2.1 ケアプラン作成機関

居宅介護支援事業者

ケアマネジャー（介護支援専門員）が要介護1〜5の認定を受けた人に，心身の状況や生活環境，本人や家族の希望等に沿って，ケアプラン（居宅サービス計画）を作成する．ここがすべての介護サービスの要となる．

介護予防支援事業者

基本的には居宅介護支援事業者と同じことを行うが，対象は要支援1または要支援2の認定を受けた人で，要介護状態にならないための予防支援を目的としたプランを立てる．通常，地域包括支援センターがこの役割を担うが，地域によっては居宅介護支援事業者に業務委託をしている場合もある．

2.2 通所型サービス

通所介護（デイサービス）

日中，デイサービスセンターなどに通ってもらい，食事，入浴，その他の必要な日常生活上の支援や生活機能訓練などを日帰りで提供するサービス．利用者の心身機能の維持向上と，利用者の家族負担の軽減を図る．

通所リハビリテーション（デイケア）

介護老人保健施設や診療所，病院において，日常生活の自立を助けるために理学療法，作業療法，その他必要なリハビリテーションを行うサービス．利用者の心身機能の維持・回復を図る．

2.3 薬剤師と居宅介護支援事業者，通所介護（デイサービス）や通所リハビリテーション（デイケア）との連携

薬剤師は在宅訪問時だけでなく，外来服薬支援や退院支援でも，事業所にいるケアマネジャーとの連携が必須となる．ケアマネジャーが立てる居宅サービス計画書（ケアプラン）には，利用者（患者）個別の目標が記載されているため，薬剤師がその目標の実現のために薬物療法が必要であることを利用者に伝えることで，よりよい医療・介護連携の実現につなげることができる．

またこの計画書には週間サービス計画表も記載されているので，どの曜日のどの時間帯に何のサービスが行われるかが一目でわかる．それを見ることで，薬剤師は服薬支援者となりうるサービスを考えることもできるし，用法がそれに合致しているかを確認することもできる．たとえばデイサービスやデイケアに週4〜5日通うケースでは，昼の支援が厚いため，重要な薬は昼に服用するようにしたほうが確実な支援が得られ，薬効もきちんと評価できる可能性が高くなる．

そのため病院薬剤師は，退院前に計画書の内容を把握し，用法の見直しや服薬

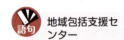

地域包括支援センター

地域の高齢者の総合相談，権利擁護や地域の支援体制づくり，介護予防の必要な援助などを行う．高齢者の保健医療の向上および福祉の増進を包括的に支援することを目的とし，地域包括ケア実現に向けた中核的な機関として市町村が設置する．2021年（令和3年）4月末のデータでは，全国で5,351か所が設置されている（支所を含めると7,300か所以上になる）．厚生労働省ホームページ（⇒ 一口メモ〈p.128〉）参照．

支援者へ報告や相談をすると非常に有効な退院支援となる．ケアマネジャーと直接連絡を取り合うことが困難な場合は，地域連携室の医療ソーシャルワーカーを通して情報収集するとよい．

ショートステイ（短期入所生活介護・短期入所療養介護）

短期間入所して，食事，入浴，その他の必要な日常生活上の支援や機能訓練などを行うサービス．利用者家族の病気や冠婚葬祭，出張などで一時的に在宅介護が困難なときにも利用できる．厳密には2種類あり，特別養護老人ホームなどの施設なら短期入所生活介護と呼び，介護老人保健施設や診療所，病院なら短期入所療養介護と呼ぶ．

ショートステイ先への薬剤情報提供は，お薬手帳が最適である．短期入所であっても臨時薬が処方されることがある．その際にお薬手帳を調剤する薬剤師に提示すれば，飲み合わせなどをチェックできる．

> **Column**
> **薬剤師の介入事例での失敗例**
>
> 薬剤師の介入により服用状況を悪くした介入例もある．昼の訪問介護や通所介護のサービスが入っている人であれば昼の服薬支援が手厚くなる．にもかかわらず，薬剤師は服用状況の改善目的で，毎食後の薬を朝夕食後で医師に提案してしまった．結局この提案は家族やケアマネジャー（介護支援専門員）により否定され，再検討の末，昼に重要な薬を集めることになった．介護状況を把握せず提案することの愚かさを薬剤師は身にしみて学んだとのことである．

2.4 入所型サービス

介護老人福祉施設（特別養護老人ホーム：特養）

寝たきりや認知症などのため，常に介護が必要で自宅での生活が難しい方のための施設．入所により，入浴・排泄・食事などの介護，機能訓練，健康管理，療養上の世話などが受けられる．

居宅療養管理指導費の算定は基本的にはできないため，外来調剤算定での対応となる．薬剤服用歴管理指導料を算定せず，調剤するだけになっている薬局もあると聞くが，きちんと利用者に会って，調剤後の薬の保管状況や薬効評価，副作用モニタリングを行い，薬歴に記載することが望ましい．

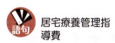

語句 居宅療養管理指導費

⇒本章「1-5　在宅医療・介護における薬剤師の役割」表1〈p.145〉参照．

介護老人保健施設（老健）

病院から自宅や特養などへ移るために必要な機能訓練（リハビリテーション）などの医療サービスを提供する中間施設．包括的な点数算定施設のため，院内処方が多い．あえて院外処方にする場合，薬局では保険請求できないため，薬価プラスいくらかの技術料金を決めて契約することがある．

介護療養型医療施設

要介護1以上で，慢性疾患を有し，長期の療養が必要な人のために介護職員が手厚く配置された医療機関（施設）．胃瘻や痰吸引といった医療ケアが必要な人向けであり，行事やレクリエーションは少ない．

認知症対応型共同生活介護(認知症高齢者グループホーム)

要介護1~5の人が対象.認知症の高齢者が共同で生活する住居において,入浴,排泄,食事などの介護,その他の日常生活上の世話,機能訓練を行う.少人数(5~9人)の家庭的な雰囲気の中で,症状の進行を遅らせて,できる限り自立した生活が送れるようになることを目指す.「居宅療養管理指導費」の算定が可能である.

介護予防認知症対応型共同生活介護(認知症高齢者グループホーム)

要支援2が対象であり,要介護状態になることをできる限り防ぐ(発生を予防する),あるいは状態がそれ以上悪化しないようにすることを目的とする.

介護医療院

要介護1~5の人が対象.長期的な医療と介護のニーズを併せ持つ高齢者を対象とし,「日常的な医学管理」や「看取りやターミナルケア」などの医療機能と「生活施設」としての機能とを兼ね備えた施設である.

3 まとめ

医療と介護の情報を途切らせず,多職種で連携して地域の患者を支えることがこれからの時代には必要不可欠である.では,その連携の輪に薬剤師が加わるために「これだけは絶対に必要」という条件があるとしたら何か.

それは「地域に根ざす」ということだと考える.渡り鳥のように職場を転々としていては地域を知ることができないし,何より住民やさまざまな医療・介護職から認識されることはないだろう.地域を愛し,地域を知り,地域に知られる薬剤師を目指してほしい.そして地域の患者にしっかり継続してかかわることのできる薬剤師になっていただきたいと心より願い,本項のまとめとする.

(川添哲嗣)

● 参考資料

1. 厚生労働省 老健局.介護保険制度をめぐる最近の動向について.令和4年3月24日.社会保障審議会 介護保険部会(第92回)資料.https://www.mhlw.go.jp/content/12300000/000917423.pdf
2. 日本薬剤師会監,じほう編.在宅医療Q&A 令和3年版—服薬支援と多職種協働・連携のポイント.じほう;2021.
3. 和田忠志,川添哲嗣監,大澤光司ほか編.在宅薬剤管理入門—コミュニティ・ファーマシストの真髄を求めて.南山堂;2014.

1 在宅医療・介護

1-4 在宅医療・介護を受ける患者の特徴

Summary
- 在宅医療・介護は地域包括ケアシステムの要として，また病床機能分化の受け皿としての役割を担い，医療費適正化や看取り先不足の観点からもいっそうの拡充が求められている．
- 在宅療養現場で多くみられる疾患は認知症，脳卒中等による障害，悪性腫瘍末期，神経難病のほか，慢性呼吸不全，慢性心不全，合併症を伴う糖尿病などであり，在宅医療においては総合診療的な診断（診断推論）と多職種での「チーム・モニタリング」が重要である．
- 在宅療養現場で介護者が最も苦慮する症状の一つに「せん妄」がある．高齢者の精神症状の診断には，まず「せん妄」の可能性を除外することが重要である．
- 限られた医療資源の最適化のため，「薬とケアの最適化」「多職種協働」などが求められる．

Keywords▶ 診断推論，多職種協働，チーム・モニタリング，薬とケアの最適化

1 在宅医療の適応となる人

　超高齢社会を乗り切っていくためには，必要な医療・看護・介護サービスが適切なタイミングで，包括的に提供される必要がある．それらサービスをシステムとして構築し，国民の住み慣れた地域での尊厳ある暮らしを目指すのが「地域包括ケアシステム」である．団塊の世代が75歳以上となる2025年を目途に実現が求められており，なかでも重要な役割を担うのが在宅医療といえる．

　在宅医療の適応となるのは，寝たきりかまたはこれに準ずる状態で通院が困難な人である．重症度，ADL（activities of daily living；日常生活動作），要介護度などによる基準はない．認知症などで判断が難しく，通院が困難な場合も対象となり，その判断は主治医に任されている．逆に，在宅医療の適応とならない通院が容易な者とは，独歩で家族などの助けを借りずに通院ができる者である．ここでの通院とは，公共の交通機関を使い，受診後に会計を済ませ，処方箋を薬局に持ち込み，薬を受け取って帰宅するという一連の流れをさす．核家族化が進む中で，家庭内に通院介助する者がおらず通院困難となる人，療養型病床での長期療養を望まない人などを中心に在宅医療のニーズが高まっており，2025年には在宅医療を必要とする患者が130万人に上ると推計されている[1]．

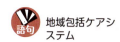

語句　地域包括ケアシステム

⇒本章 1-3 の語句〈p.128〉参照．

1.1 在宅医療の開始

　在宅医療の主な対象疾患は認知症，脳梗塞後遺症，悪性腫瘍末期，神経難病の

ほか，慢性呼吸不全，慢性心不全，合併症を伴う糖尿病などである．すでに在宅介護サービスを利用しており，症状の悪化により通院困難となって在宅医療が開始されることが多いが，これまで医療・介護の介入がほとんどないまま重篤な状況下になり，地域包括支援センターなどが介入して在宅療養支援を一から開始するような困難事例もある．

2 在宅医療の主な対象疾患

2.1 認知症

認知症（dementia）の2012年（平成24年）の有病者数は約460万人，2025年では700万人に上ると推計されている．日時・場所の理解や方向感覚などが失われ，周囲の人を見ても自分が置かれた状況を判断することができなくなる見当識障害や，判断力の障害により通院困難となる例が多く，在宅療養現場でもひときわ多くみられる症状である．

認知症の症状を示す疾患

認知機能低下を引き起こす疾患は約70種類以上あるといわれており，その様相はさまざまである．慢性硬膜下血腫，一部の脳腫瘍，一部の正常圧水頭症，甲状腺機能低下症，ビタミン欠乏症，うつ，薬剤によるものなどに代表されるいわゆる「治る認知症」と，Alzheimer（アルツハイマー）型認知症，Lewy（レビー）小体型認知症，前頭側頭葉変性症，血管性認知症などに代表される変性性疾患，いわゆる「治らない認知症」の2つに分けられることが多い．

「治る認知症」と「治らない認知症」

「治る認知症」に関しては，その原因を外科的手術や薬物治療で取り除けば劇的に回復することも珍しくなく，ケア（care）よりもキュア（cure）に求められる部分が大きいといえる．一方，「治らない認知症」の症状は中核症状と行動・心理症状（behavioral and psychological symptoms of dementia：BPSD）に大別され（図1），「ケアと薬の最適化」によってある程度症状をコントロールすることが可能である（図2）．

アルツハイマー型認知症に対する中核症状治療薬としては，アセチルコリンエステラーゼ阻害薬のドネペジル塩酸塩，ガランタミ

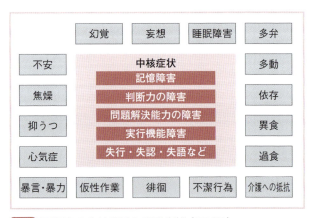

図1 認知症の中核症状と周辺症状（BPSD）

認知症に対する薬物療法は大きく2つに分けられ，中核症状には主に抗認知症薬を，周辺症状（BPSD；グレー枠）に対しては非薬物療法を第一選択とし，第二選択として向精神薬などを使用する．

BPSD 治療アルゴリズム

まずアルゴリズムにより対応方針を確認すること

非薬物的介入を最優先する

出現時間，誘因，環境要因などの特徴を探り，家族や介護スタッフとその改善を探る．デイサービスなどの導入も検討する．

⇩

確認要件

- □ ほかに身体的原因はない（特に，感染症，脱水，各種の痛み，視覚・聴覚障害など）
- □ 以前からの精神疾患はない（あれば精神科受診が望ましい）
- □ 服用中の薬物と関係ない（注1）
- □ 服薬遵守に問題ない
- □ 適応外使用も含めて当事者より十分なインフォームドコンセントが得られている（注2）

注1：激越，攻撃性，妄想，幻覚，抑うつ，錯乱，せん妄，等の精神症状は服用中の薬剤で引き起こされる可能性もある（特に，抗認知症薬〔コリン分解酵素阻害薬，メマンチン〕，H₂ ブロッカー，第一世代抗ヒスタミン薬，ベンゾジアゼピン系薬剤，三環系抗うつ薬，その他の抗コリン作用のある薬剤）．関連が疑われる場合には投与を中止するなど添付文書に準じた適切な処置を行うこと．薬剤については「高齢者の安全な薬物療法ガイドライン 2015（日本老年医学会）」を，せん妄の治療については『せん妄の治療指針第2版（日本総合病院精神医学会）』を参照されたい．

＜抗認知症薬を含め保険適応外使用が多いので，次ページ*以降の各薬剤の解説を参照すること＞

幻覚，妄想，焦燥，攻撃性	抑うつ症状，アパシー（無為）	不安，緊張，易刺激性	睡眠障害	過食，異食，徘徊，介護への抵抗
抗認知症薬の副作用を否定した上で，保険適用上の最大用量以下もしくは未服用の場合には，メマンチンやコリン分解酵素阻害薬の増量もしくは投与開始も検討可能だが，逆に増悪させることもあるので注意が必要である．これらにより標的症状が改善しない場合は，その薬剤は減量・中止の上，抗精神病薬，抑肝散や気分安定薬（注3）の使用を検討する．なお，抗認知症薬は重症度によって保険適用薬が異なるので注意すること（次頁*参照）．	コリン分解酵素阻害薬を用い，改善しない場合抗うつ薬の使用を検討する．	抗精神病薬，抗不安薬，抗うつ薬の有効性が示唆されているが，抗不安薬は中等度以上の認知症では使用しない．	睡眠覚醒リズムの確立のための環境調整を行った上で，病態に応じて睡眠導入薬／抗うつ薬／抗精神病薬の使用を検討する．	向精神薬の有効性を示唆するエビデンスは不十分で科学的根拠に乏しい．

注2：かかりつけ医は，まずなるべく平明な表現でもって，薬剤使用の一般的な利益・不利益を説明し，本人の意向を把握するよう努める必要がある．平明な表現で説明してもなお本人の理解が及ばない場合や本人の意向が確認できない場合，または妄想などと関連して自己の医療についての利益・不利益を判断する実際的能力を明らかに欠く場合には，本人の同意以外に治療上の根拠を探すべきである．具体的には，第一に事前指示書の有無を確認する必要がある．事前指示書により代理人の指定がある場合には，本人が指定した代理人に対してインフォームドコンセントを行う．事前指示書などによる事前の代理人指定がない場合には，適当な家族（本人との間に信頼関係があることが望ましい）に対してインフォームドコンセントを行うことが適当である．（白石弘巳：老年精神医学会誌，2002）

⇩

低用量で開始し，症状をみながら漸増する

- ●どの薬剤でも添付文書の最高用量を超えないこと ●薬物相互作用に注意すること
- ●用量の設定では，年齢，体重，肝・腎機能などの身体的状況を勘案すること

⇩

日常生活のチェック （必ずチェックしてから薬物投与を開始してください．）

- □ 日中の過ごし方の変化 □ 昼間の覚醒度の変化，眠気の有無
- □ 夜間の睡眠状態（就眠時間，起床時間，夜間の徘徊回数など）の変化
- □ 服薬状況（介護者／家族がどの程度服薬を確認しているかなど）の確認
- □ 水分の摂取状況（特に制限を必要としない限り）
- □ 食事の摂取状況 □ 排尿や排便の変化
- □ パーキンソン症状の有無（振戦，筋強剛，寡動，小刻み歩行，前傾姿勢，仮面様顔貌など）
- □ 転倒傾向の有無

薬物療法のリスク・ベネフィットを常に考慮する．
QOL の確保に逆効果であると判断すれば減量・中止を行う．

注3：抑肝散，バルプロ酸，カルバマゼピンは焦燥性興奮に対して有効であったとの報告があるが科学的根拠は十分でなく，必要な場合には考慮しても良い．特に高齢者の興奮症状の場合は，副作用の観点から抗精神病薬投与の前に検討することは可能．ただし，抑肝散による低カリウム血症，バルプロ酸による死亡リスク，カルバマゼピンによる皮膚粘膜眼症候群（Stevens-Johnson 症候群）には特に注意する．

図2 BPSD に対する薬物治療の進め方

（かかりつけ医のための BPSD に対応する向精神薬使用ガイドライン（第2版）．平成 27 年度労働科学研究費補助金〈厚生労働科学特別研究事業〉認知症に対するかかりつけ医の向精神薬使用の適正化に関する調査研究班作成．p.1. http://www.mhlw.go.jp/file/06-Seisakujouhou-12300000-Roukenkyoku/0000140619.pdf）
DLB (dementia with Lewy body；レビー小体型認知症)．*：上記文献を参照のこと．

ン臭化水素酸塩，リバスチグミンとNMDA（*N*-methyl-D-aspartate；*N*-メチル-D-アスパラギン酸）受容体拮抗薬のメマンチン塩酸塩の4種類の抗認知症薬が日本でも投与可能となり，軽度から高度アルツハイマー型認知症に至るまで，ほとんどの病期を薬物療法でカバーできるようになった．また，ドネペジル塩酸塩（アリセプト®）はレビー小体型認知症に関する効能・効果の承認を2014年に取得している．いずれも，認知症を根本的に治す薬ではなく，症状の進行を抑制するためのものである．使用によってBPSDが増悪することもあるため，その際には減量あるいは中止する．

2.2 せん妄

せん妄（delirium）とは，意識混濁，注意散漫，認知や知覚の変化が現れる意識障害の一種で，突然発症するため，在宅療養現場で介護者が最も苦慮する症状の一つである．高齢者では脱水や発熱を原因に発症しやすく，突然発症して，通常は一時的で元に戻る点が認知症とは異なる．

その主な特徴は以下の3つである．

● せん妄の3徴

①日内変動がある（突発的で夜間に特に多くみられる）．
②認知機能障害（見当識障害，注意障害，集中障害など）．
③行動不穏（過活動型，低活動型，混合型）．

高齢者の精神症状はまずせん妄の可能性を除外することが重要である．せん妄は，認知症，高齢を素因とし，脳神経疾患，感染，呼吸障害，便秘，脱水，薬物（表1）などを直接因子，ストレスや環境変化が促進因子として発症する．致死的なものもあるので注意が必要である．

表1　せん妄を引き起こしやすい主な薬剤

パーキンソン病治療薬	・レボドパ	・トリヘキシフェニジル　など
ベンゾジアゼピン系抗不安薬・睡眠薬	・エチゾラム ・トリアゾラム	・ジアゼパム ・ニトラゼパム　など
三環系抗うつ薬	・クロミプラミン ・アモキサピン	・イミプラミン ・アミトリプチリン　など
消化性潰瘍治療薬（H₂受容体拮抗薬）	・ファモチジン	・シメチジン　など
ステロイド薬	・プレドニゾロン　など	

2.3 脳卒中等による障害

脳卒中などの後遺症で身体に麻痺が残るような場合，在宅医療の対象となる．在宅医による全身状態の維持と，理学療法士・作業療法士・言語聴覚士・看護師・臨床心理士などのチームでリハビリテーションを行うことが在宅療養の主な支援となる．リハビリテーションの主な目的は，再発の防止と日常生活における機能障害や能力低下からの回復を目指し，QOL（quality of life；生活の質）の向上と維持を図ることにある．脳梗塞の場合の再発予防のための薬物治療には，抗血栓薬（抗血小板薬，抗凝固薬）がある．

● 抗血小板薬

　非心原性脳梗塞（ラクナ梗塞，アテローム血栓性脳梗塞など）には抗血小板薬を選択する．抗血小板薬には，アスピリン，クロピドグレル，シロスタゾールがあるが，効果および副作用出現の観点から高齢者はクロピドグレルもしくはシロスタゾールが優先して使用される．

● 抗凝固薬

　心原性脳梗塞には，抗凝固薬が選択される．ワルファリンおよびNOAC（Non-VKA Oral Anticoagulants）があるが，脳梗塞の再発予防効果がワルファリンより有意に優れるダビガトランが使われることが多いが，腎機能が低下している患者には禁忌である．必要に応じて他のNOACを選択する．

　その他，動脈硬化・高血圧・糖尿病などを防止する生活習慣の確立が必要であり，カウンセリングなどにより，患者とその家族を含めた介護者の行動変容を促すことが重要である．また，身体の麻痺により筋力が衰えたり，関節が固まったりする廃用症候群は，肺炎や認知症などの二次的障害を起こすリスクも高めるため，残っている機能を活性化し，なおかつ廃用症候群によってそれらを失わないようにする必要がある．

2.4 悪性腫瘍末期

　末期がんの場合は40歳以上であれば介護保険制度が利用できるため，本人や家族と医師や看護師，ケアマネジャー，ヘルパーなどの専門職と密に連携を取ることで在宅療養も可能となる．「自宅で安らかな最期を迎えたい」と希望する人のために，治療という観点ではなく，痛みを和らげる緩和ケアが焦点となることも多い．

疼痛管理

　緩和ケアの領域では，がんの痛みを，①身体的な痛み，②精神的な痛み，③社会的な痛み，④スピリチュアルな痛みの4つに分類している．

　痛みの神経学的分類として，体性痛，内臓痛，神経障害性疼痛があるが，それぞれの原因やパターンを評価し，適切な薬物療法や原因除去が必要となる．

　疼痛に対する薬物療法としては，非オピオイド鎮痛薬（アセトアミノフェンやNSAIDs）を使用し，効果が不十分なときは，弱オピオイド（コデインやトラマドール）を追加する．それでも不十分な場合に，弱オピオイドを強オピオイド（モルヒネ，フェンタニル，オキシコドン，タペンタドール）に変更するというのが一般的な流れである．身体状況に合わせて貼付剤なども使用するが，レスキューが頻回になるなど投与量の調整が困難となった場合に，持続皮下注射を使用することもある．いずれも，①夜間に十分に睡眠がとれること，②日中の安静時に痛みのない状態で過ごせること，③体動時の痛みの消失などを目標にして行う[2]．

2.5 神経難病

神経難病（intractable neurological disease）とは神経の病気の中で，明確な原因や治療法がないものをさす．具体的には運動ニューロン病（筋萎縮性側索硬化症，脊髄性筋萎縮症など），脊髄小脳変性症（脊髄小脳失調症，多系統萎縮症など），多発性硬化症，重症筋無力症，Parkinson（パーキンソン）病，進行性核上性麻痺などがある．その多くはADLの低下により介助が必要となり，構音障害のためにコミュニケーションが困難となり，嚥下障害のために経管栄養が必要になるなど，介護度が高くなる特徴がある．

2.6 慢性呼吸不全

慢性閉塞性肺疾患（COPD），肺結核後遺症，間質性肺炎，肺癌などにより，大気中から酸素を体に取り入れて，体内でできた二酸化炭素を体外に放出するという肺の本来の働きを果たせなくなった状態が呼吸不全であり，この状況が1か月以上続くと慢性呼吸不全と呼ばれる．主な治療法には，濃い酸素を吸入する在宅酸素療法（HOT）や自発的な呼吸を補助する換気補助療法などがある．医師の指示書によって導入可能で，在宅医療現場において，慢性呼吸不全患者の生命予後の改善などに役立っている．

2.7 慢性心不全

心不全とは，心臓の働きが弱くなる疾患で，血液の流れが悪くなり，滞ることからうっ血性心不全とも呼ばれる．高齢者の心不全は女性が罹患しやすく，高血圧や心房細動の合併が多くみられる．基礎疾患としては虚血性心疾患や大動脈弁狭窄症によるものが多い．

心不全の原因が左心系にある場合，全身へ血液を送り出す働きが低下し，チアノーゼや血圧低下，頻脈による動悸，意識障害などの症状が現れる．また，肺のうっ血により，呼吸困難，咳などの呼吸器症状が起こりやすい．心不全の原因が右心系にある場合，全身の動脈血が心臓に戻る流れが滞り，浮腫，胸水・腹水貯留，頸静脈怒張，肝腫大などの症状が多くみられる．

在宅医療における心不全治療は，症状緩和とQOL・QOD（quality of death；死の質）の維持・向上が治療目的となり，原因疾患の治療に加え，利尿薬，強心薬，血管拡張薬，降圧薬などの薬物療法が行われる．

2.8 糖尿病

糖尿病は，高齢者にとって頻度の高い疾患である．糖尿病の治療の目標は重症化の予防であるが，高齢者にとって厳格な血糖コントロールがQOL・QODを損なわないよう留意する．また高齢者は，筋骨格量の減少や活動量，認知機能の低下などがあり，血糖降下薬による重症低血糖を起こしやすい．

日本糖尿病学会と日本老年薬学会の合同委員会は「高齢者糖尿病の血糖コントロール目標」を発表し，患者の健康状態に応じた HbA1c の目標を設定している[3]．インスリン，SU 薬，グリニド薬など低血糖リスクがある薬剤はできる限り使用せず，必要な場合も最小用量とする．また，発熱，下痢，食事量低下など体調不良時の服薬については事前に注意喚起を行う．定期的に採血検査を行い，血糖のコントロール状況を把握するとともに，特に腎機能低下など重症な合併症の兆しを見逃さないよう心掛ける．

3 課題と展望

3.1 チーム・モニタリングを目指す

在宅医療は，検査器具や機器が十分にそろっていない状況で優先順位をつけながら病気を診断していかなければならない．そのため，仮説検証を繰り返して結論に至る「診断推論」と，一つの病気を薬物とケアで対応しながら，少しずつ診断を進めていく「診断的治療」というアプローチが必要な場合が多いといえる．この段階では，複数の病気を比較し，可能性の高いものに目星をつけて処方をしているため，薬が効いているか，副作用は出ていないか，などの注意深い観察が必要になる．月2回の定期訪問を基本とする在宅医師だけでは経過が十分に把握できないため，薬剤師・訪問看護師・介護スタッフ・家族らと協働し，「チーム・モニタリング」を繰り返しながら治療とケアの質の向上を目指すことが重要である．

3.2 処方薬の適正化が必要

在宅や介護施設における医療では，薬物治療が大部分を占めるが，特に，「Multi-Morbidity（同時に2種類以上の健康状態が併存し，診療の中心となる疾患が設定し難い状態）」の状態にある患者は，ポリファーマシーの状態となりやすい．複数の診療科を受診して同種同効薬が処方されたり，ある薬剤の副作用と気づかずにその症状に対する薬が処方される，いわゆる「処方カスケード」の状態となり薬剤が増加傾向となる．

高齢者は，身体機能の低下によって薬物動態が一般成人とは異なることや薬剤同士で薬物相互作用が起こりやすく，薬物有害事象が生じやすい．薬物有害事象は薬剤数にほぼ比例して増加し，6種類以上で特に薬物有害事象が発生しやすく，5種類以上で転倒の発生頻度が上昇するというデータもある[4,5]．厚生労働省は，高齢者の医薬品適正使用の指針（総論編・各論編）を発表し，薬剤の見直しの考え方やプロセスを提示するとともに，症状別に個別の薬剤の留意点を示している．入院や在宅療養への移行など，薬剤の一元管理が可能となったタイミングが処方適正化の好機となることが多い．かかりつけ医と薬剤師が連携し，適切にマネジ

メントすることが必要である（図3）．薬剤の調整は，時間がかかることも多く，トライアンドエラーも許容しながら進めざるを得ない．それにはその過程において起こる可能性のあるさまざまな事象について患者家族も含めた介護者や医療スタッフが事前に共有すること，それに関連する変化を見逃さず，躊躇せずに介護者と医療者が共有し，改善するというサイクルを細かく実行していく必要がある．

　薬（医療）のことは医師と薬剤師のみが決め，介護者は言われた通りに飲ませるだけという役割分担では地域におけるポリファーマシー解消は不可能といってもいい．すべての関係者が協働して「ケアと薬の最適化」を目指すことが重要であり，こういったコミュニケーションを通じて，患者それぞれの人生の終末期を安心・安全に過ごす生活の場をどのように構築していくのかを再考する契機となることは間違いない．

（髙瀬義昌）

● 引用文献

1) 厚生労働省．第11回 医療計画の見直し等に関する検討会．平成29年6月30日．
2) 日本緩和医療学会ガイドライン統括委員会．がん疼痛の薬物療法に関するガイドライン 2020年版．金原出版：2020．
3) 日本糖尿病学会と日本老年医学会の合同委員会．高齢者糖尿病の血糖コントロール目標．2016．
4) Kojima T, et al. High risk of adverse drug reactions in elderly patients taking six or more drugs：Analysis of inpatient databases. Geriatr Gerontol Int 2012；12（4）：761-762.
5) Kojima T, et al. Polypharmacy as a risk for fall occurrence in geriatric outpatients. Geriatr Gerontol Int 2012；12（3）：425-430.
6) 日本薬剤師会．平成19年度老人保健事業推進費等補助金「後期高齢者の服薬における問題と薬剤師の在宅患者訪問薬剤管理指導ならびに居宅療養管理指導の効果に関する調査研究」．平成20年3月．

●症例1

患者：87歳，男性，要介護3，訪問看護，訪問調剤あり．
高度アルツハイマー型認知症，高血圧症，多発性脳梗塞，薬剤性パーキンソン症候群，変形性膝関節症

【介入前】

薬剤	用法	用量
ハルナールD（0.2）	朝食後	1錠
リポバス（5）	朝食後	1錠
大建中湯	毎食後	7.5 g
抑肝散	毎食後	7.5 g
ガスモチン（5）	毎食後	3錠
ガスコン（40）	毎食後	6錠
エビプロスタット配合錠DB	毎食後	3錠
アムロジピン（5）	朝夕食後	2錠
チバセン（5）	朝夕食後	2錠
グラマリール（25）	朝夕食後	2錠
ロルカム（4）	朝夕食後	2錠
ニセルゴリン（5）	朝夕食後	2錠
メチコバール（500）	朝夕食後	3錠
カイロック細粒40%	朝夕食後	0.6 g
マーズレンS配合顆粒	朝夕食後	3 g
アーチスト（10）	夕食後	1錠
デパス 0.5	就寝前	1錠

【介入後】

薬剤	用法	用量
メマリー（10）	夕食後	1錠
アイミクス配合錠HD	夕食後	1錠
カルデナリン（0.5）	夕食後	1錠
テトラミド（10）	夕食後	1錠
リスペリドン（0.5）	不穏時	1錠
アモバン（7.5）	不眠時	1錠

薬の削除を実施（削減した当日夜には電話で様子を確認）．その後，訪問看護，訪問調剤，ホームヘルパーなどと連携して対応．頓服は使用していない．

徘徊がなくなる．デイサービスにも通うようになる．

1日薬価 704円削減
年間薬価 256,960円削減

ショートステイで大暴れ．電動カートで隣町まで行き，警察がトラックで送ってくれたこともあった．

●症例2

患者：74歳，女性，要支援1，訪問看護なし，訪問調剤あり．
パニック障害，2型糖尿病，高血圧症，狭心症，心身症，自律神経失調症

【介入前】

薬剤	用法	用量
アイトロール（20）	朝食後	1錠
カルスロット（10）	朝食後	1錠
テノーミン（25）	朝食後	1錠
ブロプレス（2）	朝食後	1錠
バイアスピリン（100）	朝食後	1錠
エディロールカプセル（0.75）	夕食後	1CP
ドグマチール（50）		1錠
リピトール（5）	夕食後	1錠
プルゼニド（12）	夕食後	2錠
レクサプロ（10）	夕食後	1錠
シグマート（2.5）	夕食後	2錠
ハルシオン（0.125）	就寝前	1錠
アマリール（1）	就寝前	4錠
ソラナックス（0.4）	朝夕食後	1錠
ベイスンOD（0.3）	朝夕食後	3錠
モーラステープ（20）	毎食直前	35枚
ランタス注ソロスター 300単位		3キット
マイクロファインプラス		70本

【介入後】

薬剤	用法	用量
アイトロール（20）	朝食後	1錠
ブロプレス（2）	朝食後	0.5錠
バイアスピリン（100）	朝食後	1錠
リオベル配合錠HD	朝食後	1錠
テトラミド（10）	夕食後	1錠
ソラナックス（0.4）	夕・就寝前	1錠
リカルボン（50）	起床時・4週間に1回	1錠

めまい，ふらつきがなくなり，本人が心配なく買い物に出かけることができるようになった．

処方薬削減後の入院はなくなった．

1日薬価 649円削減
年間薬価 236,885円削減

食欲不振，不眠から6回入退院を繰り返す．

図3 「薬とケアの最適化」により劇的に改善した症例
（髙瀬義昌ほか．地域包括ケアにおける医薬品適正使用に関する研究―高齢者において処方薬の削減によりQOLが上昇した事例．老年精神医学雑誌 2014；25（12）：1388-1393 より一部抜粋）

1-5 在宅医療・介護における薬剤師の役割

- 薬剤師が在宅業務に取り組むにあたっては，多職種との連携を十分取ることが重要である．
- 在宅での業務には通常の服薬管理に加え，麻薬の注射の管理や中心静脈栄養の管理なども含まれる．
- 薬剤師が在宅訪問に至るまでの流れには4つのパターンがある．
- 薬剤師による患者の体調チェックは「食事・排泄・睡眠・運動・認知機能」について行うことが重要である．
- 薬剤師は薬学的視点から服薬支援を行うことが重要であり，かつ患者一人ひとりに合わせた服薬援助を心がけることが重要である．

Keywords ▶ 多職種連携，在宅患者訪問薬剤管理指導，居宅療養管理指導，服薬支援，簡易懸濁法

1 薬剤師が在宅医療にかかわる必要性

医薬分業が進展し，医薬分業率は全国平均で2020年（令和2年）度には75.7％となった．また，地域医療・在宅医療の分野でも，薬剤師による在宅での服薬に関する指導業務の実施は，少しずつではあるが進んできている（図1）．

在宅で療養する高齢者では，加齢とともに，複数の合併症をもつ場合が増えてくる．その結果，多くの医薬品を併用する，いわゆる多剤併用となり，同じ効果（あるいは類似）の医薬品の重複投薬や薬物間相互作用のリスクが問題となるケースがある．また，視覚や聴覚機能の低下，嚥下機能の障害などにより，服薬の自己管理や服薬自体に支援が必要となることも多い．一方，加齢による腎機能・肝機能の低下により医薬品の体内動態に変動が起こることも考えられる．こうした生理機能の個人差に対応した処方，調剤，服薬の管理を適切に行うには，薬剤師の役割が大きい．

在宅医療において多職種連携は欠かせないが，特に，介護支援専門員（ケアマネジャー）が行うサービス担当者会議や病・医院の退院時に行うカンファレンスには薬剤師も参加して，在宅医療における服薬状況の情報把握と薬物療法の方針について話し合う必要がある．薬剤師が関与することにより，在宅での薬に関する問題点をスムーズに解決できる可能性がある．

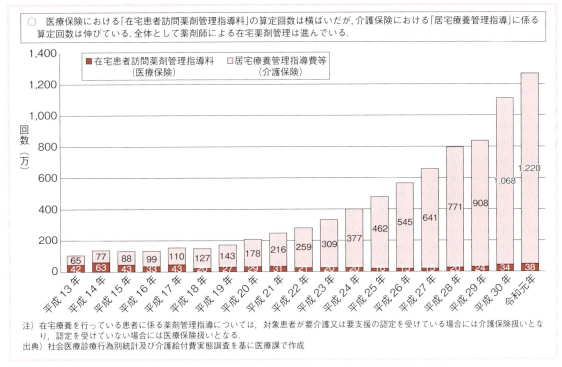

図1 薬局における在宅患者訪問薬剤管理指導の実施状況
(厚生労働省. 在宅(その1). 在宅患者訪問薬剤管理指導について. 中医協 総-1-4. 令和3年8月25日. https://www.mhlw.go.jp/content/12404000/000823125.pdf)
地域医療・在宅医療の分野でも,薬剤師による在宅での服薬に関する指導業務の実施が,少しずつではあるが進んできている.

2 多職種と薬剤師が連携する意義

2.1 高齢者の服薬に関する問題点への関与

　在宅に限らず高齢者は,加齢とともに複数の疾患を合併する確率が高くなる.それに伴い,服薬する医薬品の数も多くなる傾向にある.また,薬の数が増えると,重複投与や相互作用のリスクに加え,薬の飲み残し・飲み忘れの危険性が高まることがわかっている(図2).さらに,視力の低下や嚥下障害などにより薬の自己管理や服薬に対する支援が必要なケースが増えている.家族が患者本人に代わって医薬品の管理を行うことができればよいのだが,近年,高齢一人暮らし世帯が増加し(図3)[1],それも難しい状況になりつつある(⇒本章「2-11 残薬確認」〈p.234〉参照).

　高齢者は,加齢に伴う腎機能・肝機能などの代謝機能の低下や筋肉量減少,体脂肪比率の増加などの体成分組成の変化が伴い,薬物の体内動態に影響が出る.したがって,これらの影響を考慮した処方を行うことが必要である.また,薬の飲み忘れ・飲み残しの防止や,嚥下困難者用の調剤上の工夫などは,薬剤師の職能が発揮される分野である.

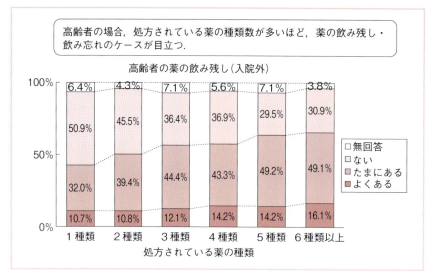

図2 薬の飲み残し・飲み忘れ

（平成17年「高齢者と薬」全国老人クラブ連合会女性委員会モニター調査．http://www.mhlw.go.jp/stf/shingi/2r9852000001plgp-att/2r9852000001pljg.pdf より）

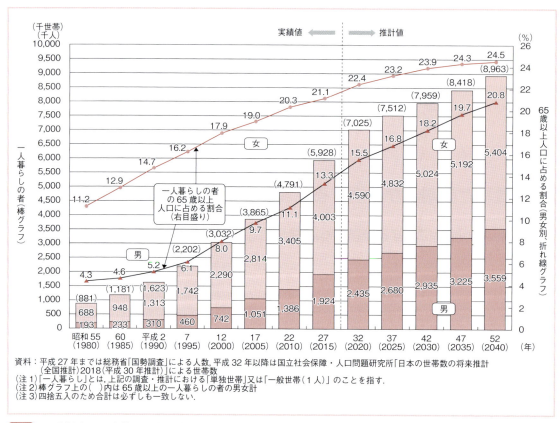

図3 65歳以上の一人暮らし者の動向

（内閣府．家族と世帯．第1章 高齢化の状況．令和2年版高齢社会白書．https://www8.cao.go.jp/kourei/whitepaper/w-2020/html/zenbun/s1_1_3.html[1])

図に示されるように近年，高齢一人暮らし世帯が増加し，家族が患者本人に代わって医薬品の管理を行うことが難しい状況になりつつある．

2.2 在宅における薬剤師の業務

在宅における薬剤師の業務は，医療保険では「在宅患者訪問薬剤管理指導」という名称で1994年10月に定められた．また，介護保険では「居宅療養管理指導」（要介護度1〜5の人が対象）という名称で2000年4月に，「介護予防居宅療養管理指導」（要支援1・2の人が対象）という名称で2006年4月に定められている．名称は異なるが，業務内容は同じである（表1）．

服薬コンプライアンス・残薬・副作用・相互作用の確認

実際には，服薬コンプライアンスや残薬の確認により，適切な薬物療法が医師の意図したとおりに行われているかを確認したり，予期せぬ副作用が起こっていないか，ほかの医療機関からの処方薬や要指導・一般用医薬品（over the counter drug；OTC薬），健康食品などの相互作用のチェックなども業務として行われる．

ターミナルケア患者への皮下注射の実施，高カロリー輸液などの調製

最近では，ターミナルケアの患者における疼痛緩和のため，麻薬をインフュー

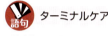

語句 ターミナルケア

終末期の医療・ケアのこと．延命を行わずに，身体的にも精神的にも苦痛を伴わないように医療・介護を行い，患者が本人らしく人生の最期を生きるために行われる．
⇒本章「2-4 終末期患者への対応」〈p.173〉参照．

表1 薬剤師在宅訪問（2022〔令和4〕年4月から）の点数表

	医療保険：在宅患者訪問薬剤管理指導料	介護給付：居宅療養管理指導費 予防給付：介護予防居宅療養管理指導費
薬局の薬剤師	月4回まで，1回あたり 1）単一建物診療患者が1人の場合　650点 2）単一建物診療患者が2人以上9人以下の場合　320点 3）1及び2以外の場合　290点 4）情報通信機器を用いて行う場合（オンライン）　59点 　2人以上でも別日なら各人　650点 ※薬剤師1人につき40回/週まで算定可能 ※16 km規制	月4回まで，1回あたり 1）同一建物居住者1人の場合　517単位 2）同一建物内で同一日に2人以上9人以下の訪問　378単位 3）1及び2以外の場合　341単位 　2人以上でも別日なら各人　503単位 ※同一建物同一日で，一人が医療保険，もう一人が介護保険の場合は，医療保険は650点，介護保険は517単位
病院または診療所の薬剤師	同上	月2回まで，1回あたり 1）同一建物居住者1人の場合　565単位 2）同一建物居住者2人以上9人以下の場合　416単位 3）1及び2以外の場合　379単位
麻薬加算	100点（オンラインの場合　22点）	100単位
基本項目	※算定する日の間隔は6日以上あけること ※がん末期および，中心静脈栄養法の対象患者：1週に2回かつ1月に8回を限度 （病院または診療所の薬剤師にあっては算定不可）	

対象：通院困難な在宅療養中の患者．
※算定要件上，医師の往診の有無は関係ない．
（「令和4年度診療報酬改定」「令和3年度介護報酬改定」を参考に作成．川添哲嗣氏より提供）

ザーポンプを利用して皮下注射したり，中心静脈栄養法を行っている患者には，薬局の無菌室にて，無菌的に薬剤や高カロリー輸液などを調製する．この業務は，医療安全や感染予防に有効であるだけでなく，看護師が患者ケアにかける時間の確保にも有用である．また，未使用の医療用麻薬に関する適切な処分の指導などを行うこともある．このように，薬剤師が在宅で行う業務には，非常に多くのものがある．

2.3 在宅患者訪問薬剤管理指導・居宅療養管理指導開始に至る4つのパターン

薬剤師が在宅患者訪問薬剤管理指導・居宅療養管理指導を開始するまでの流れを，4つのパターンに分けて解説する（図4）．

A：医師の指示型

Aパターンは，在宅訪問を行っている医師や歯科医師が，患者の状況から，在宅で薬を適切に使用するためには，薬剤師の訪問による服薬管理が必要と判断し，訪問の指示を出すことにより開始するパターンである．

日本薬剤師会による「後期高齢者の服薬における問題と薬剤師の在宅患者訪問薬剤管理指導ならびに居宅療養管理指導の効果に関する調査研究」によると，薬

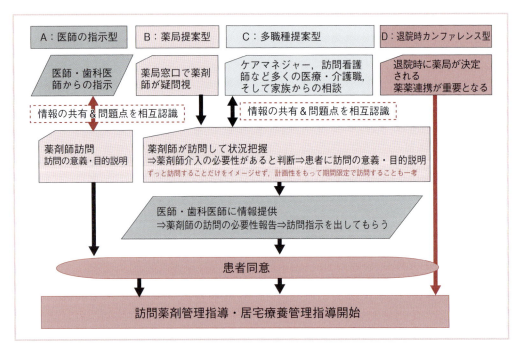

図4 在宅患者訪問薬剤管理指導・居宅療養管理指導開始に至る4つのパターン
（日本薬剤師会．在宅服薬支援マニュアル 平成26年6月版．http://nichiyaku.info/member/kaigo/fukuyakushien.html より一部改変）
薬剤師が在宅患者訪問薬剤管理指導・居宅療養管理指導を開始するまでの流れを，4つのパターン（A：医師の指示型，B：薬局提案型，C：多職種提案型，D：退院時カンファレンス型）に分けている．

剤師による訪問業務開始のきっかけの8割以上がAパターンとなっている[2]. いずれのパターンでも共通であるが, 訪問開始時に薬剤師は患者に対して薬剤師が訪問する意義や目的をしっかりと説明し, 同意を得ることが必要である.

B：薬局提案型

Bパターンは, 薬局窓口で薬剤師が患者の在宅での服薬状況や保管状況などに疑問をもち, 患者宅を訪問. 訪問の結果, 適切な薬物治療を行うために薬剤師の介入が必要と判断し, 患者の了解を得たうえで, 処方医に, その必要性を情報提供することにより, 医師から訪問の指示を出してもらうパターンである.

日本薬剤師会の調査結果によると, Bパターンがきっかけになった事例は残念ながら数パーセントである[2]. その原因は, たとえば, 実際には服薬状況が悪い場合でも, 薬局での投薬時に本人に確認すると「きちんと服用できている」と回答された場合, それを疑うことは困難であることなどがあげられる. また仮に薬剤師がなんらかの疑いをもった場合でも, それだけで患者宅を訪問するのは, 心理的に高いハードルが存在するように思う. また, 訪問された側の患者・家族も, 違和感をもつ可能性が考えられる. しかし, たとえば患者への服薬指導などにより得られた情報から, 在宅での服薬に問題点を感じた際には, 「まずは訪問してみる」という積極的な姿勢をもっておくことは重要である.

C：多職種提案型

Cパターンは, ケアマネジャーや訪問看護師, ヘルパーなどのいわゆる多職種が患者宅を訪問した際に, 服薬に関する問題点（飲み残し, 服薬困難など）を発見した場合や, 患者・家族から薬に関する相談を受けた際などに, その情報を薬剤師に提供してもらう. 薬剤師は, 情報に関する確認を行うために, 在宅訪問し, 問題点を実際に確認する. その結果, 薬剤師による訪問の必要性があると判断した場合には, 患者の了解を得たうえで処方医に情報提供を行い, 訪問の指示を得て, 正式な訪問業務を開始するというパターンである. 今後は多職種連携の推進により, このパターンを増やすことが可能と考える.

D：退院時カンファレンス型

Dパターンは, 退院時カンファレンスをきっかけとして薬剤師が訪問業務を開始するパターンである. 近年, 病院薬剤師が病棟業務を行う機会が増えているが, 病院薬剤師が入院中の服薬管理をする際に, 投薬の内容（薬の数や服薬方法など）や患者の状況（認知など）, さらには自宅での療養環境（一人暮らしなど）などから, 退院後に在宅患者訪問薬剤管理指導・居宅療養管理指導が必要と判断し, 地域連携室などに情報提供することにより, 退院時カンファレンスに薬局薬剤師の参加を求め, 訪問が開始されるパターンである. 入院している場合には, 多剤併用や服薬方法が複雑な場合でも多職種で見守ることができるが, 在宅に戻れば, 特に

2.4 薬剤師による体調チェックの視点

在宅医療にかかわる多職種の中で,薬の専門家である薬剤師による患者の体調チェックの視点とは,どのようなものであろうか.日本薬剤師会は2011年8月に『生活機能と薬からみる 体調チェックフローチャート 解説と活用 第2版』[3)]を発刊したが,そこで示された食事・排泄・睡眠・運動・認知機能の5項目は,人間が生活するうえで少しでも不調があると,本人のQOL(quality of life;生活の質)に大きなマイナスの影響を及ぼしてしまうため,注意が必要である.しかし現実には,これらの機能(ADL:activities of daily living;日常生活動作)に対して影響を与える薬物は多く存在する.

薬剤師は,在宅訪問時に自ら患者に聞きとるなどして,薬の影響を確認するこ

表2 味覚障害を起こす可能性がある薬剤(亜鉛キレート作用がある薬剤)

薬剤の分類	薬品名
利尿薬	フロセミド,スピロノラクトンなど
降圧薬	トリクロルメチアジド,ACE阻害薬,カルシウム拮抗薬など
抗パーキンソン病薬	レボドパ,トリヘキシフェニジルなど
抗うつ薬	ノルトリプチリン
抗不安薬,睡眠薬	ジアゼパム,クロルジアゼポキシド,オキサゾラム,フルニトラゼパム,トリアゾラムなど
自律神経系作用薬	ガンマオリザノール
制吐薬	メトクロプラミド
鎮痛薬	アスピリン,メフェナム酸など
抗悪性腫瘍薬	フルオロウラシル,ドキソルビシン,MTX,テガフール,ビンクリスチンなど
抗結核薬	イソニアジド,エタンブトール,PAS
肝疾患治療薬	チオプロニン,グルタチオン
ステロイド	プレドニゾロン
免疫抑制薬	アザチオプリン
甲状腺疾患治療薬	チアマゾール,プロピルチオウラシル
痛風治療薬	アロプリノール
糖尿病治療薬	メトホルミン,グリブゾール
抗菌薬	ビクシリン,ミノサイクリン,ST合剤など
抗ヒスタミン薬	d-クロルフェニラミン,プロメタジン
抗てんかん薬	フェニトイン,カルバマゼピン
抗真菌薬	アムホテリシンB

ACE(angiotensinconvertingenzyme;アンギオテンシン変換酵素),MTX(methotrexate;メトトレキサート),PAS(calcium para-aminosalicylate hydrate;パラアミノサリチル酸カルシウム),ST(sulfamethoxazole/trimethoprim;スルファメトキサゾール/トリメトプリム).

とはもちろん，たとえば退院時やその他必要時に行うカンファレンスやサービス担当者会議においても，多職種に対して，薬とADLの関係についての情報，および患者をケアする際の注意点についての情報提供を行うことが重要である．

多職種との連携の例としては，食事に関する問題であれば，薬物による口渇，味覚障害（表2）や消化器系の副作用の可能性について伝達する．排泄であれば，薬物による便秘や下痢，頻尿の可能性があることを伝える．睡眠であれば，睡眠導入薬の種類と不眠の種類のマッチングを検討する必要がある．運動であれば，薬物の筋弛緩作用によるADLへの影響などについて，本人，そして日頃一緒に過ごしている家族に加えて，ケアを担当するヘルパーらに伝えておくことによって，早期に問題を発見し，対処することができるケースがある．また，薬物による影響が疑われた際には，医師と連携をとって，処方内容を再検討する．また食事に関しては歯科医師，管理栄養士などと情報交換するなど，さまざまな職種との連携が考えられる．

3 薬剤師が行う服薬支援

3.1 高齢者の薬物治療の特徴

前述のように，高齢者は老化によりさまざまな疾病を併せもつケースが多い．そして，それに伴い，複数の薬物を服用することになる．その結果，薬物同士の相互作用や，重複投与などの危険性が高まる．また，老化に伴う疾患の多くは慢性的になりやすく，服薬が長期にわたることも多い．それに加え，高齢者は体内水分量の対体重比が一般成人に比べると低い傾向にある．心臓の機能低下に伴い，血液循環量が減少し，肝機能・腎機能も低下する．これらの機能の低下は，体内での薬物血中濃度の上昇をきたしやすく，副作用の発現リスクが高まる．

3.2 服薬支援の内容

薬剤師による服薬支援として，まずあげられるのが薬剤師の作成する「薬剤服用歴管理記録簿」（以下，薬歴）や「お薬手帳」を利用した，患者の服薬中の薬の確認である．薬歴は，医師でいえば「カルテ」にあたり，当該患者が過去に服薬していた薬から，現在服薬している薬までの記録である．薬歴には，薬の記録だけでなく，体質や，アレルギー歴，副作用歴など，患者のさまざまなデータが記録される．薬歴の活用により，たとえば，過去に副作用の出たことのある薬が処方された際にチェックができ，再度副作用を起こすことを予防できたり，ほかの医療機関から投与されている医薬品との重複や相互作用のチェックなども行える．お薬手帳は薬歴の中の主に薬に関する情報を手帳に記載し，患者に持たせることにより，他の医療機関や薬局での診察，投薬の参考とするものである．

次に，医薬品を正確に服用できるようにする工夫として，服用回数（1日の服

用回数が多いほど飲み忘れが多い）や服用時点（起床時，昼間，食間などは飲み忘れが多い）の検討を行うことや，冒頭にも紹介したが，薬の管理者がいない独居の高齢者などは，服用時点ごとに薬をまとめて一袋にいれる「一包化調剤」や「服薬カレンダー」の活用，経管栄養の患者に起こりがちな，胃瘻チューブからの薬の注入時に使用するチューブの詰まりを防ぐ「簡易懸濁法」と呼ばれる工夫などもある．それ以外に誤嚥防止のために，口腔内崩壊錠の活用や嚥下補助ゼリー（液状オブラート）やとろみ剤を用いることもある．

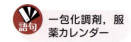

一包化調剤，服薬カレンダー

⇒本章「2-3 認知症患者への対応」〈p.165〉参照

簡易懸濁法

⇒本章「2-9 簡易懸濁法」（p.216）参照．

4 おわりに

　在宅医療において多職種連携は欠かせない．特に介護支援専門員が行うサービス担当者会議や病院・医院の退院時に行うカンファレンスには薬剤師も参加して在宅医療の情報把握と方針について話し合う必要がある．また，在宅での問題解決のために，積極的に多職種につなげていけば，薬物による問題点がスムーズに解決できる可能性が高まる．

（大澤光司）

● **引用文献**

1) 内閣府．家族と世帯．第1章 高齢化の状況．令和2年版高齢社会白書．https://www8.cao.go.jp/kourei/whitepaper/w-2020/html/zenbun/s1_1_3.html
2) 日本薬剤師会．後期高齢者の服薬における問題と薬剤師の在宅患者訪問薬剤管理指導ならびに居宅療養管理指導の効果に関する調査研究報告書．平成19年度老人保健事業推進費等補助金（老人保健健康増進等事業分）．平成20年3月．http://www.nichiyaku.or.jp/action/wp-content/uploads/2008/06/19kourei_hukuyaku1.pdf
3) 日本薬剤師会．生活機能と薬からみる 体調チェックフローチャート 解説と活用．第2版．2011；じほう．

● **参考資料**

1. 佐藤 智編．明日の在宅医療．2008；中央法規出版．

② 在宅医療・介護にかかわる薬剤師に必要な知識とスキル

2-1 在宅医療に必要なコミュニケーション・スキルとプライバシーへの配慮

Summary
- 在宅医療においては，物理的にだけでなく，精神的にもきわめて私的な空間に医療・介護職がかかわる．病院や薬局などの公共の場面では許容できるような医療者の言動や身なりが，在宅といったプライベートな空間では患者や家族の気に障るということも起こりえる．
- 医療者-患者間のみならず，医療者同士であったとしても，使う言葉や判断の背景となる価値観や行動様式などは異なる．すなわち，互いを「異文化」としてとらえつつ，相手の文化を理解しようとする姿勢が重要である．
- そのうえで，相手の立場に配慮しつつ，薬剤師として薬学的管理に必要な情報共有を行っていくためには，きめ細かなコミュニケーションが求められる．

Keywords ▶ 異文化コミュニケーション，解釈モデル

1 在宅医療におけるコミュニケーション

1.1 薬剤師が患者に会う目的

在宅医療に限らず，薬剤師が患者とかかわる目的は，患者が「安全で効果的な薬物治療を実践できる」ことにある．したがって，薬剤師としては，患者が「安全に薬を使っているか」，すなわち副作用が出ていないか，副作用や相互作用が起こるリスクはないか，治療や薬に不安や疑問を抱えていないか，などを確認する必要がある．同様に「効果的に薬を使う」ために，正しく服用できているか，薬だけでなく，疾患の治療に必要なその他の要因（生活習慣，健康や治療に対する価値観など）についてはどうか，なども把握しておく必要がある．とりわけ在宅医療においては，患者の生活空間に薬剤師が身をおいて，患者自身や家族からもこれらの情報を収集することができる．また，患者にかかわるほかの医療・介護職とも情報を共有することができる．

1.2 患者の全体像の理解に努める

薬剤情報提供文書にあるような通り一遍の万人向けの情報は，生活背景や価値観などが異なる個々の患者に適用できるとは限らない．まずは，患者を理解しようとすること，疾患だけでなくその背景にある生活や価値観なども含めた全体像を把握することに焦点を当てる必要がある．**図1**は臨床場面における薬剤師の

151

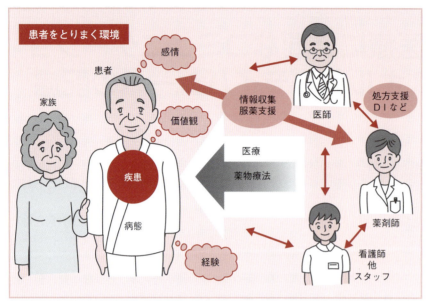

図1 在宅場面における薬剤師のコミュニケーションの全体像
(庵原伸也, 堀哲也監. 日経ドラッグインフォメーション編. 次世代薬剤師 虎の巻—実践！地域薬局での薬学生・薬剤師教育. 日経BP社；2015. p.161 より)
DI (drug information；ドラッグインフォメーション).

　コミュニケーションの全体像を示している．この図からもわかるように，患者だけでなく，その家族や他職種も情報共有の相手である．また，患者をとりまく環境に焦点を当てた場合，かかわる医療・介護スタッフ自身もその環境の一部になっていることに留意すべきである．

2 コミュニケーションをとるうえでの心構え

2.1 身だしなみ，言葉遣い

　コミュニケーション以前に留意すべき点として，改めて身だしなみ，言葉遣いをあげる．在宅医療においては，患者の私生活の空間の中に医療・介護スタッフが入り込む．それは，単に物理的に私的な空間というだけでなく，その家庭の中で共有されている，目に見えない文化（言葉遣い，コミュニケーションのとり方，衛生の概念，生活様式など）の中に入っていくことを意味する．患者にしてみれば，病院や薬局などの公的な場所では許容できるようなことも，私的な空間においては目に付いてしまうこともある．たとえば，「メガネのフレームがやたら派手」「ひげのそり残しがある」「鼻毛が少し見えている」「つめの先がちょっと黒い」「白衣のボタンが一つはずれている」「白衣の袖から下に着ているセーターがはみ出ている」「白衣の下の下着やシャツの柄が透けて目立つ」「履いている靴下が汚れている」「挨拶がおざなり」「言葉遣いがなれなれしい」などには十分留意すべき

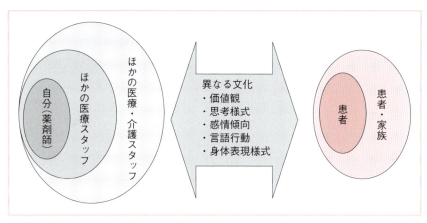

図2 異なる文化間のコミュニケーション
医療スタッフと患者では当然ながら文化は異なるし，医療スタッフ同士であっても職種が異なれば文化も異なる．たとえ同居する患者と家族であったとしても，価値観や行動様式が異なるのは当然である．

である．

2.2 異文化コミュニケーションを意識する

「文化」という概念にはさまざまな定義があるが，ここで扱う文化とは，文献1)による「一般市民の日常生活の様式としての文化」であり，「一定社会の成員が共通に持つ価値観・行動様式や感情傾向等のような内面的な精神活動，言語行動の特徴や身体表現様式，そして衣食住のような物質的生活条件等」をいう．したがって，医療スタッフと患者では当然ながら文化は異なるし，医療スタッフ同士であっても職種が異なれば文化も異なる．たとえ同居する患者と家族であったとしても，価値観や行動様式が異なるのは当然である（図2）．

患者・家族に限らず，ほかの医療・介護スタッフとかかわる場面においても，「自分と相手の文化は異なる」ことを前提として，相手の文化を理解しようとする姿勢が求められる．たとえ同じ言葉であったとしても，異なる文化をもつ相手の場合には，意図したとおりに理解してもらえるとは限らない．たとえば「食間」という言葉は，患者にとっては「食事中」と理解することもありえる．このような，ある物事の理解の仕方・とらえ方を「解釈モデル」とよぶ．コミュニケーションをとる中で話がかみ合わないと感じるときには，まず相手がどのような解釈モデルをもっているのかを把握することが大切である．

3 在宅医療におけるコミュニケーション・スキル

3.1 了解を得て物事を始める

前述のように，医療スタッフが「あたりまえ」だと思っていることが，必ずし

解釈モデル

Kleinman（1978）は，病気の原因やその意味，重要度や予後の見通し，受けたい治療方法，抱える問題点など，病気に対する個々の患者に固有の信念や判断基準を「解釈モデル（explanatory model）」と名づけた．解釈モデルは患者の人生経験，そこで培われた価値観に基づき形成されるものであり，医療者のそれとは異なる．したがって，医療者はコミュニケーションを通じて患者とともに解釈モデルを共有することが求められる．

も患者や家族にとっての「あたりまえ」とは限らない．それが患者の私的な空間の中における介入であれば，なおさらである．初めて訪問する場所，初めて会う患者・家族の場合には，とりわけ注意深いかかわりが必要である．まずはこの患者をとりまく環境がどのような場所なのか，どのような文化をもつ空間なのかを理解しようとすることが，信頼関係の構築には不可欠であろう．家の中に入る，扉を開ける，座らせていただく，質問を始める，説明をする，といった一つひとつの動作において相手の了解を得ながら進めていくと，相手に丁寧な印象を与える．こうした細かな「了解−承諾」のプロセスが，医療における情報共有と合意形成には有効であると考える．

3.2 質問の意図をあらかじめ伝える

薬剤師にとって患者の情報を収集することは，薬学的管理のためには当然必要である．しかしその意義や重要性が，すべての患者と共有できているとは限らない．患者に質問するとき，とりわけプライバシーの高い情報を得ようとするときには，「お薬の効き目に影響があることもあるので念のため確認させていただきたいのですが…」「万が一副作用が起きていないか確認したいので教えていただきたいのですが…」「お薬の保管方法を確認させていただきたいので…」といった，クッション言葉を挟んで，質問の意図を患者に伝えることで，こうした情報を共有することの必要性を患者に理解してもらうことが大切である．

3.3 こまめに理解度を確認する

このことは，服薬指導の場面においても同じである．薬の説明をする際も，一通りすべての説明がすんでから，「以上ですが，何かわからないことはありませんか？」と確認をしているケースが多いと思われる．しかし，よほどの関係性が構築されていない限り，患者は薬剤師の説明をさえぎって，自分の理解を確認したり，質問したりすることはほとんどない．「まずは説明を聞いてから，後で質問しよう」と考える．ところが5剤，10剤の薬を立て続けに説明されたあとに「何か質問はありますか？」と聞かれても，何を疑問に思ったのかさえ忘れてしまうのは当然である．

患者は，薬剤師の説明を聞きながら「自分が質問できるタイミング」を待っている．しかし，それを患者自身がつくりだすことは困難である．だからこそ，薬剤師側が意図的に，「今の説明でご不明な点はありましたか？」と，できるだけ頻繁に確認していく配慮が求められる．

語句 クッション言葉

会話の間に挟んでコミュニケーションを円滑にする言葉の総称．ビジネスや医療場面における，依頼，謝罪，断りなどを伝える際のやりとりなどでよく用いられる．例として「恐れ入りますが」「失礼ですが」などがあげられることが多い．

4 まとめ

これまで述べたように，在宅医療における薬剤師と患者・家族とのコミュニケーションは，薬を渡す際の一度きりのものではなく，「安全で効果的な薬物治療

の実現」を目的とした連続性のあるかかわりのなかで交わされるものである．この過程の中で，信頼関係も含めた患者-薬剤師間の関係性は絶えず変化し，その場の状況に合わせて適時適切なコミュニケーションのとり方が求められる．したがって，さまざまな背景をもつ個々の患者と継続的によりよい関係を築いていくためには，薬剤師自身のコミュニケーション能力の向上が望まれる．そのためには，日々の患者・家族とのかかわりの中で，自分のコミュニケーションのとり方を省察し，次に活かすというプロセスを通じて，プロフェッショナルとしてのコミュニケーションのあり方を模索していくことが重要である．

(野呂瀬崇彦)

● 引用文献
1) 深田博巳編著．コミュニケーション心理学—心理学的コミュニケーション論への招待．北大路書房；2004. p.147.

2-2 在宅患者・高齢者のフィジカルアセスメント

②在宅医療・介護にかかわる薬剤師に必要な知識とスキル

- フィジカルアセスメントとは，患者を観察したり，体に触れ，また体温計，血圧計や聴診器などの簡単な器具を使い，患者の状態を把握し評価することである．
- 基礎疾患を多く有する高齢者や在宅患者に対しては，客観的な身体所見を収集して，患者の健康状態や病状を把握するとともに，薬物治療の効果と副作用を適切に評価するためにも，薬剤師自らがフィジカルアセスメントを実践することが必要になっている．
- 代表的なフィジカルアセスメントには，脈拍と血圧の測定，呼吸音と心音の聴診，浮腫の視診・触診などがある．

Keywords ▶ フィジカルアセスメント，脈拍，血圧，呼吸音，心音，浮腫

1 フィジカルアセスメントとは

フィジカルアセスメント（physical assessment）とは，患者を観察したり，体に触れ，また簡単な器具を使い，患者の状態を把握し，評価することである．

具体的には，以下のような多様な項目を含む．

・血圧，脈拍，呼吸数と呼吸状態，体温，意識状態の観察や測定．
・心音，呼吸音，腸音の聴診．
・全身あるいは局所の視診，触診，神経所見の観察，など．

なお，これらのうち，血圧，脈拍，呼吸数と呼吸状態，体温，意識状態は基本的な生命活動を示す観察・測定項目であり，バイタルサイン（vital sign；生命徴候）と称する．

2 薬局薬剤師の役割とフィジカルアセスメントの意義

医療環境の変化に対応し，高齢者を含む地域住民の多くが地域の身近な医療機関（診療所，薬局など）を積極的に活用したり，在宅医療・介護を受ける社会を目指し，地域の医療・介護にかかわる多職種が連携して地域住民，在宅患者の医療・ケアを支援する「地域包括ケアシステム」の構築と実践が行政から提案されている．地域包括ケアシステムの中での薬局の具体的な活動として，「患者のための薬局ビジョン」（2015年〔平成27年〕）が提示され，その実現のための制度として，かかりつけ薬局・薬剤師などの健康サポート機能を備えた「健康サポー

ト薬局」制度が創設された（2016年〔平成28年〕度）．また近年では，薬局薬剤師の業務及び資質向上等に関する検討会（2022年〔令和4年〕度 第12回）における「薬剤師が地域で活躍するためのアクションプラン」の具体策として，調剤後のフォローアップの強化やリフィル処方箋への対応など，対人業務のさらなる充実が求められている．

こうした新たな地域医療の仕組みの中で，薬局薬剤師には，地域のチーム医療における薬物の適正使用の責任者として，薬剤師自らが適切に患者の状態把握を実施するとともに，薬物の有効性・副作用発現の評価を行い，多職種に対し，適正な薬物治療やモニタリングを提案することが求められている．フィジカルアセスメントの本来的な目的は，客観的な身体所見を収集して，患者の健康状態の確認や患者の病状とその変化を把握し評価することであるが，薬局や在宅医療の場面で患者の薬物治療の効果と副作用の発現を客観的に評価したり，調剤後のフォローアップとしてトレーシングレポートを作成したり，リフィル処方箋の再利用を判断したり，と多くの場面で薬剤師自らがフィジカルアセスメントを実践することが必要になっている（表1）．すなわち，フィジカルアセスメントは今後の地域医療において，患者の状態と医療（薬物治療）のアウトカムを評価するための基本的な患者情報収集のスキルと考えてよい．

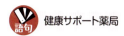

健康サポート薬局

⇒本章「3-1　健康サポート薬局」(p.246) 参照

表1 フィジカルアセスメントの目的

① 客観的な身体所見の収集
　・健康状態の確認
　・病状とその変化の把握
　　慢性期の管理・急性期の評価
② 薬物の効果の評価
③ 薬物副作用の評価

3 フィジカルアセスメント実施後の評価

フィジカルアセスメントは上記のように，来局者や在宅患者の状態や医療のアウトカムを判断するための手段であり，フィジカルアセスメント実施後には，得られた所見（正常，異常）が，どのような意味があるのかを適切に評価することが併せて求められる．たとえば，脈拍数の異常や不整，高血圧・低血圧，肺雑音や心雑音，意識レベルの低下，頸部の腫脹，下腿の浮腫などは，多数の疾患によって生じる徴候であり，フィジカルアセスメントだけではいずれが原因であるか推測できないことが多い．原因となる疾患や病状を推測するためには，患者や家族からの十分な医療面接から得られる主観的情報，既往歴，現病歴，生活環境や治療歴，現在の処方や治療薬の特徴（効果と副作用）などの情報を総合して評価する．すなわち臨床推論に基づく臨床判断をする能力の修得が必要である．

さらに，得られた情報と評価（臨床判断）を医師，看護師，介護スタッフなど，地域のチーム医療・介護のメンバーと共有し，チームで討議して適切な治療・ケアの判断を行うことが，患者中心の地域医療の基本的なスタイルである．

臨床推論

患者の訴え，症状，検査データなどから，疾患やその重症度などを明らかにする思考プロセスや考え方．

4 フィジカルアセスメントの実際

代表的なフィジカルアセスメントとして，脈拍と血圧の測定，呼吸音および心

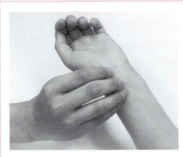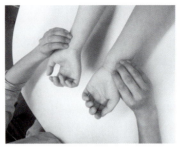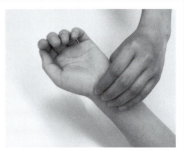

| 両腕の橈骨動脈（手首の母指の延長線上）を触知する． | 3指（示指，中指，薬指）を軽く当てて脈の左右差の有無を触知する． | 15秒間で脈拍数とリズムを測定し，4倍して1分あたりの脈拍数とする． |

図1 脈拍の測定

音の聴診，浮腫の視診・触診について，具体的な方法と評価を概説する．

4.1 脈拍の測定

通常は橈骨動脈の拍動を触診し，左右差，脈拍数，リズムの不整を測定する．

測定方法（図1）

① 両腕の橈骨動脈（手首の母指〔親指〕の延長線上）を触知．
② 脈の左右差の有無を触知．
③ 3指（示指〔人差し指〕，中指，薬指）を軽く当てる．
④ 15秒間で脈拍数とリズムを測定し，4倍して1分間あたりの脈拍数とする．

評価

① 左右差
  ・脈拍が弱い側の動脈の中枢側の狭窄や閉塞の疑い（大動脈炎症候群，閉塞性動脈硬化症など）．
② 脈拍数
  ・正常範囲：60～100回/分がおおよその目安だが，個人差も大きい．
  ・徐脈：60回/分以下．スポーツ心臓，甲状腺機能低下症，徐脈性不整脈（房室ブロックなど），迷走神経緊張状態，ジギタリス・β受容体遮断薬投与時など．
  ・頻脈：100回/分以上．貧血，甲状腺機能亢進症，発熱，ショック，頻脈性不整脈（上室性頻拍など），β受容体刺激薬（喘息治療薬）・テオフィリン投与時など．
③ リズムの不整
  ・絶対性不整脈（脈に規則性がまったくない）：心房細動．
  ・脈拍の欠損（脈が抜ける）：期外収縮．

4.2 血圧の測定

通常はアネロイド血圧計（図2）や自動電子血圧計を用いて，上腕動脈の収縮期血圧，拡張期血圧を測定する．なお，水銀血圧計は水俣条約および水銀汚染防止等による特定水銀使用製品の製造・輸出入の禁止により，使用が規制されている．

図2 アネロイド血圧計

測定方法（聴診法）（図3）

水銀の使用が規制されるようになるため，ここではアネロイド血圧計による基

> **豆知識**
> **水俣条約および水銀汚染防止法等による特定水銀使用製品の製造・輸出入の禁止**
>
> 2021年1月1日以降，水銀血圧計や水銀体温計の製造・輸出入が禁止となった．現在，所有している水銀血圧計や水銀体温計は引き続き使用できるが，廃棄する際は，廃棄物処理法に従った対応が必要となる．国内消費される水銀の約25％が水銀血圧計等の医療用計測器のため，環境省が日本医師会等と連携し，回収事業を全国で推進中である．

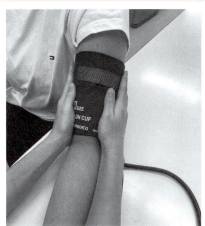
①マンシェットを巻く．

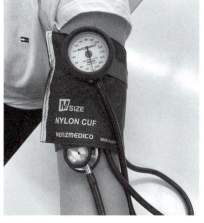
②チェストピースは上腕動脈の上におく．

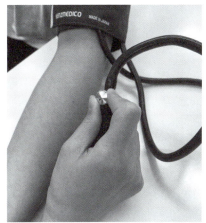
③ゴム球のバルブを緩めて減圧．

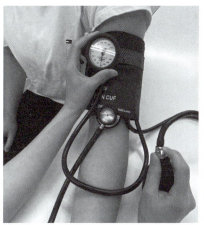
④ゲージ（文字盤）をみながらコロトコフ音を確認．

図3 アネロイド血圧計による血圧測定：聴診法

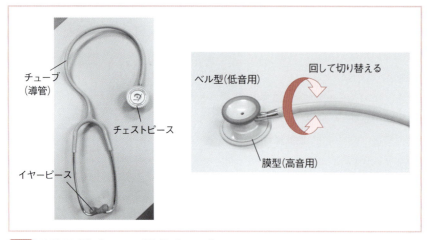

図4 聴診器（膜型・ベル型分離型タイプ）
聴診器の構造は，チェストピース，チューブ（導管），イヤーピースに分けられる．チェストピースにはベル型と膜型の2種類があり，前者は低音，後者は高音を聴取できる．

本的な測定方法を示す．
① 肘窩の腕動脈を触診し確認．
② マンシェットのゴム嚢の中央を上腕動脈の真上におき，マンシェット下縁と肘窩との間隔を約2cmあけ，マンシェットの下に指が1〜2本入る程度に巻く．
③ 聴診器（図4）のイヤーピースを外耳道に装着し，チェストピースの膜型をマンシェットより末梢側の肘窩の上腕動脈の上におく（慣れないうちは，チェストピースをマンシェットの下に半分程度入れてもよい）．
④ ゴム球を利き手で握り速やかに加圧する（前もって聴取した通常の血圧，または前回の血圧の20〜30 mmHg上まで）．
⑤ ゲージ（文字盤）をみながら，母指と示指でゴム球のバルブを緩め，約2 mmHg/秒程度の速度で減圧する．
⑥ コロトコフ音（トットットッ）が聞こえ始めた値を収縮期血圧とする．
⑦ さらに減圧し，コロトコフ音が聞こえなくなった値を拡張期血圧とする．
⑧ バルブを全開にして急速に減圧する．

評価

① 正常範囲：収縮期血圧130 mmHg未満かつ拡張期血圧85 mmHg未満．
② 高血圧：収縮期血圧140 mmHg以上かつ／または拡張期血圧90 mmHg以上．
  ・家庭血圧（家庭で患者が電子血圧計で測定）は，一般に医療者による測定値より低く，収縮期血圧135 mmHg以上かつ／または拡張期血圧85 mmHg以上が高血圧．
  ・高血圧の原因は，本態性高血圧症（90％）のほか，さまざまな疾患による

二次性高血圧（10％，腎性高血圧，原発性アルドステロン症，Cushing〔クッシング〕症候群，褐色細胞腫，甲状腺機能亢進症など）がある．高齢者や在宅患者では高血圧症の薬物治療を受けているケースが多く，血圧コントロールの評価のために，定期的に血圧測定を行うことが望ましい．

③ 低血圧：一般に収縮期血圧が 100 mmHg 以下を低血圧と呼ぶ．低血圧の原因は，本態性低血圧（明らかな基礎疾患がない慢性的な低血圧），起立性低血圧のほか，多様な二次性低血圧（甲状腺機能低下症，Addison〔アジソン〕病，心不全，アミロイドニューロパチー，降圧薬などによる薬剤性など）がある．

4.3 呼吸音の聴診

聴診器を用いて，胸部を左右対称に（一般に8か所以上），1呼吸ずつ（呼気と吸気の両方），呼吸器疾患などによる呼吸音（Breath Sounds）の異常や副雑音（Adventitious Sounds）がないかを聴取する．

聴診方法（図5）

① 聴診器のイヤーピースを両側の外耳道に装着する．（外耳道の向きは真横ではなく，出口はやや後方に向いているため，イヤーピースは後ろから前に少し角度をつける）
② チェストピースの膜型を前胸部の上肺野の皮膚（図5Aの1）に密着するように当てる．
③ 患者に「深呼吸をしてください」と指示をする．
④ チェストピースを皮膚に当てたまま，吸気・呼気の両方を聴取する．
⑤ 前胸部全体を，上肺野，中肺野，下肺野の順に，左右同一部位を交代で聴取する（図5Aの1→2→3→4→5→6）．
⑥ 背部も同様に，上肺野（中肺野），下肺野の順に，左右同一部位を交代で聴取する（図5Bの7→8→9→10）．

評価

通常は正常な呼吸音（Breath Sounds）が左右同一部位で同等に聴取される．

呼吸音の異常（減弱・消失など），正常では認められない副雑音が聴取される場合は，呼吸器などの異常があると推測し，医療機関・主治医への連絡・報告や受診勧奨などの対応を行う．高齢者や在宅患者では，呼吸器疾患や心不全などの基礎疾患の病状変化のモニタリングとともに，誤嚥性肺炎，無気肺などの早期発見のためにも，呼吸音の聴診の必要性は高い．

呼吸の状態は，呼吸困難感や咳・痰の有無の聴取・観察，呼吸数の測定（20～30秒間の呼吸数を測定し1分間あたりに換算：正常12～20回/分），顔面・唇の血色（チアノーゼの有無），パルスオキシメーターによる SpO_2（動脈血酸素飽和

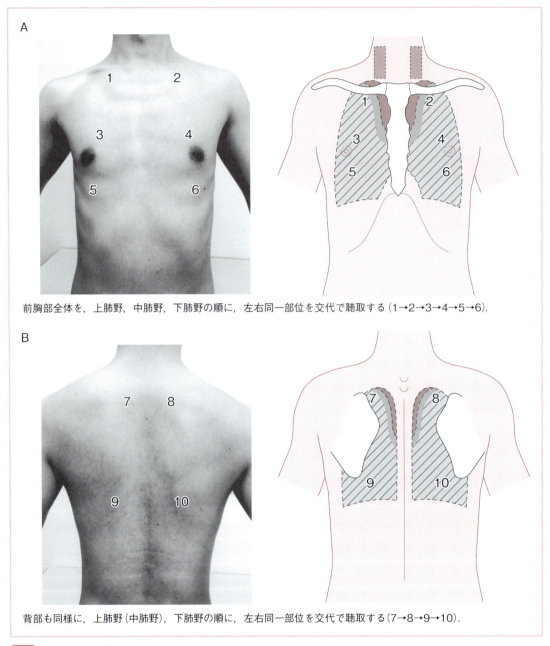

前胸部全体を，上肺野，中肺野，下肺野の順に，左右同一部位を交代で聴取する（1→2→3→4→5→6）．

背部も同様に，上肺野（中肺野），下肺野の順に，左右同一部位を交代で聴取する（7→8→9→10）．

図5　呼吸音の聴取部位
聴診器を用いて，胸部を左右対称に（一般に8か所以上），1呼吸ずつ（呼気と吸気の両方），呼吸器疾患などによる呼吸音の異常や副雑音がないかを聴取する．

度：正常値95%以上）などと聴診した呼吸音の異常や副雑音（以下①，②）を総合して評価し，呼吸器疾患の有無や重症度などを推測する．

　①呼吸音（Breath Sounds）の異常：減弱・消失した場合（多くは強さの左右
　　差を認める），気胸，胸水，気道異物，無気肺，気道内の腫瘍などが疑われる．
　②副雑音（Adventitious Sounds）：正常では聴取されない音で，連続性ラ音，

断続性ラ音が代表的である.
- 連続性ラ音は,気道狭窄（気管支喘息,COPD〔chronic obstructive pulmonary disease；慢性閉塞性肺疾患〕など）によって起こり,音の性状により,低音性のいびき音（rhonchi）,高音性の笛音（wheezes）などに分類される.
- 断続性ラ音は,パチパチと泡がはじけるような水泡音（荒い断続性ラ音〔coarse crackles〕：肺水腫・肺炎などの気道内に液体が貯留する疾患）と,髪の毛を捻るようなパリパリとした捻髪音（細かい断続性ラ音〔fine crackles〕：間質性肺炎・肺線維症など）に分けられる.

4.4 心音の聴診

心音は,心臓の拍動に伴って前胸部で聴取され,正常ではⅠ音（僧帽弁と三尖弁の閉鎖音）とⅡ音（肺動脈弁と大動脈弁の閉鎖音）が,ドッ・クン（Ⅰ・Ⅱ）とリズミカルに聞こえる.

聴診方法

① 通常は,膜型のチェストピースを前胸部の皮膚に密着させ,可能ならば,呼吸音が混在しないように患者に息を吐いた状態で止めてもらい,心音を聴取する.
② 図6のように,4つの弁の閉鎖音がよく聴取される領域が知られるが,通常はどの部位でもⅠ音・Ⅱ音が聴取可能である.

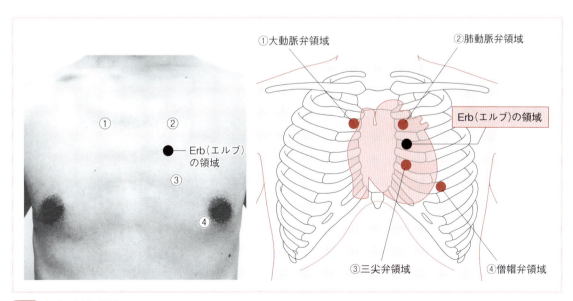

図6 心音の聴取部位
4つの弁の閉鎖音がよく聴取される領域が知られるが,通常はどの部位でもⅠ音（僧帽弁と三尖弁の閉鎖音）とⅡ音（肺動脈弁と大動脈弁の閉鎖音）が聴取可能である.Erb（エルブ）の領域では4つの弁の閉鎖音がバランスよく聴取できる.

評価

① 過剰心音：リズミカルなⅠ音・Ⅱ音以外の音が聴取されれば心疾患などの異常があると推測される．

② 心雑音：比較的聴取しやすいものは，Ⅰ音・Ⅱ音の間にザーあるいはシューと聞こえる心雑音で，各種の弁膜症（狭窄症，閉鎖不全）などで生じる．

③ リズムの異常：リズムの不整が聴取されれば，不整脈が推測される．

④ 在宅患者などの心音の聴診所見を，薬学的管理に活かす場面は限られるが，心雑音や不整脈を確認することで，病状の把握や薬物治療の効果・副作用の評価をすることは可能である．

4.5 浮腫の視診・触診

基礎疾患を有する高齢者や在宅患者では，しばしば浮腫（むくみ）が認められ，基礎疾患の悪化を示す重要な症候となる．

視診・触診方法

① 全身を観察（視診）し，顔面，眼瞼，四肢，脛骨（すね）前面，手指，背部（特に寝たきりの患者）などに浮腫がないか，その分布も合わせて確認する．

② 浮腫が疑われる部位については，母指または第2～4指で5秒以上圧迫する．

③ 圧迫を解除し，指で触って，圧痕の程度で重症度を判定する．

評価

① 浮腫の重症度は圧痕の深さなどで，4段階に分類する（重症度1：わずかに圧痕あり，重症度2：明らかに圧痕あり，重症度3：静脈や骨・関節の突起部が不明瞭な程度の浮腫，重症度4：見てすぐわかる高度な浮腫）．

② 全身性浮腫は，心不全，腎不全，低アルブミン血症（ネフローゼ症候群，肝硬変など）で生じ，局所性浮腫は深部静脈血栓症などで生じる．これらの基礎疾患をもつ患者では，浮腫は基礎疾患の重症度や病状の進行やコントロールの指標となる．

（亀井大輔，木内祐二）

在宅医療・介護にかかわる薬剤師に必要な知識とスキル

2-3 認知症患者への対応

- 認知症は「知的機能の低下によってもたらされる生活が障害される疾患」であるので，服薬管理の問題は必ず出現する．認知症高齢者は薬の副作用が出やすいので要注意である．
- 主治医と連携をもちながら，介護者に対して適切な服薬指導を行うことは薬剤師の重要な役割である．一人暮らしの認知症や「認認介護」などのケースに対して，医師の指示を受けて行う「在宅患者訪問薬剤管理指導」や「居宅療養管理指導」は今後ますます重要性が高まるであろう．薬剤師が在宅療養の現状を知るうえでも有益な機会である．
- 認知症の特徴をよく理解しないと適切な対応が難しいので，薬剤師は認知症に関して正しい知識をもたなければならない．

 ▶ 認知症と服薬管理，在宅患者訪問薬剤管理指導，居宅療養管理指導，コンプライアンス，薬剤要求への対応，服薬拒否への対応，BPSD

1 認知症とは

　認知症（dementia）とは，「記憶力・認識力・判断力・推理力などの知的機能の低下によってもたらされる生活が障害される疾患」ということができる．つまり，自立した生活ができていた人が，もの忘れがひどくなり，適切な判断力，推理力などの知的機能が低下したため，周囲に迷惑・混乱を起こす言動が出てきて見守りや援助が必要になった状態である．

1.1 認知症の症状，原因

　認知症の症状は，脳の神経細胞そのものの働きが低下して起こる中核症状と，中核症状が基本となって性格，体験，環境などが絡み合って発生する行動・心理症状などの周辺症状（behavioral and psychological symptoms of dementia：BPSD）（⇒本章「1-4 在宅医療・介護を受ける患者の特徴」〈p.133〉参照）がある．
　中核症状は，記憶障害，理解・判断力の低下，見当識障害（時間・場所・人物がわからない），実行機能障害（段取りよく行動できない）などがあって，すべての認知症の人にいずれかの症状がみられる．
　BPSD は，多弁・多動，暴言・暴力，失禁・弄便（ろうべん），徘徊，食行動異常（異食・過食・拒食），昼夜逆転，幻覚・妄想，性的異常，抑うつ，不安・焦燥，興奮などがある．このような BPSD は認知症の人すべてにみられるのではないが，環境の変化や認知症の進行によってしばしばみられるものである．そして，認知症

Topics
認知症の原因

認知症の原因はさまざまある．主な原因としては，脳萎縮性変化（アルツハイマー型認知症，レビー小体型認知症，前頭側頭型認知症など），血管性変化（血管性認知症），内分泌・代謝性・中毒性疾患（甲状腺機能低下症，アルコール性認知症など），感染性疾患（Creutzfeldt-Jakob〔クロイツフェルト・ヤコブ〕病，脳梅毒による進行麻痺，HIV〔human immunodeficiency virus；ヒト免疫不全ウイルス〕脳症など），手術による効果が期待できる正常圧水頭症，慢性硬膜下血腫，脳腫瘍といった疾患など，数十の疾患があげられる．

の人の介護者をよく悩ませるのがこれらの症状である．

認知症は一つの病気ではなく，症状の集まりであるので，認知症の原因となる疾患はたくさんある（⇒ Topics 参照）．

1.2 認知症の出現率，動向

厚生労働省研究班[1]は，認知症の人の数が 2012 年に 462 万人（高齢者人口の 15.0 %），2025 年では約 700 万人に達すると発表した．高齢になるほど認知症の出現率が上昇するため，認知症の人が認知症の人を介護する「認認介護」が現実問題になっている．2018 年の高齢者世帯は 1,489 万世帯で，そのうち一人暮らしの高齢者世帯は 685 万世帯であった．認知症の出現率 17 % を考慮すると，認知症のある一人暮らしの人は，116 万人（世帯）となる（実際には，認知症になると家族との同居や施設入所に移行する場合があるため，この数字よりは少なくなると考えられる）．今後，一人暮らしの認知症の人の地域ケアが最も深刻な問題となるのは間違いないと思われる．

2 認知症患者とのかかわりにおける薬剤師の役割

認知症患者とのかかわりにおける薬剤師の役割としては，次の点をあげることができる．

2.1 認知症の薬物治療に関すること

Alzheimer（アルツハイマー）型認知症に対してドネペジル塩酸塩（アリセプト®）・メマンチン塩酸塩・ガランタミン臭化水素酸塩・リバスチグミンの 4 種類が，Lewy（レビー）小体型認知症に対してドネペジル塩酸塩が治療薬として使用されている．BPSD に対しては抗精神病薬・抗うつ薬・抗てんかん薬・抗不安薬・睡眠薬・漢方薬などが使用されていることが多い．血管性認知症に対しては，抗凝固薬などの認知症の原因疾患に対応した薬物も処方されている．さらに，

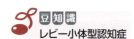

豆知識
レビー小体型認知症

生々しい幻視，Parkinson（パーキンソン）症状，認知機能の障害が大きな特徴．不眠・寝言などの睡眠障害，立ちくらみ・失禁・排尿困難・震えなどの自律神経症状，症状の日差変動が大きいことや薬物への反応が激しいことなどの症状や特徴もある．少量のアリセプト®や，抑肝散が使われることがある．抗精神病薬は副作用が出やすいので慎重に使う必要がある．患者数はアルツハイマー型認知症に次いで多い．

認知症高齢者は高血圧症・糖尿病などの合併症の治療を受けている者も少なくないため，それらの疾患の治療のための薬物を服用している可能性がある．

レビー小体型認知症は特に薬の副作用が出やすく，それでなくても高齢者は副作用が出やすいため，本人・家族に対して副作用に関する情報提供や情報把握をし，必要と判断すればすみやかに医師に情報提供する必要がある．

2.2 服薬管理に関すること

認知症を「知的機能の低下によってもたらされる生活が障害される疾患」であるととらえ，「精神症状で発症し，身体的症状を合併し，最終的に寝たきりになって死に至る疾患」ととらえた場合，服薬管理の問題は認知症の人の100％にみられる問題であるといえる．

2.3 在宅患者訪問薬剤管理指導・居宅療養管理指導

前述したように，服薬管理の困難な「認認介護」や一人暮らしの認知症の人が増えている．家族が同居していても服薬管理ができないケースもある．

著者は37年前から訪問診療に取り組んでいるが，初めて訪問すると，薬が数か月分残っているケースも珍しくない．朝服用の薬はなくなっているが，昼や夕方の薬がたくさん残っていることもよくある．このような場合，本人・家族と話し合ったうえで，薬剤師に「在宅患者訪問薬剤管理指導」「居宅療養管理指導」を依頼する場合が少なくない．

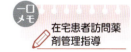

在宅患者訪問薬剤管理指導
⇒本章「1-5 在宅医療・介護における薬剤師の役割」〈p.142〉参照．

2.4 まちかど介護相談薬局

街の薬局に「まちかど介護相談薬局」の掲示板を見かけることがある．これは薬剤師会が行政の委託を受けて行っている事業である．最近の薬局は，要指導・一般用医薬品，衛生用品，ドリンク剤などだけでなく，介護用品や介護食なども扱っているので介護者が相談しやすい場所であるといえる．このように介護者にとって身近なところで介護に関する相談を行うことは必要であろう．

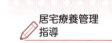

居宅療養管理指導
⇒本章「1-5 在宅医療・介護における薬剤師の役割」〈p.142〉参照．

3 服薬管理に関する薬剤師の役割

ここでは前述した薬剤師の役割のうち「服薬管理」に関して詳細に述べていく．

3.1 服薬管理において問題となること

コンプライアンスの問題

認知症患者の場合，知的機能の低下に伴って多種類の薬を指示どおりに服用することが次第に困難となる．さらに進行すると1種類の薬を1日1回服用するのも難しくなってくる．

しかし認知症患者は，認知症が進行しても「自分はまだできる」と思っている

ことも少なくない．そのため，介護者が全面的に管理するというのは，認知症患者のプライドを傷つけることとなり，必ずしも適切とはいえない．原則は，「本人（認知症患者）の残存能力をできるかぎり尊重すること」「できない部分をさりげなく支えること」であり，薬剤師は介護者がそれを実現できるように支援していくことが大切である．

服薬の記憶があいまいになりやすい

記憶障害のために薬を服用したことを忘れ，「飲んでいない」と要求されること（薬剤要求）も少なくない．認知症の世界では「記憶になければ本人にとっては事実でない」ため，この場合も本人にとっては「飲んでいない」ことが事実なのである．したがって「もう飲んだからだめ」と言っても患者を説得することは難しい．

「薬を飲んでいない」という患者のこだわりへの対応例として，医薬品の代わりに市販の整腸剤やサプリメント製剤を服用してもらうことなどがあげられる．このときに「先生が出してくれた，よく効く薬ですよ」と言って服用を促すのがよい．これらの製剤であれば副作用などのリスクも少なく，患者の要求にも応じた形になるため納得を得やすい．薬剤師には，安全な服薬のためのかかわりはもちろんのこと，患者の意思を尊重する姿勢も重要である．

薬の服用を嫌がる

認知症患者の場合，「毒を盛られている」といった被害妄想を抱いたり，「自分は病気ではない」と言って服薬を拒否するケースも見受けられる．また，薬の飲み込みに時間がかかると口の中で溶け出し，苦みや嫌な味を感じて吐き出してしまい，その後の服薬拒否につながってしまうことも少なくない．このときに医療者は「薬なのだから苦くても仕方ない」と考えがちであるが，認知症患者の場合，服薬の意味を理解していないこともままあり，薬の苦みは不快な感覚として認識される．このような認知症の特徴を知らないと適切な対応が難しいため，薬剤師は認知症に関する正しい知識をもつ必要がある．

3.2 服薬管理における工夫

服薬を確実にするための工夫

認知症患者が確実に服薬するために薬剤師ができる工夫について表1にまとめる．薬剤師は家族や介護スタッフの状況に合った方法を適切に紹介する必要がある．

●一包化調剤

薬の飲み忘れ・飲み間違いは，認知症の初期段階からみられる．これらの問題に対しては，服用時刻ごとに複数の薬を1つの袋にまとめた「一包化調剤」が有用である．

表1 服薬を確実にするための工夫

① 一包化調剤
② 「お薬カレンダー」などの使用
③ 「服薬を促す」視覚的情報
④ 家族による電話
⑤ 在宅患者訪問薬剤管理指導・居宅療養管理指導の利用
⑥ 訪問介護やデイサービス利用時の服薬

> **Column**
>
> **一包化調剤によりヒートシールに関する問題もなくなる**
>
> 　ヒートシールのままだと破いて取り出すときに手間であったり，薬を落としたりしてしまうことがある．また，誤ってヒートシールごと服用してしまい，喉や食道を傷つけて緊急治療が必要になるケースもある．一包化することでこのような問題もなくすことができる．

　介護者が一包化することができ，患者もそれを嫌がらないようであれば，介護者に行ってもらうのがよい．この場合に薬剤師は，介護者に対してビニール製の小袋に「朝」「昼」「夕」「寝る前」などを記入すること，ミスを少なくする薬のまとめ方（服用時刻ごとに薬をまとめた後，袋に入れること）など，具体的なアドバイスをする．

　介護者に余裕がなかったり，患者も望まない場合には，「薬局でおまとめすることもできますよ」などと説明する．一包化調剤は，医師の指示があれば，薬局で行うことが可能である．ただし，一包化調剤には若干の費用がかかることを介護者に説明する必要がある．

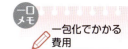

一包化でかかる費用

調剤報酬では，42日分までは1週間ごとに320円，43日分以上は2,200円が調剤料に加算されると決められている（2016年〔平成28年〕4月診療報酬改定）．たとえば，4週間分の薬を一包化すると，加算が1,280円となり，1割負担の人であれば128円，3割負担であれば384円，余計に支払うことになる．

　一方，一包化調剤の不便な点としては，途中で薬の内容が変わったときに服用中止になった薬を抜き出すのが難しいことなどがあげられる．

●「お薬カレンダー」などの使用

　曜日や日付がわかる段階の患者の場合には，「お薬カレンダー」（図1）や「お薬ポケット」（図2）の使用が有用である．お薬カレンダーでは該当する曜日・時刻（朝・昼・夜・寝る前など）の箇所を見ることで，薬が正しく服用できているかが確認できるようになっている．お薬ポケットも同様である．これらを使用する場合も薬を一包化しておくと，扱いやすく間違えにくい．

●「服薬を促す」視覚的情報

　認知症には，耳で聞いたことはすぐ忘れてしまうが，眼で見て繰り返し確認できることは認識しやすいという特徴がある．そのためテーブルなど見やすい位置に「薬を飲みましたか」などと書いた紙を置いておくと，認知症患者が自分で服薬を確認する場合がある．（ただし，書いてある文章に関心をもたなくなると効果はなくなる．）

●家族による電話

　家族による対応が可能な場合には，薬を服用する時間などタイミングをみて家族が患者に電話をするのも有用な方法である．患者と離れて暮らす家族が，認知症の父親に毎朝電話をして，「今日の分の

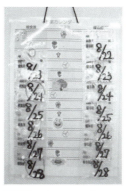

図1 お薬カレンダー
訪問薬剤師が自作したもの．

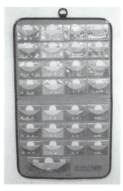

図2 市販のお薬ポケット
該当時刻の薬服用の有無が確認できる．

薬はありますか．あったら今すぐ飲んでね」と電話することで，服薬が確実にできたケースもある．

● **在宅患者訪問薬剤管理指導・居宅療養管理指導の利用**

薬剤師による在宅患者訪問薬剤管理指導・居宅療養管理指導は服薬管理において非常に有効である．

● **訪問介護やデイサービス利用時の服薬**

認知症患者の場合，いずれ一人では服薬管理ができなくなる時期が来る．介護者がいて介助できればよいが，一人暮らしのケースでは対応が必要となる．そこで訪問介護や訪問看護，デイサービスなどを利用しているケースでは，利用時にヘルパーや看護師，デイサービスのスタッフに服薬介助を行ってもらうのが最も現実的である．デイサービスに通う認知症患者の場合には，あらかじめ薬を昼食後の処方にできるかどうかを医師に相談しておくとよい．また1日3回服用の薬がある場合には，施設のマンパワーや体制を考慮して，1日2回に変更できるかを医師に相談することも必要である．

服用時刻と訪問時間が合わないという声も聞くが，「必要な薬を飲むか飲まないか」という観点から考えれば，多少服用時刻がずれても確実に服薬することのほうが重要だといえる．

服薬を嫌がる患者への工夫（表2）

認知症患者にとって服薬は不快であることが少なくない．そのうえ身体的な衰弱の進行から嚥下障害が生じることで，錠剤やカプセルが飲み込めなくなることもあるため，飲みやすい剤形への変更も必要になってくる．このような認知症患者の特徴をふまえて，薬剤師は個々の状況に合わせ，対応していく必要がある．

● **身近な介護者以外による服薬**

前述のように「この薬は毒である」「私は病気ではない」といった思い込みは，認知症患者本人にとっては事実であるため，いくら介護者がそれは間違いだと言っても納得させることは難しい．また認知症には「身近な人に対してより症状が強く出る」といった特徴があり，身近な介護者を犯人扱いしたり，言うことを聞かなかったりする．そのような場合には介護者が説得しようとするほど混乱が増すことが多く，逆効果となる．

こういった状況では，身近な介護者以外の身内や，他人であるケアマネジャー，介護スタッフ，訪問看護師，薬剤師，医師などの医療・介護スタッフがかかわることで服薬がうまくいくことがある．このときに，本人の気持ちを受け止め，説得や否定をしないで，上手に服薬を勧めるようにする．

● **服用する薬を絞る**

患者がどのような薬を服用しているか正しく把握することは薬剤師の重要な職務である．そのうえで，多種類，多量の薬が処方されていて飲みきれない患者の

表2 服薬を嫌がる患者への工夫

① 身近な介護者以外による服薬
② 服用する薬を絞る
③ 服薬の勧め方を工夫する
④ 食べ物に混ぜる
⑤ 苦みや嫌な味を緩和させる
⑥ 飲みやすい剤形への変更
⑦ 貼付薬，坐剤，軟膏・クリームへの変更
⑧ 薬の副作用や新しい病気の出現を疑う

場合には，それを医師に伝え，減薬してもらえるよう働きかけることも必要である．

●服薬の勧め方を工夫する

「飲まないとダメでしょう」「先生に言いつけますよ」などといった威圧感を与える物言いでは患者はますます服用を拒否するようになる．そのため，「これは，A先生が出してくれたよく効く薬ですよ」など患者の主治医の名前をあげて服薬を勧めたり，「この薬を飲んだら，私もすごく調子がよくなったので，Bさんも飲みましょうよ」と言って用意していた偽薬を本人と一緒に飲み安心感を与えることで，服薬がうまく進むことがある．

●食べ物に混ぜる

実際には服薬を強く拒否する患者に服用させることは非常に難しい．そのため拒否が激しい患者の場合には，どうしても必要な薬だけに絞って，それらを食べ物に混ぜて服用させるのも一つの方法である．

●苦みや嫌な味を緩和させる

散剤や錠剤では苦い薬でも糖衣錠やカプセルにすれば苦味を感じなくなる．または，抗生物質や咳止め，かゆみ止めの薬などでは，小児用のシロップあるいはドライシロップにすると苦みもなく，飲みやすくなる．

●飲みやすい剤形への変更

錠剤やカプセルが飲めない場合には，粉砕（医師の指示のうえで，薬剤師が行う）するか，散剤などに変更するとよい．散剤だとむせる場合には服薬補助ゼリーやオブラートを使用するか，前述のようにシロップやドライシロップに変更するのも有効である．

錠剤の飲み込みが難しい患者の場合，口の中ですぐ溶ける口腔内崩壊錠の使用も有用である．また1日1回の服用でよい徐放性製剤などの使用により，これまでの1日2～3回の服用に比べて，管理が楽になることもある．

●貼付剤，坐剤，軟膏・クリームへの変更

狭心症に対する血管拡張薬や，喘息での気管支拡張薬，鎮痛薬などでは，貼付剤や軟膏・クリームに変更することで内服剤を減らすことができる．痛みや便秘に対しては坐剤や浣腸剤が有効な場合がある．

●薬の副作用や新しい病気の出現を疑う

患者から「薬を飲むと気持ちが悪くなるから飲まない」という訴えがあった場合には，副作用や新たな病気が出ている可能性についても考慮する必要がある．

このような場合，薬剤師としては，患者の訴えている症状が薬の副作用により発生している可能性を検討して，医師に伝えることは重要である．

著者が実際に経験したケースで，薬を嫌がる患者の血液検査をしたところ，薬物性肝障害を発症していたことがあった．

（杉山孝博）

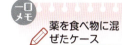

一口メモ　薬を食べ物に混ぜたケース

著者の患者で利尿薬と強心薬を粉砕したり水に溶かしたりして，食べ物に混ぜたうえで服用させ，心不全を改善させたことがある．また，激しい精神症状をコントロールするため，強力な抗精神病薬を食べ物とともに与えることも珍しいことではない．

●**引用文献**
1) 朝日隆研究代表者. 都市部における認知症有病率と認知症の生活機能障害への対応. 厚生労働科学研究費補助金認知症対策総合研究事業. 平成23年度〜平成24年度総合研究報告書. 平成25年3月.

●**参考資料**
1. 杉山孝博. 認知症の9大法則　50症状と対応策―「こんなとき，どうしたらよい？」不思議な言動が納得できる・対応できる. 法研；2013.
2. 杉山孝博監. 認知症の人の不可解な行動がわかる本. 講談社；2014.
3. 杉山孝博監. 認知症の人のつらい気持ちがわかる本. 講談社；2012.

② 在宅医療・介護にかかわる薬剤師に必要な知識とスキル

2-4 終末期患者への対応

- 終末期患者の生活背景や価値観は多様であり，死に際しての考え方や態度もさまざまである．
- 医療従事者は専門的見識を基盤とした支援を行うが，患者や家族は医療だけではない多くの不安を抱えながら死と向き合い生活していることを認識する．
- 終末期の身体機能低下に伴い薬物治療にはより細やかな個別最適化の配慮が求められる．

Keywords ▶ 終末期，看取り，在宅医療，薬物治療，意思決定支援

1 終末期の定義

日本老年医学会は終末期について「病状が不可逆的かつ進行性で，その時代に可能な限りの治療によっても病状の好転や進行の阻止が期待できなくなり，近い将来の死が不可避となった状態」[1]としている．臨死期に至るまでの経過は個別性に富み，死亡時期の予測が困難であることも多いことから，具体的な時期としては示されていない．

また，老衰による，いわゆる「寿命」としての死に至るまでのある期間も終末期としてとらえることができる．さらに終末期は「ターミナル期」と呼ばれることがある．

2 終末期医療をとりまく背景

日本では人口がピークに達するのと前後して高齢・多死社会に入り，厚生労働省によれば2020年の年間推計死亡者数は約137万人である[2]．しばらくのあいだは増加し，2040年には160万人を超えると考えられている．終末期に対応できる医療や介護福祉資源の需要もこれに沿って変化する．

そもそも，日本では1960年代までは医療機関で死亡する人の割合が少なかったが，戦後の医療基盤の整備と相まって自宅での看取りは減少し，在宅死と病院死の割合が逆転したのは1970年代半ばとされている．その後，外来・入院治療とその延長線上にある看取りとが病院の役割として徐々に定着し，2000年代に入ると病院死の割合は8割に達した[3]．

その結果，人の死はほとんどが医療の手に委ねられることとなったが，元来，医療機関で施されるのは疾患や症状に対する治療である．そのため，治癒や身体

状態の改善が見込めない，不可逆的に死に向かう患者に対しても，結果として過度の医療処置が施されていたケースが存在する．

3 患者の多様性を理解する

薬剤師を含む医療従事者が患者に携わるのは，その患者の人生の時間軸上ではわずかな期間にすぎない．また患者は，病人という役割だけを遂行しているのでもない．現にいま目の前にいる患者像は，それまで患者が経験してきた幾多の事柄により形成され，支えられている．物事をとらえる価値観は多様であり，療養や死についても同じように患者ごとに受け止め方や態度は異なる．

患者自身の経験の蓄積だけではなく，医療の進歩や文化的背景の変遷も患者のもつ価値観に影響を与える要素となる．一世代前には「不治の病」とされていたものの中には，現代では治癒可能であったり，あるいは症状管理の手法が確立されて病と共生していくことが可能になっているものもある．社会的に報道される疾患に関する情報や著名人の「闘病記」のようなものが患者や家族の思想に影響を与えることもある．一方で，近年では「終活」という言葉が一般にも定着しつつあったり，「リビングウィル（living will）」という事前指示についても紹介されている．

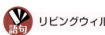

語句　リビングウィル

疾患や事故により回復の見込みがなく，明確な意思表示ができない状態にある場合の生命維持を目的とした医療処置の選択について，あらかじめ文書にて意思表示を行うこと（後述）．医療処置のみならず，臓器提供の可否や葬儀の方法などを含むこともある．

4 終末期における身体機能低下

Lynn は，終末期の身体状態の経過について，3つに大別している[4]．

①短期間のうちに身体機能が急激に低下する場合（例：進行がん）

進行がんの場合，治療が奏効しなくなってからもある程度の期間は身体機能は保たれた状態で経過するが，その後，急激に状態が低下し運動機能や臓器機能が不可逆的に失われていく．その期間は数日〜数週間と幅はあるが比較的短期間であることが多く，この時期に入るとおおよその予後予測が可能である．苦痛症状の緩和を目的とした医療処置が主となるが，そのほとんどは居宅で実施できるものであるため入院の対象とはならないことが多い．

②急性増悪と改善を繰り返しながら徐々に機能低下する場合（例：慢性臓器不全）

心不全や呼吸器疾患などでは，急性増悪と治癒，改善を繰り返しながら悪化していく．急性増悪の場合，治療により機能回復が見込める場合は必要に応じて入院治療が施されることがある．不可逆的な機能低下であるかどうか，治療に対する反応性をみなければ判断しにくい場合がある．治療が奏効しない場合，残された時間が少ないことがある．

③長い時間をかけて緩徐に機能低下する場合（例：老衰，認知症）

　比較的自然に，加齢に伴う身体・精神機能の低下を伴いながらゆっくりと低下していく．疾患を基にした予後予測は難しく，寿命という概念の占める部分も大きいが，経過の途中で誤嚥性肺炎などの急性疾患を患ったり，転倒・骨折などの急激なADL（activities of daily living；日常生活動作）低下が死期を早めることもある．

　終末期の身体的・生理的機能の変化は個人の身体的素因や疾患の差異によるところが大きく，また単一の疾患により機能が低下するとは限らない．加齢による変化や生活環境，服用薬などが身体機能に複合的に影響する．

5 看取りとは

　時期的には，死に至る最終段階の過程とその直後にわたるケアを意味する．死の数週前からであることもあれば，ある日突然看取りの状態に入ることもあり，その期間はさまざまである．また，客観的にその期間を区切ることも難しい．在宅の場では，看取りを行うのは患者の家族や親族，友人などであることが多い．在宅療養の場では常に医療従事者が傍にいるわけではなく，家族は亡くなりゆく患者の状態変化と直に向き合う状況におかれている．

　先述のように，病院死が一般的になって久しい日本では，人間が死に至る過程を観察した経験をもつ人は明らかに少ない．経験したことがない状況に直面する不安とストレスは看取りに際して大きな負担となり，同時に体力面の消耗も大きい．実際に，看取る側の負担が大きいことから自宅での看取りを断念せざるをえないケースもある．

　相澤らは在宅患者の遺族を対象に調査を行い，自宅療養を中断し入院や介護施設に療養場所を移行したケースにおいて，その最大の理由を「患者の容態に対する不安の増大」であるとの結果を得ている[5]．医療・介護・福祉職は看取りの一連の流れを支援する立場にある．患者のケアに加えて，看取る立場にある家族らへのケアも行う必要がある．

6 終末期の薬物治療

6.1 終末期にみられる症状，状態の変化

　死に至る過程においては，疾患の進行や身体・臓器機能の低下などによりさまざまな症状が現れることがある（表1）．終末期ケアや緩和ケア（palliative care）の概念では，これらの終末期にみられる症状が患者にとって苦痛なものであるならば，それを和らげるための薬剤を用いる医療処置やケアを施す．しかしその一

表1 終末期に現れる主な症状

症状	原因
全身倦怠感	疲労感，脱力　など
食欲不振	代謝障害，サイトカイン異常，電解質異常，消化管障害，便秘　など
呼吸困難感	呼吸不全，心不全，不安，ストレス　など
胸水	肺がん，悪性リンパ腫，乳がん，卵巣がん　など
腹水	がん性腹膜炎　など
せん妄	電解質異常，認知機能低下，薬剤起因性　など
痛み	がん性疼痛，拘縮痛，攣縮痛　など
死前喘鳴	呼吸機能低下

方で，新たな薬物治療だけではなく，これまで使用してきた薬剤が患者の身体に負担をもたらしている可能性も十分に考慮されなければならない．

終末期に近づくにつれ，身体機能は急激あるいは緩やかに低下する．これに伴って消化管や肝・腎など薬物の動態や薬理作用に深くかかわる臓器機能も低下する．これらの臓器機能の低下により，薬物の吸収や代謝・排泄能も低下することで，それまで適切な用量で投与されていた薬剤が相対的に過剰となり，体内に薬物が蓄積することで副作用を発現する可能性がある．身体状態が低下している患者においては副作用によりもたらされる苦痛はより強いものとなり，QOL（quality of life；生活の質）を著しく低下させるばかりでなく，死期を早めてしまう可能性がある．疾患による死期と薬剤性・医原性の状態低下が意味するものは，医療倫理の面からはまったく異なるものである．死へと向かいつつある患者においては，近い将来の死という前提があるために判断を誤る危険性があり，薬物治療を施すにあたっては深く注意を払わなければならない．

加齢や疾患の進行により，人体は「サルコペニア（sarcopenia）」と呼ばれる状態に移行することがある．代謝異常がもたらす筋肉量の低下や臓器機能低下などにより定義されるが，進行がんにおいては「悪液質（cachexia；カヘキシー）」と表現されることもある．この段階では，薬剤の種類や用量は最小限に絞り込む必要がある．もっとも，終末期が近づくにつれて経口摂取量が低下してくる場合には，これに伴って嚥下機能が低下してくることがあり，経口服用薬の種類は自ずと制限されることになる．経口摂取が不能となった場合には投与の継続が必要な薬剤を貼付剤や注射剤などに代替することもあるが，終末期には身体状態が日々変化していくため，用量が適切であるかどうか細やかな観察と評価が必要になる．

たとえば，肺がんなど重篤な呼吸器疾患をもつ患者の終末期において栄養輸液や維持輸液を投与している場合に注意しなければならないことの一つは，これらの輸液が患者の呼吸機能や循環機能に過度の負荷を与えてはいないか，ということである．血管より投与される薬剤は半ば強制的に体内に入るが，患者の代謝・排泄・循環能が低下していて輸液の量に対応しきれない場合，心負荷や胸水貯留，

サルコペニア

加齢や疾患により筋タンパク質の分解が生合成を上回ることで筋肉量が大幅に減少し，筋力や身体機能が低下すること．
⇒本章1-1の語句〈p.117〉参照

悪液質

⇒本章2-8の語句〈p.214〉参照．

四肢浮腫などにつながり，これらは呼吸困難感などの強い身体的苦痛をもたらす．また，他にもなんらかの薬剤が投与されている場合，それが分配係数の小さなものであればサードスペースに貯留した体液に留まり蓄積してしまう可能性がある．薬剤投与と投与量の是非は，得られるベネフィットと身体的・精神的負荷とを詳細に吟味したうえで考慮されるべきである．

6.2 終末期における薬物治療の注意点

終末期における薬剤投与量の設定について，確立された方法論やエビデンスは乏しい．根拠に乏しい場合，薬剤投与の方針は患者と家族，医療従事者間の認識と合意形成がより重要な意味をもつことになる．

終末期の薬物治療を決定するためには，予後予測や発現すると予想される症状の経過，またその症状に対してどのような方法で予防や対処を施していくかをあらかじめ相談しておく必要がある．熟練した在宅医療チームにおいてはそれまでのケアの経験を基に比較的スムーズに方針が決定されることもあるが，患者や家族にとっては初めて経験することでもあり困惑や不安を抱きやすい．今後の見通しの説明とより適切な対処について十分に説明し，症状が現れた際にもいま患者の身に起こっていることを理解できるよう助け，貴重な時期を穏やかに過ごせるよう配慮する．

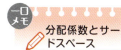

一口メモ 分配係数とサードスペース

疾患や手術などにより，本来は存在しない組織間に体液が貯留したものをサードスペースと呼ぶことがある．進行がんでは腹水や肺浮腫など比較的大きな容積を伴って現れることがある．脂溶性の低い薬物が体液とともにこれらの場所に貯留することで，薬効の低下や副作用の遷延をもたらす可能性がある．

7 終末期の意思決定支援

患者の療養場所が自宅である場合，その療養環境は患者や家族が生活してきた歴史に基盤をおいている点で個々に特異的である．過ごし慣れた環境において，患者と家族は主体的にその生活スタイルを構築しており，その中で人生の終わりの期間をどのように過ごしていくかという点についても患者と家族が主体性を保持している．しかし，いざその時期になってみたとき，程度の差はあれ困惑や不安が生じる．これには，家で息を引き取る／家族を看取るという経験をもっていないことや十分な死生観の基盤を有していないことなどが素因として考えられる．

7.1 リビングウィル

これまで日本では，患者の容体が急変した際に備えた意思表示の一つとして「リビングウィル」に関する取り組みが進められてきた．しかしこれは，患者自身が意思決定能力を喪失した場合に尊厳死の権利の主張や延命治療・蘇生処置の有無についての意思を表明するものといった側面が強く，その履行に迫られる時点では意思表明に至るまでの患者自身の価値観や考察の背景は軽視されがちであり，単に方針決定の根拠としてしか意味をもたない危うさがあった．

7.2 アドバンス・ケア・プランニング

これに対してEmanuelらは終末期医療における患者の意思決定について，個々の話し合いや思考プロセスを構造化する「アドバンス・ケア・プランニング」を提唱した[6]．リビングウィルとの大きな相違点の一つは，患者が単独で作成するものではなく家族や医療従事者等と話し合って記録し作成するという点である．患者はより客観的な情報も加味しつつ，近しい人々とともに過ごす望むべき終末期のあり方をイメージできるようになる．また，療養の経過の中で何度でもこのプロセスを経ることが可能であり，早期の段階よりもさらに疾患に対する理解や価値観，死生観などの進展に応じて記録を残すことができる．

アドバンス・ケア・プランニングは，日本での制度化と運用が一般的になるにはまだ時間を要するとみられるが，従来の意思決定よりもさらに患者その人の思考プロセスを尊重した意思決定支援として取り組みや先行研究が実施されている．

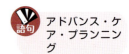

語句　アドバンス・ケア・プランニング

終末期に施されるべき医療やケアについて，患者が家族や医療従事者と話し合いを重ねながら関係者が患者の意思を共有し，理解を深めていくことで，患者自身が意思決定能力を失った場合にも，患者にとって最善の方策を選択し，合意できるようにしておくためのアプローチ．

8　終末期患者が抱える根源的な苦痛

加齢や疾患の先に死期を意識したとき，多くの人は精神的苦痛や「スピリチュアル・ペイン」と呼ばれる苦痛を抱える．精神的苦痛については緩和ケアの領域では精神科医が介入しケアにあたることもあるが，在宅医療ではまだ介入事例は少ない．スピリチュアル・ペインは疾患や死に苛まれる患者自身の存在意義や死生観に関連した苦痛と説明されることもある．日本では一部のホスピスにおいてチャプレンとよばれる宗教家がそのケアにあたってきたが，患者自身が生と死の意味の根本を問うこの苦痛に対しては有効な介入が講じられることは少なかった．

命と生にまつわる悩みや問いかけに医療従事者が適切に対応するのは非常に難しく，基本的には傾聴をもって患者の悩みを受け容れていくしかない．あるいは患者が誰にも苦痛を打ち明けずに抱えたままで過ごしていることもある．そのような背景から，2011年の東日本大震災をきっかけに臨床宗教師という公共的役割の必要性と制度化が提唱された．現在は宗教や宗派を問わずこの提唱に賛同した宗教家が一定の研修を積み認定資格を受け，医療施設や地域で終末期患者のケアにあたる取り組みが始まっている[6]．

（轡　基治）

豆知識　チャプレンと臨床宗教師

日本のホスピスで活動してきたチャプレンの多くはキリスト教や仏教を中心とした僧侶や宗教家であったが，臨床宗教師プログラムには宗教・宗派を問わずさまざまな僧侶有資格者が参加・修了している．活動の場は医療施設のみにとどまらず，福祉施設や被災地にも及ぶ．布教や伝道を行うのではなく，公共性・公益性をもつ精神的ケアの専門家として期待されている．

● 引用文献

1) 日本老年医学会.「高齢者の終末期の医療およびケア」に関する日本老年医学会の「立場表明」2012. https://www.jpn-geriat-soc.or.jp/proposal/pdf/jgs-tachiba2012.pdf
2) 厚生労働省. 令和2年（2020）人口動態統計（確定数）の概況. http://www.mhlw.go.jp/toukei/saikin/hw/jinkou/kakutei20/index.html
3) 厚生労働省. 医療機関における死亡割合の年次推移. http://www.mhlw.go.jp/bunya/shakaihosho/iryouseido01/pdf/tdfk01-02.pdf
4) Lynn J. Perspectives on Care at the Close of Life. Serving patients who may die soon and their families：The role of hospice and other services. JAMA 2001；285：925-932.
5) 相澤　出ほか. 2011年在宅ホスピス遺族調査報告書. 2010～2012年度科学研究費補助金. 地域社会にみる死生観の現在に関する複合的研究.
6) 東北大学大学院文学研究科実践宗教学寄附講座. 臨床宗教師関連. http://www2.sal.tohoku.ac.jp/p-religion/2017/index.html

② 在宅医療・介護にかかわる薬剤師に必要な知識とスキル

2-5 嚥下障害患者への対応

- これまでの嚥下障害の治療は脳卒中の回復期をメインに取り組まれてきたが，在宅や施設で多いのは脳卒中慢性期や神経変性疾患に起因する嚥下障害である．したがって，障害を「改善する」嚥下リハではなく，「支える」嚥下リハが中心となる．
- 薬剤師が嚥下治療で果たす主な役割は，「薬剤を誤嚥せずに服用できていることを確認し，必要であれば適切な服薬指導を行うこと」と「薬剤の副作用による嚥下障害や食欲低下に気づき対応すること」である．
- 誤嚥性肺炎は誤嚥したら必ず発症するものではなく，誤嚥による「侵襲」と身体の「抵抗」のバランスがくずれ，侵襲に傾いたときにだけ発症する．バランスを保つためには嚥下訓練や食事介助だけでなく，投薬，口腔ケア，ワクチン，呼吸理学療法などが有効である．

Keywords ▶ 慢性期，嚥下，嚥下障害，誤嚥，誤嚥性肺炎

1 超高齢社会の嚥下障害

1.1 「改善する」嚥下リハから「支える」嚥下リハへ

これまでの嚥下障害（dysphagia）の治療（摂食嚥下リハビリテーション：以下，嚥下リハ）は，どちらかというと脳卒中の回復期の嚥下障害を中心にして発展してきた．回復期の基本は，誤嚥性肺炎（aspiration pneumonia）を起こすことなく，機能の廃用を防止し，全身の回復とともに嚥下機能の回復を待つという方針である．そこでは「訓練・機能回復」という考えが中心にあり，そこでさまざまなエビデンスが出され，嚥下リハのさまざまな知識や技術が生まれてきた．嚥下リハの中心となったのは（主として回復期の）病院であり，それを担うのは言語聴覚士や看護師といった職種であった．誤解を恐れずにいうと，「薬剤師にとって嚥下障害は関与することのない疾患」というイメージも少なからずあったことと思う．

しかし，現在増えつつあるのは認知症やParkinson（パーキンソン）病をはじめとする神経変性疾患や脳卒中慢性期の症例である．これらの疾患は，目覚ましく機能が改善することは医学的にありえない．一部の機能回復が図れる場合もあるが，多くは回復が頭打ちであり，機能低下を防ぐことに重きがおかれる．そこで求められるのは障害を「改善する」嚥下リハではなく，「支える」嚥下リハである．その中心となるのは病院ではなく，在宅や施設がその舞台となる．「支える」嚥

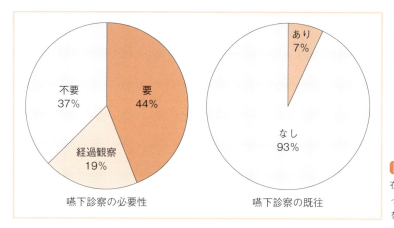

図1 在宅症例の嚥下診察の現状
在宅医療を受けている患者に対して行った調査結果．調査時点で，嚥下診察を継続されていた症例はゼロであった．

下リハを担うのは医療・介護にかかわる全職種であり，薬剤師も例外ではない．

1.2 在宅における嚥下障害の現状

在宅医療を必要としている高齢者を対象にした調査によると，嚥下の診察が必要な患者は44％存在したと報告されている（図1）[1]．しかしながら，それらの症例のうちで嚥下の診察を受けたことがあるのは，たったの7％であり，その7％も診察の既往があるだけで調査時点はフォローされていなかった．この結果は，在宅医療の対象となる患者の半数近くは嚥下障害であるものの，それらの患者に適切な嚥下診療を提供できていない現状を示すものである．

2 薬剤師と嚥下障害

薬剤師の仕事は「薬剤を渡して終わり」ではない．これは周知の文言であるが，それは嚥下の分野においても同様である．この分野で薬剤師が果たすべき役割は大きく2つある．

1つ目は，薬剤を誤嚥せずに飲めているかを確認することである．現在は医薬品の約70％（売り上げ比）が経口投与といわれている．経口投与された薬剤は食道からその下部の消化管へ到達しなければ効果を発揮しない．嚥下障害のある患者では，むせて薬剤が口腔外へこぼれたり，口腔や咽頭に残留したり（図2），また誤嚥するのが苦痛であるため服薬を自己判断でやめている場合もある．

これまで薬剤師は「薬剤からみた服薬指導」は確実に行ってきた．例をあげると，ワルファリンを服用している患者に対する納豆の摂取禁止指導である．これはワルファリンと納豆という薬剤と食品の相互作用を加味した服薬指導といえる．これに加えて，

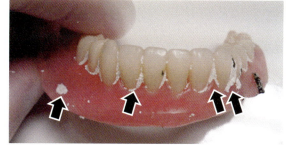

図2 服薬後の下顎義歯
服用したはずの薬剤（矢印）が義歯の隙間に残留していた．

今後必要となってくるのは「患者からみた服薬指導」である（図3）．「嚥下障害患者＝剤形変更」といった杓子定規な対応ではなく，剤形変更や簡易懸濁法，オブラートの使用などの服薬方法を，個々の患者の嚥下の状態を加味して適切に指導できなければならない．

2つ目は，薬剤の副作用による嚥下障害や食欲低下に気づき対応することである．近年の報告でその詳細が明らかになりつつあるが，薬剤性の嚥下障害はこれまで考えられていたよりも多い．もちろん主治医が気づけばよいが，高齢者は疾患を多く抱えており，主治医もそこまで気が回らない場合も多い．そこは薬剤の専門家である薬剤師がカバーすべき領域といえる．

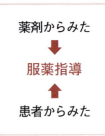

図3 2方向からの服薬指導

薬剤からだけでなく，患者からみた服薬指導も必要とされる．

3 嚥下障害の概要

3.1 嚥下障害とは

嚥下（deglutition, swallowing）とは，食べ物を認知して口腔に取り込み，取り込んだ食べ物から食塊を形成して口腔，咽頭，食道，胃へと送り込む一連の動作をさす．嚥下障害というと，どうしても誤嚥にスポットが当たるが，多彩な症状を示す（表1）．すなわち，嚥下の一連の動作のどこかが障害されれば，それらはすべて嚥下障害である．

表1 嚥下障害の症状の例

食べこぼす，むせる，食事に時間がかかる，口が開かない，口に溜める，丸飲み，喉がゴロゴロ鳴る，咬めない，喉につかえる，食べるペースが早い，よだれが出る，飲み込めない，薬が飲めない，窒息，誤嚥，誤嚥性肺炎，など

嚥下障害は多彩な症状を示す．

3.2 嚥下の5期およびその障害

一般には，嚥下の動作は「先行期，準備期，口腔期，咽頭期，食道期」に分けることができる．ここでは5期それぞれで生じる障害やその原因となる薬剤について略説する．

先行期

食物を認知してから口に入れるまでの段階をさす．手を動かして食物を口に入れる，口唇で取り込むといった動作も先行期に含まれる．

● 先行期の障害

高齢者では加齢や疾患のために視覚や味覚，嗅覚が低下しており，食物を認知することが困難となっている．また，疾患だけでなく薬剤の副作用によっても傾眠傾向や意識レベルの低下をきたしている．それらの症状をきたす薬剤には抗不安薬や抗てんかん薬などがあげられるが，抗コリン作用を有する薬剤も認知機能の低下をきたし，先行期を障害することがある．

準備期

口に取り込まれた食物を粉砕，唾液と混合し飲み込みやすい形にまとめ上げる

（食塊形成）期をさす．咀嚼もここに含まれる．咀嚼して食塊形成することで飲み込みが可能となり，それ以降の期がスムースに進むようになる．

● 準備期の障害

脳血管障害後遺症や神経筋疾患による舌，下顎，頬，口唇の運動障害があると十分な食塊形成ができずに準備期の障害となる．多数歯欠損や義歯不適合といった歯科的な問題も準備期の障害を引き起こす．薬剤の影響としては，薬剤性ジスキネジアが準備期の障害の原因となることがある．また，薬剤性のドライマウスも，唾液不足による食塊形成不全の原因となる．

口腔期

準備期で形成された食塊を口腔から咽頭へと運ぶ期である．

● 口腔期の障害

舌に運動障害が生じると口腔期が障害される．疾患としては脳血管障害後遺症や筋萎縮性側索硬化症によくみられる．アルツハイマー型認知症や前頭側頭型認知症では，舌の運動自体には障害がなくても食塊を咽頭に送り込むことができないといった口腔期のみの障害が出現する場合がある．

咽頭期

咽頭の食塊を食道へと運ぶ期である．喉頭が前上方に動いて食道の入口が開き，同時に咽頭が収縮して食塊を食道へと押し込む．このとき，喉頭蓋と披裂部が気道を閉鎖することで，気管に食物が入らないようになっている．ここで誤って食塊が気管に入ると「誤嚥」となる．

● 咽頭期の障害

誤嚥と咽頭残留が主な症状である．薬剤が咽頭期の障害の原因となることもあり，ドパミン遮断薬で薬剤性パーキンソン症候群（パーキンソニズム）の原因となりうる抗精神病薬や制吐薬などが臨床では重要である．筋弛緩作用を有する薬剤も筋力低下をきたし，誤嚥の原因となることがある．

水分は流れが早く，嚥下反射が生じる前に気管内に流入してしまうため，誤嚥されやすい．このような誤嚥は，水分に市販の増粘剤でとろみをつけて咽頭への流入速度をゆっくりにすると防止できることがある．

食道期

食道に入った食塊を，食道の蠕動運動で胃へと送り込む期をさす．

● 食道期の障害

嚥下障害の症例で問題となるのは胃食道逆流である．重度の逆流が生じると，胃内容物が咽頭にまで逆流し，それを誤嚥することで肺炎が生じる場合がある．まれに筋弛緩薬やカルシウム拮抗薬が食道蠕動運動低下の原因となることがある．

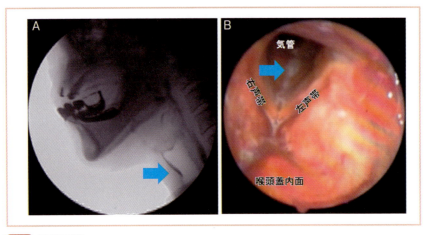

図4 誤嚥の例
嚥下造影検査所見（A），嚥下内視鏡検査所見（B）．誤嚥物（矢印）が声門を越えて気管内に流入しているのが確認できる．

4 誤嚥と誤嚥性肺炎

4.1 誤嚥とは

　食物や唾液など空気以外のものが嚥下されて下咽頭を通過するときに，食道に入らずに声門を越えて気管の深いところに入ることを誤嚥（aspiration）という（図4）．

4.2 誤嚥性肺炎発症のバランス

　すべての誤嚥が肺炎につながるわけではないのは周知のとおりであり，誤嚥に引き続き肺炎が生じるかどうかは，侵襲と抵抗のバランスで決まる（図5）．侵襲が大きくなるか，もしくは抵抗が小さくなったときに誤嚥が肺炎へとつながる．
　侵襲とは，誤嚥物の量，性質（気道への為害性）であり，抵抗とは，呼吸・喀出機能，免疫機能である．誤嚥をしても，喀出が可能で免疫機能が良好であれば肺炎を生じることなく経過する．反対に，喀出力が弱く，抵抗力も低下した症例では，少量の誤嚥であっても肺炎になりやすい．

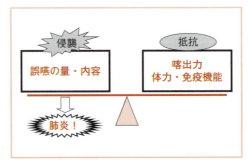

図5 誤嚥性肺炎発症のバランス
「誤嚥＝肺炎」ではない．侵襲が抵抗に勝ったときのみ肺炎となる．

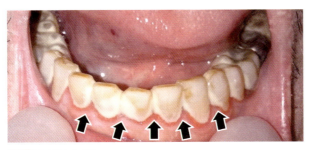

図6 不潔な口腔
口腔ケアが不十分だと唾液中の細菌数が増えて，誤嚥したときに侵襲が大きくなる．歯垢は細菌の塊であり（矢印），1 mg 中に10億の細菌がいるといわれている．歯肉の発赤もみられる．

4.3 侵襲の軽減

誤嚥量の軽減

　誤嚥の量を減らす一つの方法は嚥下訓練や食事介助である．誤嚥がある症例では胃瘻が造設されることがあるが，それも食事による誤嚥の量を減らすことが目的の一つである．

　ACE（angiotensin converting enzyme：アンギオテンシン変換酵素）阻害薬やアマンタジンなどは咽頭のサブスタンスPの濃度を上げることで咳嗽反射を改善するが，サブスタンスPは嚥下反射も同時に改善するため，誤嚥量の軽減にもつながると考えられている．

誤嚥物の質改善

　誤嚥物の質を改善する方法の一つは口腔ケアである（図6）．不潔な唾液中には 1 mL 中に 10^9 個の細菌が存在し，誤嚥した場合に大きな侵襲となるが，細菌濃度は口腔ケアにより低下する．加えて，口腔ケアは咽頭のサブスタンスP濃度を上昇させ，咳嗽反射や嚥下反射を改善する効果も有していると考えられている．実際に口腔ケアを行うことで，誤嚥性肺炎の発症率が低下することが大規模な比較研究により明らかになっている[2]．

胃食道（喉頭咽頭）逆流の予防

　胃内容物が食道に逆流することを胃食道逆流というが，その逆流物が食道にとどまらず咽頭にまで到達し，その逆流物の誤嚥により肺炎を生じることがある．
　高齢者は噴門部の機能低下，食道や胃の蠕動運動低下のために逆流が増えると考えられており，加えて食道裂孔ヘルニアなどの疾患があるとより頻度は上がる．さらに胃瘻も食道の廃用症候群による機能低下を生じるため，逆流の増悪因子と考えられている．胃食道逆流の予防としては消化管運動改善薬や下剤，制酸薬の処方，および胃瘻症例においては栄養剤の半固形化，食後水平位の禁止が有効と

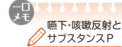

嚥下・咳嗽反射とサブスタンスP

咳嗽反射や嚥下反射が良好な症例では咽頭のサブスタンスP濃度が高いことが示され，一方，誤嚥を生じている症例では，その濃度が低いことが明らかになっている[3]．そのサブスタンスPはドパミンに誘導され，迷走神経・舌咽神経の知覚枝の頸部神経節で合成されて逆行性に咽頭に放出される（図）．すなわち，ドパミンの産生低下がサブスタンスPの分泌低下，ひいては誤嚥を招く．

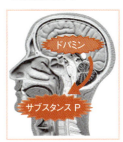

図　ドパミンとサブスタンスP

大脳基底核のドパミンに誘導されたサブスタンスPが舌咽・迷走神経を介して逆行性に咽頭に放出される．

される.

4.4 抵抗の向上

免疫機能の向上

免疫機能の向上には肺炎に特化したものとして肺炎球菌ワクチンの利用が行われている.誤嚥性肺炎と肺炎球菌の関係を直接的に示した報告はないが,誤嚥の二次感染として肺炎球菌が感染する可能性があり,不潔な口腔内には肺炎球菌が日和見菌(ひよりみきん)として認められることが知られている.そういったことから誤嚥による肺炎を防ぐためにも肺炎球菌ワクチンは有効であると考えられている.もちろん免疫機能を考えるときは,免疫全般に関与する栄養状態の改善も考慮しなければならない.

喀出の改善:薬剤の利用

喀出の改善のためには,咳嗽反射を促す薬剤を利用する方法がある.原理はサブスタンス P やドパミンを補う薬剤の利用である.

● ACE 阻害薬

ACE 阻害薬は,アンギオテンシン変換酵素だけでなくサブスタンス P 分解酵素も阻害するため,咽頭のサブスタンス P が分解されずに蓄積されて濃度が上がり,咳嗽反射を促すといわれている.研究の結果,ACE 阻害薬を投与することで肺炎の発症率が 2 年間で 1/3 に低下できたことが示されている[4].

● アマンタジン

アマンタジンはパーキンソン病の治療薬として用いられる薬剤である.投与することによりドパミン濃度が上昇し,その結果,引き続き誘導されるサブスタンス P の濃度も上昇することが知られている.この効果を利用して,誤嚥性肺疾患予防の効果を検討した研究からは,肺炎発症率が 1/5 に減少したことが報告されている[5].

その他,薬剤としてはシロスタゾールや半夏厚朴湯(はんげこうぼくとう)エキスにも肺炎予防効果があることが示されている.反対に,鎮咳薬はその作用機序から咳嗽反射の惹起を阻害するため,不顕性誤嚥を増やし肺炎のリスクも上昇させる.誤嚥の可能性がある症例への適用は禁忌である.

呼吸理学療法

呼吸・喀出機能を改善・維持するのは呼吸理学療法である.呼吸機能を良好に保つことで,誤嚥してむせたときに力強く喀出できるようにしておくのが狙いである.もう一つの狙いは,COPD(chronic obstructive pulmonary disease;慢性閉塞性肺疾患)の症例などに適用する排痰の技術を利用して,誤嚥してしまったものを積極的に排出させ,侵襲を軽減することを目的とする.呼吸理学療法は

理学療法士が専門としている．

5 薬剤師が行う嚥下リハ

　目の前に嚥下障害の患者がいるときに，「薬剤師に嚥下は関係ない」ではなく，まず医療専門職として「患者にとって最善の医療」を考えなければならない．そのうえで投薬内容の変更や服薬指導などが有効と考えられたら，そのときは薬剤師の専門性を遺憾なく発揮すればよい．

　誰にも気づかれずに服薬時や食事時にむせている嚥下障害例は多い．薬剤性の嚥下障害例も思いのほか多い．薬剤師が気づく嚥下障害があってもよい．薬剤師だからこそ気づける嚥下障害もあるはずである．医療の網から漏れてしまっている「嚥下難民」といわれる慢性期の嚥下障害患者のためにも，嚥下障害を薬剤師の一つの分野として確立していく必要がある．

（野原幹司）

● 引用文献
1) 野原幹司．在宅における摂食・嚥下リハビリテーション．MB Med Reha 2012；146：45-50．
2) Yoneyama T, et al. Oral care and pneumonia. Oral Care Working Group. Lancet 1999；354：515.
3) Yamaya M, et al. Interventions to prevent pneumonia among older adults. J Am Geriatr Soc 2001；49：85-90.
4) Sekizawa K, et al. ACE inhibitors and pneumonia. Lancet 1998；352：1069.
5) Nakagawa T, et al. Amantadine and pneumonia. Lancet 1999；353：1157.

2-6 褥瘡への対応

Summary
- 褥瘡は「キズ」(創)をみてしまいがちだが，褥瘡の成因を考えると「全身疾患」としてとらえなければならないことがわかる．特に在宅の患者は生活習慣や，食事，健康への嗜好が一人ひとり異なり，患者をとりまく環境も多様である．そのため，褥瘡患者の生活スタイルを把握して，褥瘡悪化の要因を取り除くことが最優先となる．
- 患者の基礎疾患のための内用薬の副作用により，褥瘡に悪影響が出る場合もある．
- 褥瘡治療に用いる外用薬の軟膏基剤が創の水分量に影響を与えることを利用して，薬剤師は薬効だけではなく，基剤の性質も考慮した薬剤選択により創の改善を促進させることができる．
- 在宅医療では多職種連携が必要であるが，とりわけ褥瘡はチーム力が問われる分野である．職種間で目標や情報，状況を共有し，互いが補いながら専門性を発揮することで，良い結果に結びつくよう努めることが大切である．

Keywords ▶ 除圧，ずれの予防，湿潤環境，感染対策，多職種連携，ICF，DESIGN

1 在宅での褥瘡患者のとらえ方

在宅での褥瘡発生率はこの10年間で7％以上低くなった（**表1**）．それは福祉用具の進歩のほかに人手，時間（訪問医療者や介護者がかけられる時間），療養環境，経済問題など多岐にわたる在宅での問題を多職種連携により改善してきて

表1 調査施設における褥瘡有病率・推定発生率

施設区分	有病率（％）	推定発生率（％）
一般病院	2.46	1.20
一般病院*	2.81	1.28
大学病院	1.58	0.94
精神病院	0.80	0.37
介護老人福祉施設	0.77	0.58
介護老人保健施設	1.16	0.83
訪問看護ステーション	1.93	0.91

*療養病床を有する一般病院．
（日本褥瘡学会実態調査委員会．第4回（平成28年度）日本褥瘡学会実態調査委員会報告1：療養場所別自重関連褥瘡と医療関連機器圧迫創傷を併せた「褥瘡」の有病率，有病者の特徴，部位・重症度．褥瘡会誌 2018；20（4）:423〜445 より抜粋）

いるためだ．住み慣れた家で，馴染んだものや，家族・友人に囲まれて暮らすことを望む人は増えてきている．薬剤師として褥瘡患者にかかわるときは，患者の生き方や価値観，生活全般を理解し，そのうえで薬学的専門性をどこに活かすかを考えなければならない．

2 在宅の基本になるICFの考え方

ICF（International Classification of Functioning, Disability and Health；国際生活機能分類）は2001年にWHO（World Health Organization；世界保健機関）において採択されたもので，健康状態を疾病からのみ考えるのではなく，人としての生き方や環境も含めて考えていこうというものである（図1）．ICFは，障害分類というマイナス面ではなく生活機能というプラス面からみるように視点を転換し，さらに環境因子などの観点を加えたものである．したがって疾病や障害の有無にかかわらず，すべての人の生き方をとらえることができる．在宅患者に向かい合うときに病気や障害だけに目を向けるのではなく，患者の希望や目標に寄り添った支援をするためにも大切な考え方である．

ICFには3つの生活機能レベルがあり，これらは互いに影響し合う．

①心身機能・構造：心と体の動き，疾病，障害など．
②活動：ADL（activities of daily living；日常生活動作）としての食事，睡眠，排泄，動作など身の回りの行為や，またIADL（instrumental activities of daily living；手段的日常生活動作）としての家事，金銭感覚，認知機能など．
③参加：家族や社会，地域の中での役割．

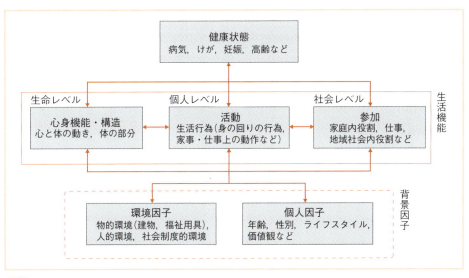

図1 ICFの生活機能モデル
ICF（国際生活機能分類）は2001年にWHOにおいて採択されたもので，健康状態を疾病からのみ考えるのではなく，人としての生き方や環境も含めて考えていこうというものであり，生活機能を3つのレベルに分けてとらえている．

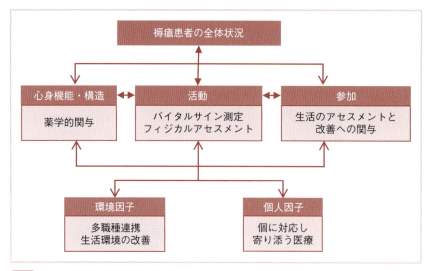

図2 ICFに基づく薬剤師の役割
(ICFをもとに著者が作成)
薬剤師も薬剤のみに注目するのではなく，褥瘡患者の全体状況を把握し，ICFの3つの生活機能レベルと2つの背景因子をアセスメントして，関与できることはすべて行うことが在宅医療チームの一員としての使命である．

これら3つのレベルの背景には次の2つの因子が存在している．
①環境因子：住居，地域，交通，医療・福祉サービス，近隣の人など．
②個人因子：年齢，性別，生活歴，職業歴，学歴，価値観，ライフスタイルなど．

3 褥瘡患者をICFでアセスメントする

　在宅での褥瘡発生はADL低下に起因することが多いが，それだけではなく，生活習慣や使用している寝具，車椅子などが影響することも多く，そのため褥瘡患者の全体的な把握が欠かせない．いくら良い治療を行っても，褥瘡を悪化させる要因が取り除かれないうちは，褥瘡の改善は難しい．薬剤師も薬剤のみに注目するのではなく，ICFの3つの生活機能レベルと2つの背景因子をきちんとアセスメントし，関与できることはすべて行うことが在宅医療チームの一員としての使命である（図2）．

4 在宅褥瘡患者への薬剤師の関与

4.1 生活機能レベル：心身機能・構造

褥瘡（創部）のアセスメント

　在宅で創をみるときは大きさ，深さ，形，感染の有無，壊死組織の有無，滲出液の量，肉芽の状態を把握する．そしてスケールでの創の大きさの測定とともに創の写真を撮り，記録に残す．写真に撮ると創の時間経過による変化がわかりやすい．

　深さは創の状態を観察して決定できるときもあるが，急性期では深さが推測できないときもある（それはかなり大切な情報となる）．形からは「ずれ」の方向を読み取ることができ，それにより褥瘡になった要因を推測できる場合もある．感染・壊死組織は褥瘡治療でまず取りかかるべきものであり，色，熱感，痛み，固さなどをみる．滲出液の量は創の状態変化により変わるもので，ガーゼの濡れ具合や必要とされる交換頻度で確かめる．肉芽の状態からは薬物治療が奏効しているか，除圧などの環境が改善しているかを推測できる．

　また，これらの評価のためには誰でも共通して使えるアセスメントツールが必要であり，ツールには以下のようなものがある．

- 創の全般的な評価：日本褥瘡学会の改定 DESIGN-R®2020．
- 褥瘡の深さの分類：米国褥瘡諮問委員会（National Pressure Ulcer Advisory Panel：NPUAP）のステージ分類[1]，ヨーロッパ褥瘡諮問委員会（European Pressure Ulcer Advisory Panel：EPUAP）のグレード分類．

　褥瘡がどのような状態かは言葉だけでは主観が入りやすく正確に伝わらないため，これらの創のアセスメントツールを利用するとよい．日本褥瘡学会のツールは経過評価や重症度がわかるように工夫されている．

　訪問ごとに写真を撮り，創のアセスメント記録をチームの多職種で共有する．在宅医療では病院と比べてどの職種も訪問機会が少ないため，自分が訪問していないときの記録は貴重である．訪問看護が入っている患者であれば，看護師と訪問時間を合わせることで，寝衣やおむつの取り扱いに不慣れな薬剤師でも創の評価がしやすいし，薬剤や医療材料の適正な使い方を看護師など他職種に伝える良い機会になる．

基礎疾患の把握と対応

　褥瘡を単独で発症することは少なく，患者の基礎疾患が褥瘡発生の大きな要因になっていることが多いため，基礎疾患における身体状況，薬物治療の効果や副作用を把握する必要がある．たとえば麻痺がある患者では麻痺の側や程度，それによる生活動作への影響，補助器具の創への影響をみる必要がある．また，糖尿病患者では血糖コントロールの良否が創へ影響するため，血糖降下薬のチェック

語句　ずれ

「ずれ」には対象とする物体の移動した変位量を表す"ずれ量"（単位は m）と，対象とする物体に加わっている力を表す"ずれ力"（単位は N）の 2 つの概念がある．ベクトルの矢印↗を考えるとわかりやすい．

DESIGN®

DESIGN® は，Depth（深さ），Exudate（滲出液），Size（大きさ），Inflammation/Infection（炎症・感染），Granulation tissue（肉芽組織），Necrotic tissue（壊死組織），Pocket（ポケット）を大文字・小文字または点数で評価する．
日本褥瘡学会ホームページ http://www.jspu.org/jpn/info/design2.html 参照．

訪問看護

訪問看護とは，病気や障害をもった人が住み慣れた地域や家庭で，その人らしく療養生活を送れるように，訪問看護ステーションから看護師などが生活の場へ訪問し，ケアの提供，自立への援助，療養生活の支援をするサービスである．医療保険，介護保険，自費によりサービスが受けられる．

が欠かせない．また，認知症を発症している場合，創改善に反する行動（処置で用いた薬剤や医療材料などを取り払ってしまう，創部をベッドや車椅子などでこすってしまう，など）がみられることもある．

圧迫・ずれの予防

　圧迫・ずれは褥瘡発生と悪化の最重要な要因であり，できる限り排除する必要がある．ベッドや車椅子上の体位や体位変換の頻度と方法，使用している除圧用具，介護の仕方（引きずったりしていないか，円座などの悪影響のある道具を使っていないかなど），本人の動作のくせなどに注目して，問題があるときには是正をチームで検討する．

薬物治療

　褥瘡を改善するためには湿潤環境が大切である．薬剤師には，外用薬の薬効のみならず軟膏基剤の特徴をよく把握し，創に最適な薬剤を提案することが求められる．しかし在宅での「最適」な薬剤は病院でのそれと必ずしも一致しない．例えば，在宅では毎日の処置をだれが行うか，というところがスタートとなる．土日はだれが担当するかも考えなければならない．可能ならば家族にも加わってもらう．それには以下が重要となる．

①処置が簡単でその薬剤を使う意味を皆が理解できるものを選ぶ．褥瘡の治癒過程において，選択する薬剤は異なってくるが，処置の手順として「洗浄」「薬剤塗布」「創の保護」の3段階でとらえるとわかりやすい．

②無菌操作は在宅では限られたとき以外はまず不可能であるので，手をきれいに洗う，消毒用エタノールなどで使用前の器具を清潔にする，薬剤や器具を清潔に保つための整理整頓をする，といった感染対策の基本的なことから始めなければならないことも多い．さらに，感染に強い薬剤を選ぶ必要がある．

③病院ではガーゼやテープの使用のたびにその費用を請求されないが，在宅では医療材料のほとんどは患者の自己負担となる．そのため経済的負担が少ない方法ということも重要である．在宅で創傷被覆材が保険適応できる場合は検討してもよい．

4.2 生活機能レベル：活動

ADL，IADLをアセスメントする

　ADLでは，食事，睡眠，排泄，動作など身の回りの行為が支障なくできるかをみる．

- 食事：食事の量や質，食欲，嚥下など．
- 睡眠：睡眠時間，就寝時間と起床時間，睡眠の質など．
- 排泄：尿失禁，頻尿，尿の出が悪い，夜間のトイレの回数，下痢，便秘，便失禁など．

> **Column**
> ### 「食べること」について
>
> 　在宅では患者がいつ何をどのくらい食べているか把握することが難しい．「食べとるよ」といっても白米のご飯やおかゆだけであることもある．おかずはゆで卵半個とトマト1切れでも，バランスよく食べていると思い込んでいる高齢者も少なくない．そのようなときに栄養の数値を示して食事の改善を図ろうとするのは，在宅の意味を理解していない人である．好きなものを好きなように食べて満足感があるという生き方もある．こういったときに，薬剤師としては市販の栄養補助食品を勧めている．小さな容器に入ったいろいろな味の飲み物やゼリーなどがあり，かなりのカロリー，蛋白，ミネラルなどが摂れる．甘いものが嫌いな人のために，コーンスープやだし汁が工夫されたとうふ味のものもある．むせやすい高齢者向けに嚥下しやすい製剤設計のものもある．それらを1日に1〜2個加えることでかなり栄養状態が良くなる．

・動作：立ち上がり，歩行，手や指先の動作など．

　IADL では，家事，金銭感覚，認知機能など判断力，記憶，生活能力に問題がないかをみる．訪問時のバイタルサインのチェック，会話，部屋の様子，多職種がおいている記録表や連絡帳などから，自分の五感も用いて観察する．「いつもと違う」と感じたら何が違うのか，しっかり観察することが大事である．

栄養状態の確認

　栄養状態はADLに影響するだけでなく，褥瘡の発生要因となり，治癒状況にも影響を及ぼす．栄養は経口・経腸・輸液などで摂られているが，それが適正かどうか見極めなければならない．とくに経口摂取は，在宅では食物の種類や量を把握することが難しいが，少しでも良くなるような働きかけが必要である（⇒ Column 参照）．

排泄による影響の調整

　臀部には体重の 44％ がかかるといわれ，そのため褥瘡発生率は仙骨部が群を抜いて多い．また，尾骨や坐骨の部位にも褥瘡はよくみられる．このような場所は尿・便失禁の影響を受けやすく，失禁による皮膚の湿潤や汚染のため皮膚障害が起こりやすい．また，高齢者は排泄がうまくいかない場合が多く，便秘や下痢，頻尿治療などの薬剤を服用している．排泄は褥瘡の皮膚の状況に直結するため，排泄をコントロールする薬剤の調整については訪問のたびに確認する必要がある．

動作や認知に影響する薬物の管理

　高齢者は不眠，パーキンソン病，認知症，脳血管障害後遺症などで傾眠やふら

表2 薬の副作用によるADLへの影響

A. 食事がおいしくない

おいしくない	味覚障害	降圧薬，抗うつ薬，睡眠薬，抗悪性腫瘍薬，抗真菌薬，高尿酸治療薬，抗てんかん薬，抗菌薬
	うつ症状	β遮断薬，ステロイド，抗パーキンソン病薬，インターフェロン
胃が痛い	胃炎・胃潰瘍 逆流性食道炎	消炎鎮痛薬，ステロイド，抗菌薬，抗悪性腫瘍薬
吐き気・むかつき	吐き気・嘔吐	抗悪性腫瘍薬，抗菌薬，抗うつ薬
	口中の苦味	睡眠薬（とくにゾピクロン），胃腸薬（粉砕で苦い），ステロイド
食べにくい	口渇・唾液分泌低下	抗うつ薬，抗ヒスタミン薬，頻尿治療薬，アルツハイマー型認知症治療薬
	口内炎・歯肉肥厚	抗悪性腫瘍薬，Ca拮抗薬，抗てんかん薬
箸やスプーンがうまく使えない	手が震える	気管支拡張薬，抗うつ薬，制吐薬
	力が入らない	筋弛緩薬，睡眠薬，抗不安薬

B. 排泄がうまくできない

頻尿・尿失禁	排尿異常	利尿薬，気管支拡張薬，向精神薬，β遮断薬，コリン作動薬，アルツハイマー型認知症治療薬
	膀胱炎症状	抗アレルギー薬
下痢	消化管運動異常	経腸栄養剤，胃腸運動調整薬，アルツハイマー型認知症治療薬，抗パーキンソン病薬，抗悪性腫瘍薬，抗菌薬，瀉下薬の過剰
多汗	発汗異常	ステロイド，女性ホルモン，抗ヒスタミン薬，カルシウム拮抗薬，末梢循環薬，抗うつ薬
皮膚乾燥	脱水	利尿薬，排尿障害治療薬

C. 動けない

転倒	ふらつき	睡眠薬，向精神薬，抗パーキンソン病薬，降圧薬，抗アレルギー薬
動けない	脱力 力が入らない	向精神薬，筋弛緩薬

つきの副作用が出やすい薬剤を服用している場合が多い．そのために動作が鈍くなったり，同一姿勢で眠り続けることで圧迫が加わり褥瘡の悪化を招くこともある．したがって基礎疾患で服用している薬剤の半減期や副作用を確認し，服薬による影響がないように注意する．

薬の副作用への考慮

　高齢者のADL低下では薬の副作用が関与していることがある（表2）．たとえば「食事がおいしくない」と聞いたときに，食事の内容や硬さ，食べやすさ，味付けなどはどの職種でも考えるが，薬剤師は薬の副作用の可能性も考慮しなければならない．おいしくないのが「味覚障害」「うつ症状」「胃炎」「悪心」など直接

的な副作用によるものではないかということだけでなく，「口渇」「唾液分泌低下」「口内炎」「歯肉肥厚による入れ歯の不具合」といった嚥下や口腔の問題，「手が震える」「力が入らない」など食事の動作のしにくさといった問題にまで視野を広げて考えていく必要がある．これは褥瘡に影響が大きい「排泄」「動作」についても同様である．

4.3 生活機能レベル：参加

患者の尊厳を尊重したかかわり

寝たきりになっても，認知症になっても，患者の社会との接触やその中での役割は「尊厳」にかかわるものである．患者のこれまでの生き方や価値観に沿って，スピリチュアルの面でも満足度の高い療養環境を提供することが重要である．

家族の参加を促す

褥瘡患者に家族がいる場合，協力をどのように得ていくかを考える．患者を家族の一員としてとらえ，できる限りのことをしたいと願う家族もいれば，ただ不安に打ちひしがれている家族もいる．さらに，無関心な家族もいる．家族は理解力・介護力・時間・居場所・経済力など，それぞれに違っており，違いに対応しながら褥瘡治療にかかわってもらえるように促す必要がある．それは，在宅での人手不足（土日対応や頻回の訪問が難しい）を補うだけでなく，褥瘡患者を家族の一員として存在づけることにも役立つ．実際，日常的に家族の観察（創に対してだけでなく，除圧や生活全般への気配り）や処置の手助けが得られるようになると，創は早く治る．

介護サービス事業者との連携

褥瘡患者の多くは介護保険サービスを利用しており，通所介護（デイサービス）や短期入所生活介護（ショートステイ）にも通っている．自宅以外の場所でも褥瘡対策や処置が受けられるよう，薬剤師は情報提供を行う．

語句 介護サービス事業者

⇒本章「1-3 地域の医療・介護サービスと提供機関」〈p.128〉参照．

4.4 背景因子：環境因子

褥瘡は全身疾患であり，患者をとりまく環境の影響は大きい．除圧やずれの排除がされていなかったり，使用している体圧分散マットレスなどの福祉用具が適切に選択されていなかったり，医療・介護サービスの質と量，家屋の問題，地域性などで思うような改善につながらない場合もある．薬剤師として，どこまで介入ができるかはそれぞれ異なるが，福祉用具や褥瘡発生の要因を把握し，他職種との連携で何ができるか考えていくことが必要である．

4.5 背景因子：個人因子

褥瘡は患者によって発生場所，大きさ，深さ，病態などがすべて異なる．それ

は発生要因がそれぞれ異なっているため，毎日の生活スタイルや好みなどを把握して改善点を探ることが重要である．たとえば，デイサービスの送迎時間が長く，車中での車椅子の除圧不足により褥瘡が発生した例もある．同一方向でテレビをみている時間や，患者が使用している椅子の座り方，座っている時間など，細かいところまでの観察や聞き取りが欠かせない．このときに，個人に対して尊厳をもって接することと多職種間で情報を共有し検討することはいうまでもない．

5 在宅での多職種連携

5.1 連携とは

昨今の医療現場で「連携」という言葉を聞かない日はないが，具体的に「誰と」「どういうところで」「どのような手段で」「どういう連携」をすれば地域医療のためになるか，ということはみえていないことが多い．著者は，連携は多職種が同じベクトル方向にスクラムを組んで歩いていくのではなく，価値観やものの見方が異なる多職種が「患者や地域のため」という始点からそれぞれの方向にベクトルを伸ばしていく中で，それを認め合い，支え合い，話し合って広がりをみせることだと考えている．

5.2 褥瘡治療・ケアにおける多職種連携

どの職種にも前述の「薬物治療」のところで記したことを丁寧に説明し，理解してもらうよう心がける．

医師との連携

褥瘡治療薬の処方提案をするためには医師との連携が欠かせない．褥瘡患者への訪問依頼があったときは，「褥瘡予防・管理ガイドライン」[2]や軟膏基剤の特性についてのわかりやすい資料をもって医師と面会し，薬剤師としてどのような支援ができるかを理解してもらう．褥瘡写真や創のアセスメント結果を掲示しながら，すでに処方されている薬剤の過不足については，適正薬剤の提案とともに情報提供する．褥瘡は時間とともに変化していくので，訪問後はなるべく早く報告する．薬剤提案の際は根拠（エビデンス）も示すようにする．

訪問看護師との連携

在宅医療の現場で最も褥瘡にかかわるのは看護師である．看護師は訪問看護以外にも訪問入浴やデイサービス，施設でも携わっており，褥瘡処置の役割を果たしてくれる．とりわけ訪問看護師は処置だけでなく，予防や記録，創の管理までかかわっているため，薬剤師は看護師との連携が欠かせない．著者は週に1回以上，看護師と訪問時間を調整し，一緒に創や患者のアセスメントを行っている．このときに外用剤の使い方や交換頻度，医療材料などについても情報共有を行う

ことが大切である.

ケアマネジャーとの連携

　在宅療養をする患者のほとんどは介護保険を利用しているため,薬剤師はその際の要となるケアマネジャー(介護支援専門員)と連携していくことも重要である.ケアマネジャーは患者の希望,家族関係,経済状態などを把握し,介護保険,医療保険,障害者支援などのサービスを計画書に盛り込む.多くの決定事項が必要なときはケアマネジャーが「担当者会議」を開いて,患者(利用者)にかかわる事業所を一堂に集めて協議決定する.たとえば褥瘡患者の処置の担当者と時間配分,保険外の物品の購入,栄養摂取の問題などである.そのため担当者会議にはよほどの支障がない限り参加することがチーム内での連携をしていくために必要である.薬剤師の訪問後の報告書も,介護保険では主治医とケアマネジャーに毎回,提出することが義務づけられている(図3).

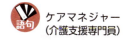

語句 **ケアマネジャー(介護支援専門員)**

⇒1章「2 地域の保健,医療,福祉において利用可能な社会資源」〈p.18〉参照.

その他の介護サービスとの連携

　前述の「介護サービスの事業者との連携」に記したように,褥瘡は医療職とともに,患者へかかわる介護職にも理解と協力が求められる.デイサービスやショートステイにおいても,褥瘡への同じ処置,除圧への対策ができるよう情報提供し,意思の疎通を心がける必要がある.デイサービスやショートステイへの持ち物のなかに,薬剤や処置に必要な医療材料をわかりやすくセットすることも連携の一つである.また,報告書を送付義務のある医師とケアマネジャーだけに送るのでなく,患者の同意を得たうえで,関係する各事業所へも送ることにより,医療・介護チームの中で情報の共有,連携もしやすくなる.

(水野正子)

●引用文献

1) NPUAPのステージ分類. http://www.maruho.co.jp/medical/jokusoujiten_fm/outline/outline4/page3.html
2) 日本褥瘡学会. 褥瘡予防・管理ガイドライン. 第5版. 褥瘡会誌 2022:24(1):29-85.

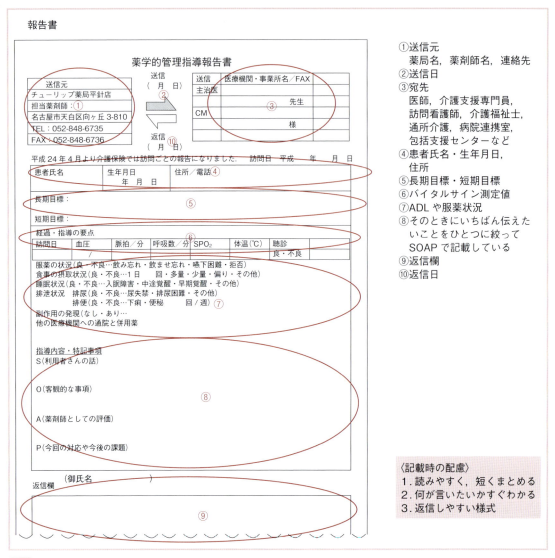

図3 チューリップ薬局平針店の居宅療養管理指導報告書

2 在宅医療・介護にかかわる薬剤師に必要な知識とスキル

2-7 在宅患者の感染予防

Summary
- 医療従事者をはじめ介護従事者や家族などさまざまな関係者が携わる在宅医療・介護においては，在宅患者にかかわる人々が感染に対する知識をもち，感染対策をとることが求められる．
- 感染対策の基本的な考え方としては，標準予防策（スタンダードプリコーション）と感染経路別予防策を組み合わせた感染対策が推奨される．
- 医療従事者が患者の疾病に感染したり，また医療従事者の疾病が患者や家族に伝播することのないよう，医療従事者自身の感染対策が重要である．

Keywords ▶ 感染予防，標準予防策（スタンダードプリコーション），感染経路

1 在宅患者の感染対策がなぜ必要か

現在の在宅医療の現場においては，人工呼吸器の使用，中心静脈や末梢血管からの点滴，胃瘻や腸瘻カテーテルの管理，ストーマ管理，尿道カテーテル留置，褥瘡処置など，病院と同様な医療処置を行うことが可能となっている（⇒本章「2-10 医療材料・衛生材料，介護用品，医療機器」〈p.223〉参照）．

病院においては，患者は病気の治療を目的として入院してくるが，さまざまな医療行為によって予期しない感染を起こしてしまう現状があり，主として肺炎などの呼吸器感染，膀胱炎や腎盂腎炎などの尿路感染，敗血症などの血液感染の頻度が高い．これに対し在宅医療・介護においては，呼吸器感染，尿路感染，創部感染の頻度が高い．医療従事者をはじめ，介護従事者や家族などさまざまな関係者が携わる在宅医療・介護においては，患者にかかわる人々が感染に対する知識をもち，感染対策をとることが求められる．

特に在宅患者においては，以下のことを目的とした感染対策が重要となる．
① 在宅患者を感染から守る．
② 同居者への感染伝播を防ぐ．
③ 医療者，介護者からの感染伝播を防ぐ．

2 感染対策の基本的な考え方

米国疾病管理予防センター（Centers for Disease Control and Prevention：

語句 ストーマ

ストーマとは手術によって腸や尿管の一部を体外に出してつくった，便や尿の排泄のための出口のことをいう．消化管ストーマからは便，尿路ストーマからは尿が排出される．

CDC）が発表したガイドラインに準拠した標準予防策と感染経路別予防策を組み合わせた感染対策が推奨される．

2.1 標準予防策（スタンダードプリコーション）

標準予防策の概要を以下に示す．なお，標準予防策については，本章「2-12 廃棄物処理」，3章「1-1 感染制御チーム」も参照．

> ・血液をはじめ，生体にかかわるすべての湿性物質をすべて感染性とみなして対応する．
> ・感染源になりうるとわかっているもののみならず，確認されていないもの（患者が未検査である場合など）から起こる感染のリスクも減らす．

ここでは，標準予防策（スタンダードプリコーション）として重要な「手指衛生」「咳エチケット」「個人防護具」について述べる．

> **豆知識**
> **米国疾病管理予防センター（CDC）**
> アメリカ合衆国ジョージア州アトランタにある保健福祉省所管の感染症対策の総合研究所．本センターより勧告される文書は，非常に多くの文献やデータの収集結果をもとに作成，発表されるため，世界共通ルール（グローバルスタンダード）とみなされるほどの影響力をもち，実際に日本やイギリスなどでも活用されている．

手指衛生

すべての医療行為の基本となり，感染防止に対していちばん大きな役割を果たすのが手指衛生（手洗い，または手指消毒）である．

●日常の手洗い（social handwashing）

食事の前や日常的な行動に伴った手洗い法．石けんと流水を使用して汚れや有機物および一過性付着菌を除去する．

●衛生的手洗い（hygienic handwashing）

一過性付着菌の除去あるいは常在菌の除去，殺菌を目的としたもの．手指に目に見える汚染がない場合は，アルコール擦式消毒薬で手指消毒する．

医療現場における手指衛生の実施場面や実施時期について，CDCや世界保健機関（World Health Organization：WHO）による推奨を表1，表2に示す．

表1 医療現場における手指衛生のためのガイドライン（CDC）

- 流水と石けんによる手洗い
  - 目にみえる汚れがついた場合
  - アルコールによって殺菌できない病原体を触れた場合（ノロウイルスなど）
- アルコール擦式消毒薬による手指消毒
  - 明らかに手指が汚染されていないとき
  - 目に見える汚れが付着していないとき

表2 WHOが推奨する手洗いのタイミング

① 患者に触れる前（入室前，診察前）
② 清潔，無菌操作の前（ライン挿入，創傷処置など）
③ 血液・体液に触れた後（検体採取，尿・便・吐物処理など）
④ 患者周辺の環境に触れた後（ベッド柵，リネン，モニター類）
⑤ 患者に触れた後（退室後，診察後）

咳エチケット

　咳エチケットとは，感染症に罹患している人の咳やくしゃみによりウイルスが周囲に放出されるのを防ぐために行う所作である．咳エチケットのポイントを**表3**にまとめる．

個人防護具

　湿性物質との接触が予想されるときには，防護具（予防具）を用いる（**表5**）．

2.2 感染経路別予防策

　感染経路には空気感染，飛沫感染，接触感染，血液感染などがあるが，在宅患者において重要となる3つの感染経路について**表6**に示す．

表3 咳エチケットのポイント

- 咳・くしゃみの際はティッシュなどで口と鼻を押さえ，他の人から顔をそむけて1m以上離れる．
- 鼻汁・痰などを含んだティッシュをすぐに蓋付きの廃棄物箱に捨てられる環境を整える．
- 咳をしている人にマスクの着用を促す．
  マスクの使用は説明書をよく読んで，正しく着用する．マスクはより透過性の低いもの，たとえば，医療現場にて使用される「サージカルマスク」がより予防効果が高くなるが，通常の市販マスクでも咳をしている人のウイルスの拡散をある程度は防ぐ効果があると考えられている．また，健康な人がマスクを着用しているからといって，ウイルスの吸入を完全に予防できるわけではないことにも注意が必要である．さらに，飛散したウイルスは長く生存することも留意すべきである（**表4**）．

表4 飛散したウイルスの生存期間

- インフルエンザウイルス
  1～2日
- アデノウイルス
  1週間～3か月
- RSウイルス
  6時間以下

RSウイルス（respiratory syncytial virus；呼吸器合胞体ウイルス）．

表5 主な防護具

防護具	使用する場面
手袋	湿性物質（血液，体液，分泌物，創部，粘膜など）に触るとき
マスク	口・鼻の粘膜が汚染されそうなとき
プラスチックエプロン・ガウン	衣服が汚れそうなとき
アイシールド，ゴーグル，シューズカバー	飛沫が目に入りそうなとき

表6 空気感染，飛沫感染，接触感染

空気感染	結核，麻疹，水痘	保菌者の排出する飛沫核に付着している菌やウイルスを鼻や口から吸い込むことにより感染する．この飛沫核の大きさは1～5 μmの微細な粒子で乾燥しており，軽いので，長時間空中を漂い，部屋から部屋へと移動することもありうる
飛沫感染	インフルエンザウイルス，インフルエンザ菌，ムンプスウイルス（流行性耳下腺炎），風疹ウイルス，ジフテリア，アデノウイルス，百日咳ウイルス，マイコプラズマなど	保菌者の咳やくしゃみ，会話などをしたときに発生する飛沫（細かい水滴）に含まれている菌やウイルスを鼻や口から吸い込むことにより感染する．この飛沫の大きさは5 μm以上で，飛距離は大体1 mぐらいである
接触感染	耐性菌検出患者（MRSA，ESBL産生菌，VREなど），A型肝炎ウイルス，ロタウイルス，赤痢菌，疥癬など	皮膚や粘膜の接触，または医療従事者の手や聴診器などの器具，その他手すりなど患者周囲の物体表面を介しての間接的な接触で病原体が付着し，その結果感染が成立するもの

MRSA (methicillin resistance *Staphylococcus aureus*；メチシリン耐性黄色ブドウ球菌)，ESBL (extended-spectrum β-lactamase；基質特異性拡張型βラクタマーゼ)，VRE (vancomycin resistant enterococci；バンコマイシン耐性腸球菌).

3 在宅医療での感染対策の実際

3.1 在宅医療の現場における感染対策の流れ

在宅医療の現場における感染対策の流れとして，処置を伴わない通常の診療時（図1A），処置を伴う診療時（図1B），飛沫感染疾患の疑いがある場合（図1C），接触感染疾患の疑いがある場合（図1D）を示す．また，必要に応じて診療現場に持参する物品を図2に示す．

3.2 診療所内での取り組み

在宅以外の場での業務として，診療所内において，患者の感染情報を電子カルテ内のポップアップ画面に記載したり（図3），カルテファイルにシールを貼って感染症があることが判別できるようにしている（図4）．

さらに在宅医療でチームを組んでいる訪問看護師のための「訪問看護指示書」や，薬局薬剤師に発行する「診療情報提供書」の中に感染症情報を記載するなどして，チーム内での情報共有に努めている．

4 医療従事者の感染対策

医療従事者が患者の疾病に感染したり，また医療従事者から患者や家族に伝播することのないよう，医療従事者自身の感染対策が重要である．標準予防策などの詳細は上述した．

在宅において，日本環境感染学会より医療従事者に推奨されているワクチン接種は，水痘，麻疹，風疹，流行性耳下腺炎とされており，おのおののウイルスに対する抗体が陰性の医療従事者はワクチン接種を受ける必要がある．また，患者

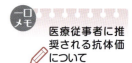

一口メモ 医療従事者に推奨される抗体価について

日本環境感染学会より医療従事者に推奨される抗体価の判定基準がある．
(日本環境感染学会．医療関係者のためのワクチンガイドライン．第2版．2014．p.S7参照)

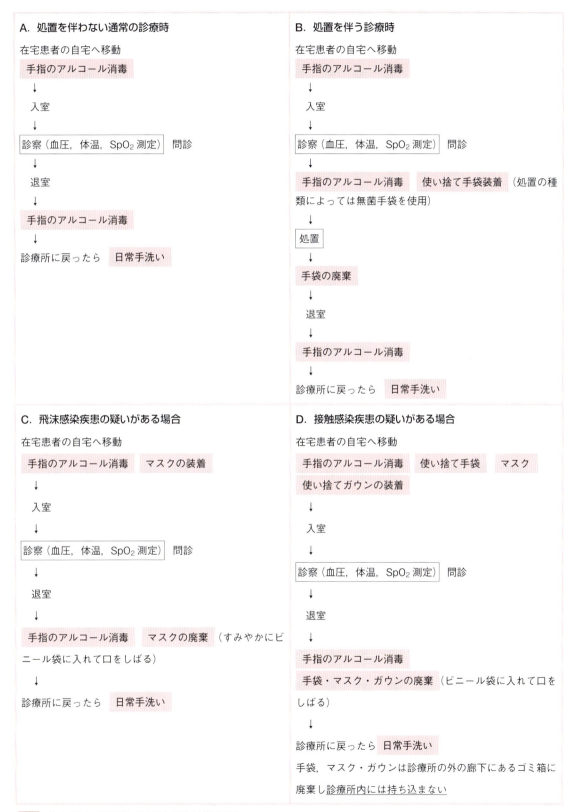

図1 在宅医療の現場における感染対策の流れ

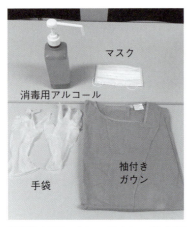

図2 必要に応じて用意し，診療現場に持参する物品

接触感染疾患の疑いがある場合には，使い捨てガウンを持参する．

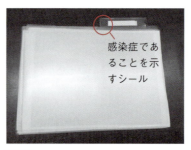

図4 シールを貼ったカルテケース

カルテケースにはシールを貼って感染症があることを判別できるようにしている．

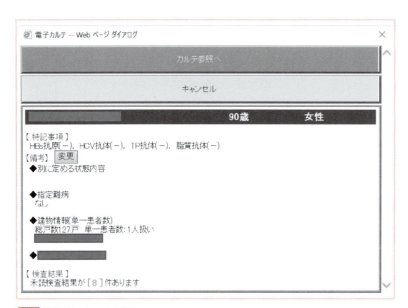

図3 電子カルテの画面

「特記事項」に感染症情報を記載している．

に接する医療従事者や家族は，インフルエンザワクチン接種を受けることを推奨する．さらに血液や体液に曝露される可能性のある医療従事者はB型肝炎のワクチンの抗体価測定を行い，抗体が陰性の場合は接種を勧める．

表7 家族や介護者で共有する感染対策の一例

食器	ノロウイルス感染症においては，0.02％次亜塩素酸ナトリウム（ハイター®，ブリーチ®，ミルトン®など）で消毒，または食器洗浄機で洗浄する
口腔ケア	スポンジブラシなどを使用した1日3回以上の口腔ケアは，口腔内細菌の増殖を抑え，誤嚥性肺炎の予防や歯周病の予防に役立つ
嘔吐物，排泄物の処理	ノロウイルス感染症の場合，床などに飛び散った患者の吐物や糞便を処理するときには，使い捨てのガウン（エプロン），マスクと手袋を着用し，汚物中のウイルスが飛び散らないように糞便，吐物をペーパータオルなどで静かに拭き取る．拭き取った後は，0.02％次亜塩素酸ナトリウムで浸すように床を拭き取り，その後，水拭きをする．おむつなどは，すみやかに閉じて糞便などを包み込む．おむつや拭き取りに使用したペーパータオルなどは，ビニール袋に密閉して廃棄する．また，ノロウイルスは乾燥すると容易に空中に漂い，これが口に入って感染することがあるので，吐物や糞便は乾燥しないうちに床などに残らないようすみやかに処理し，処理した後はウイルスが屋外に出ていくよう空気の流れに注意しながら十分に換気を行うことが感染防止のうえで重要である
医療用具の消毒	在宅医療では使い捨てのものもあるが，消毒をして繰り返し使用する器材もあるため，清潔に保てるよう消毒方法についての情報共有が必要である
医療廃棄物の処理	在宅において発生する医療廃棄物は注射針などの感染性医療廃棄物と一般廃棄物に分ける．感染性医療廃棄物は医療機関で処理することが必要なため，きちんと分けて廃棄するよう説明し，患者や家族，介護者にもきちんと分別してもらうようにする

5 感染制御のための患者，家族および介護者での知識の共有

　自宅で患者とともに生活する家族や介護者と正しい知識を共有し，感染対策に関しても連携する必要がある（表7）．

　また，それぞれの医療機関で感染対策の研修を行うだけでなく，日ごろから連携している訪問看護ステーションや薬局，介護事業所との合同研修を行うことで知識の共有を図ることも有用である．さらに必要に応じて，施設職員や本人，家族向けの感染対策リーフレットを作成し，個々の理解度に合わせながら知識を共有していくことが重要である．

　なお，新型コロナウイルス（SARS-CoV-2）に関しては，既存の株以上に多数の変異がみられていることから，WHOや国立感染症研究所などの最新情報を参考に感染対策を実施する．

（岡﨑理絵）

2-8 在宅患者の栄養管理

- 経腸栄養法（EN）や，中心静脈栄養法（TPN）など医薬品による栄養管理には薬剤師の関与が必要となる．
- EN，TPN 施行時には患者の病態，生活環境を考慮し，適切な栄養法を選択する．
- 薬剤師が在宅患者訪問薬剤管理指導料（居宅療養管理指導料を含む）を算定するときには患者の栄養状態を把握することも重要である．特に高齢者の脱水，低栄養・低タンパクには注意を払う必要がある．
- 薬局の窓口における外来患者の服薬指導の際には生活習慣病（糖尿病，脂質異常症など）の患者の食事の状態についても知ることが大切である．

Keywords ▶ 経腸栄養法（EN），中心静脈栄養法（TPN），無菌調剤，特定保険医療材料

1 在宅での栄養管理と薬剤師のかかわり

　在宅医療の推進により，経腸栄養法（enteral nutrition：EN）や中心静脈栄養法（total parenteral nutrition：TPN）など，食事以外の人工栄養を行って生活している患者が増加してきている．これらの人工栄養には医薬品である経腸栄養剤やTPN用輸液が使用されていることから，その栄養管理には薬剤師の関与が必要となる．

　在宅では入院中と異なり，栄養の投与方法に保険診療上の制約が少なくなることから，食事とEN，TPNを同時に並行して行うことができる．食事だけでは不足する栄養を経腸栄養剤や濃厚流動食で補うこと，主としてENやTPNから栄養を摂取しながら，楽しむ程度の食事をするということが在宅医療の場合では可能となる．また，複数の栄養法を併用することで微量元素などの不足，欠乏のリスクも少なくすることができる．適切な栄養管理は患者の生活の質（quality of life：QOL）の向上や生命予後に大きな影響を与えることを強く認識する必要がある．そのため薬剤師には，患者の病態や生活状況，家族の介護力に合わせて適切な栄養法を選択し提案する能力が必要となる．

　在宅では，入院中と異なり，医師・看護師・管理栄養士など患者の栄養状態を評価する他職種のかかわりが少ない．また栄養評価に必要な血液検査を頻繁に行うことも難しい．そのため，栄養評価は主観的包括的評価（subjective global assessment：SGA）が中心となる．家族や介護者と患者にかかわる医療者の主観のずれを小さくし情報共有を図るための連携ツールとして簡単な評価表（例：ス

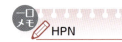

HPN

在宅医療で行うTPNをHPN（home parenteral nutrition：在宅中心静脈栄養法）と呼ぶこともある．

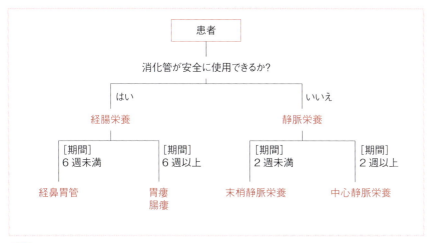

図1 栄養管理方法の選択
(丸山道生編. 経腸栄養バイブル. 日本医事新報社；2007. p.3[2] より)
栄養法の選択基準は消化管の状態, 栄養法の継続期間などから選択される.

リーステップ栄養アセスメント[1]) などを利用するとよい.

> **一口メモ**
> スリーステップ栄養アセスメント
>
> 在宅チーム医療栄養管理研究会作成[1]. 在宅患者の栄養に関するリスクを早く発見し, 多職種で情報共有するための共通のツール. 簡単な食事リスク調査としての第一段階調査, 食べたもの, 飲んだものから簡単に水分量を推計し脱水を早期に発見する第二段階調査, 管理栄養士の介入する第三段階調査から成る.

2 栄養法の選択基準

栄養法の選択基準は消化管の状態, 栄養法の継続期間などから選択される（**図1**）[2]. 在宅の場合はこれに患者の生活環境, 家族の介護力や往診医, 訪問看護師による在宅でのチーム力などを考慮する必要がある. 腸管粘膜の萎縮を予防し腸内細菌による bacterial translocation を回避するために EN を選択することが基本となっている. また, TPN 施行中のカテーテル管理は患者や家族の大きな負担となることも EN を選択する理由の一つになっている.

2.1 在宅での経腸栄養法

EN は栄養剤を経口（口から飲む）, 経鼻チューブ（鼻から胃・十二指腸へチューブを入れて投与する), または胃瘻や腸瘻から投与する方法である. 投与経路は患者の嚥下能力, 経腸栄養の実施期間によって選択される.

栄養剤の分類

使用する栄養剤には, 食品に分類される濃厚流動食と医薬品に分類される経腸栄養剤がある. また, 窒素源（タンパク質・アミノ酸）の形態の違いから, 乳タンパク中のカゼインや乳清タンパクを用いた半消化態栄養剤, ジペプチド・トリペプチド・アミノ酸を用いた消化態栄養剤, アミノ酸だけから成る成分栄養剤に分類される. 窒素源の違いにより栄養剤の粘度, 浸透圧, 吸収性に差が出てくる（**表1**).

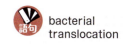
語句 bacterial translocation

絶食など長期間消化管（小腸）を使用しないと腸管粘膜が萎縮する. 腸管粘膜の萎縮により腸のバリア機能が失われ, 腸内細菌あるいは腸内細菌の産出する毒素が腸管膜を通過し, 体内に侵入することをいう.

表1 栄養剤の種類と特徴

	半消化態栄養剤	消化態栄養剤	成分栄養剤
窒素源	カゼイン 乳清タンパク　など	ジペプチド トリペプチド アミノ酸	アミノ酸
消化機能	必要	ほとんど不要	不要
浸透圧	比較的低い*1	高い	高い*2
粘度	やや高い*1	やや高い	低い*2
味覚	比較的良好	不良	不良
製品名 (医薬品)	エンシュア・リキッド エンシュア・H エネーボ配合経腸用液 ラコール NF 配合経腸用液 ラコール NF 配合経腸用半固形剤 イノラス配合経腸用液	ツインライン NF 配合経腸用液	エレンタール配合内用剤 エレンタール P 乳幼児用 配合内用剤

*1　半消化態栄養剤の浸透圧・粘度については半固形製剤を除く
*2　成分栄養剤の浸透圧・粘度については 1kcal/mL に溶解したとき

栄養剤の成分

　最近，食品である濃厚流動食の商品開発が進み，褥瘡用，低タンパク改善用，糖尿病用などさまざまな用途に向けた商品が販売されている．重要な栄養素であるカルニチン，食物繊維や微量元素のセレンやモリブデンがほとんどの濃厚流動食に含有されているのに対して，医薬品では現在 2 種類の栄養剤だけにしか含有されていない．在宅医療では食品に分類される栄養剤は全額患者の自費となるため，経済的な理由から多くの場合，保険適応となる医薬品の栄養剤が使用される．このため，長期にわたって医薬品の栄養剤を使用する場合には，微量元素の欠乏などに注意しなければならない．最近では，こうした微量元素の不足を考慮して普通の食事をミキサーにかけてから裏ごしし，水などで希釈して投与するミキサー食を使用するケースも増えてきている．

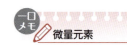

一口メモ　微量元素

体内を構成する無機質（ミネラル）で鉄および鉄より少ない元素を微量元素と呼ぶ．日本人の食事摂取基準に示されている微量元素は，鉄，銅，亜鉛，マンガン，ヨウ素，セレン，モリブデン，クロムの 8 種類で，その他にコバルトなどがある．

EN のリスク低減

　栄養剤が胃から逆流し肺に入って誤嚥性肺炎を起こすリスクを低減するために，また胃の滞留時間を延長し下痢などの副作用を起こしにくくするために，栄養剤の粘度を高める増粘剤を用いたり，胃の中で栄養剤をゲル化させるゲル化剤を用いたり，栄養剤自体の粘度を高くした半固形化タイプの栄養剤を用いるケースも増えてきている．

　栄養剤の投与に用いる経腸栄養ボトルや注入用のラインは細菌やカビが繁殖しやすく，下痢や腹痛の原因となることがある．そのため洗浄方法など，器具の管理についてもきちんと指導する必要がある．

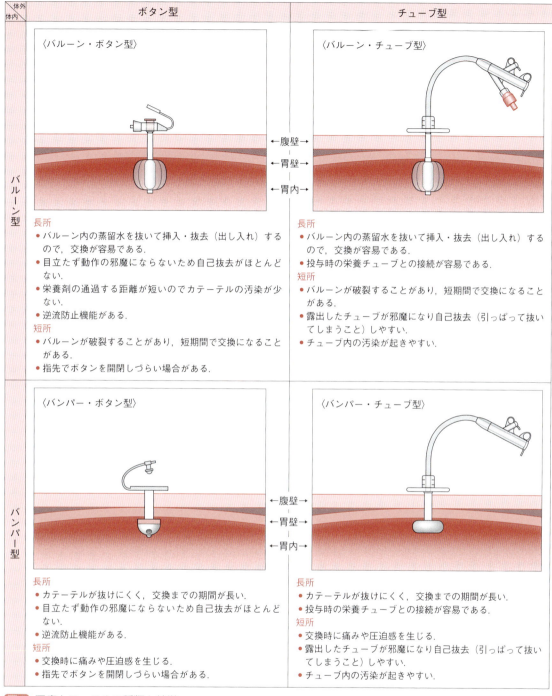

図2 胃瘻カテーテルの種類と特徴
(NPO法人PEGドクターズネットワーク．http://www.peg.or.jp/[3] より)
胃瘻カテーテルは胃の内部の固定の方法によりバンパー型・バルーン型，胃の外部への接続方法によりチューブ型・ボタン型の合計4種類あり，それぞれ長所と短所がある．

胃瘻カテーテルの分類

胃瘻カテーテルは胃の内部の固定の方法によりバンパー型・バルーン型，胃の外部への接続方法によりチューブ型・ボタン型があり（その組み合わせにより合計4種類），それぞれ長所と短所がある（図2）[3]．在宅医療では交換が容易なバルーン型のカテーテルが使われていることが多い．

2.2 在宅での中心静脈栄養法

TPNは糖質，アミノ酸，脂肪，電解質，ビタミン類および微量元素など，必要な栄養素をすべて輸液で投与する方法である．輸液の浸透圧が高くなるため，末梢の血管から投与することができず，心臓（右心房）近くの大静脈付近までカテーテルの先端を挿入し投与する．

TPNの適応疾患

在宅医療でTPNの適応となるのは，先天性の消化器疾患であるHirschsprung（ヒルシュスプルング）病，短腸症候群やCrohn（クローン）病など炎症性腸疾患などの良性疾患と末期がん患者などである．良性疾患とがん患者では患者のADL（activities of daily living；日常生活動作），投与期間，輸液の内容などが大きく異なるので注意する必要がある．また良性疾患の患者では，通院困難な場合には該当せず，薬剤師の在宅患者訪問薬剤管理指導料（居宅療養管理指導料を含む）の算定の対象外となるケースが多い．そのため，保険薬局や薬剤師は輸液の供給が中心となり患者の栄養管理に関与しにくい状況となっている．

キット製剤，プレフィルドシリンジ製剤の使用

最近ではキット製剤と呼ばれる，アミノ酸，糖質，電解質，ビタミン類，微量元素が配合変化を起こさないよう成分ごとに分室に分けられ，使用直前に分室の隔壁を貫通させて混合するキット製剤（図3）や，電解質などを追加投与する場合にすでに注射器に薬液が充填されたプレフィルドシリンジ製剤（図4）が使用されることが多くなっている．キット製剤やプレフィルドシリンジ製剤の普及や訪問看護ステーションの充実により保険薬局での無菌調剤の必要性が減少してきている．しかし，肝機能や腎機能の低下している患者や小児患者の場合には，キット製剤での対応が難しく，無菌調剤を行う必要が出てくる．無菌調剤された輸液は化学的な安定性を保つために冷所保存となり，輸液を保管するための冷蔵庫が患者宅に必要となる．

TPNの管理方法に影響する要因

TPNの管理方法に影響する要因にはカテーテルの種類，投与時間，滴下方法，患者のQOLなどさまざまな要因がある（図5）．それぞれの状況に合わせて輸液ルートやシリンジなど特定保険医療材料を選択し，数量，供給体制を管理する必

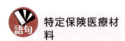

特定保険医療材料

厚生労働省の通知で定義されている保険薬局から保険請求することのできる医療材料で，処方箋に基づいて交付できる．請求時の価格は薬価と同様に決められている．2022年（令和4年）現在，14種類の特定保険医療材料が認められている．

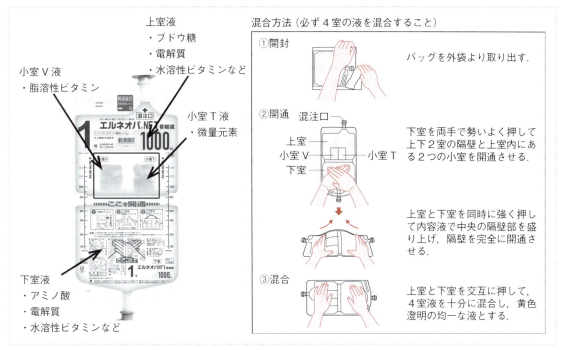

図3 キット製剤（エルネオパ®NF1号輸液）の構成と混合方法
（大塚製薬工場より提供）

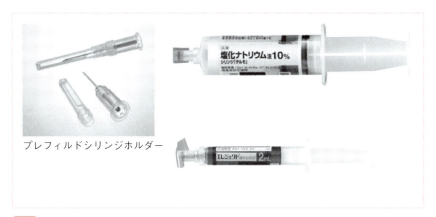

図4 プレフィルドシリンジ製剤
（テルモより提供）
電解質などを追加投与する場合にすでに注射器に薬液が充填されたプレフィルドシリンジ製剤を使用することが多くなっている．

要がある．これらの特定保険医療材料は保険薬局からも保険診療内での支給が可能となっている．その価格は2年ごとの診療報酬改定で決められる．輸液ポンプの使用は輸液の流量を正確に投与できるだけでなく，カテーテルやルートの閉塞や空気の混入を感知するアラーム機能により在宅で輸液を行うときのトラブルを未然に回避することができる．

```
1. カテーテルの種類    □埋め込み式        □体外式
2. 投与時間          □24時間持続        □間欠
3. 輸液の滴下方法      □輸液ポンプ         □自然滴下
4. 患者のQOL        □移動可            □寝たきり
5. 脂肪乳剤の投与      □あり（週   回）    □なし
6. 家での混注        □あり（       ）    □なし
7. 疾患             □良性              □悪性
8. 経口摂取          □可（食事，水分，内服薬） □不可
9. 主な介護者        □あり（    □同居）   □なし
使用するルートの種類，シリンジ，注射針の本数などに影響
```

図5 TPNの管理に与える要因

1→埋め込み式カテーテルの場合，フーバー針が必要となる．
2→24時間持続投与の場合，ライン交換は週1～2回，間欠の場合は毎日．
3→使用するポンプ専用のルートが必要．
4→移動する場合，キャスター付きの点滴台や輸液ポンプ用のバッグが必要．
5→脂肪乳剤用の点滴ルートが投与回数分必要．
6→混注用のシリンジ，注射針が必要．
7→一般に良性の場合は長期となる．
8→経口不可の場合，必要な薬剤を輸液に混注する必要が生じる（配合変化，保険適応可かどうかなどが問題となる）．
9→患者・家族ができない場合，誰がどのタイミングで行うか検討が必要．

表2 TPNの副作用

- カテーテル感染症
- 脂肪肝・胆石
- 腸管粘膜の萎縮による bacterial translocation
- 各種栄養素の欠乏：とくにセレン，脂肪に注意
- ダンピング症候群

TPNの副作用

TPNはENと比較し問題となる副作用が起こりやすい（表2）．カテーテル感染を予防するにはバッグ交換，ルート交換，混合調製操作の手技，カテーテル刺入部の管理が大切である．これらを患者あるいは家族が行う場合には，十分なトレーニングと定期的な手技のチェックが必要である．家族が行えない場合は訪問看護師が行う．また，脂肪肝を予防するために間欠投与が推奨される．間欠投与を行う場合にはダンピング症候群の発症に注意しなければならない．

長期にわたるTPNではセレンの欠乏症について注意する必要がある．セレンの欠乏症としては，下肢筋肉痛や関節痛，心筋障害による突然死などが報告されている[4]．

TPN用の微量元素製剤として，鉄，銅，亜鉛，マンガン，ヨウ素の5元素を含むエレメンミック®他や上記元素のうちマンガンを除いた4元素を含むボルビサール®注，セレン製剤のアセレンド®注がある．クロム，モリブデンは日本ではまだ製剤化されていない．

間欠投与

1日24時間のうち，ある一定の時間だけ投与する方法．通常，8～16時間程度で投与する．輸液から解放されることで生活の活動範囲を広げることができる．

脂肪乳剤は留置したカテーテル内に残留物が蓄積し，そこが細菌の温床となりカテーテル感染の原因となることから，在宅では積極的に投与されない傾向にある．脂肪乳剤は末梢血管からの投与も可能であるので，医師の受診時などに末梢から点滴投与を行う．脂肪乳剤を投与した後にカテーテル内に脂肪乳剤の残留物が蓄積しないようにカテーテルフラッシュをしっかり行うなどの工夫も必要である．

3 必要栄養量の算出

　EN，TPN の投与量は添付文書などから容易に計算することができる．その投与量が患者にとって適切かどうかを判断するためには，その患者の必要栄養量を推定する必要がある．必要栄養量は厚生労働省から発表されている「日本人の食事摂取基準」を参考にするとよい．

　EN，TPN の投与量は投与される栄養剤・輸液の総エネルギー量から決定される．必要なエネルギー量を推定する方法としては，国立健康・栄養研究所の式やHarris-Benedict（ハリス・ベネディクト）の式から算出した基礎代謝量を利用する方法（図6）や日本人の食事摂取基準（2020 年版）[1] を用いる方法などがある．

　ただし，得られた数値はあくまでも目安でしかないことに留意する必要がある．算出した栄養量を投与した結果，体重の変化，筋肉量の変化，患者の活動性の変化，浮腫の有無，褥瘡などの病状の改善などについてアセスメントを行い，必要

---

1 日の必要（投与）エネルギーは
　　＝基礎代謝量×活動係数×ストレス係数　で求める．
基礎代謝量は国立健康・栄養研究所の式あるいはハリス・ベネディクトの式から算出する．
国立健康・栄養研究所の式
　　男性：$(0.0481 \times W + 0.0234 \times H - 0.0138 \times A - 0.4235) \times 1,000 / 4.186$
　　女性：$(0.0481 \times W + 0.0234 \times H - 0.0138 \times A - 0.9708) \times 1,000 / 4.186$
ハリス・ベネディクトの式
　　男性：$66 + 13.7 \times W + 5 \times H - 6.8 \times A$
　　女性：$665 + 9.6 \times W + 1.7 \times H - 4.7 \times A$
W：体重（kg），H：身長（cm），A：年齢（歳）

◆活動係数：活動度に応じて設定　　　◆ストレス係数：重症度に応じて設定
　寝たきり（意識低下）　1.0　　　　　慢性低栄養状態　　0.6〜1.0
　寝たきり（覚醒状態）　1.1　　　　　がん　　　　　　　1.1〜1.3
　ベッド上安静　　　　　1.2

図6 エネルギー必要量の算出方法
（吉田勉監，飯嶋正広，今本美幸編著．食物栄養学基礎シリーズ10　臨床栄養学．第 2 版．学文社；2016．p.36．国立健康・栄養研究所ホームページ．国立健康・栄養研究所の式．http://www.linkdediet.org/hn/modules/kisotaisya/ を参考に作成．）
得られた数値はあくまでも目安でしかないことに留意する必要がある．算出した栄養量を投与した結果，体重の変化，筋肉量の変化，患者の活動性の変化，浮腫の有無，褥瘡などの病状の改善などについてアセスメントを行い，必要であれば各栄養素の投与量を修正しなければならない．

Topics
高齢者の栄養状態の把握

高齢者の低栄養状態や運動機能の低下に対して，以下の概念が導入され，診断基準，対策などが研究されている．

- ロコモ（ロコモティブシンドローム）：運動器の障害により「要介護になる」リスクの高い状態．
- フレイル（フレイルティ〈frailty〉）：加齢に伴って起こる衰弱，適切な栄養管理と運動で回復可能な状態．
- サルコペニア（sarcopenia）：低栄養により加齢とともに進行する緩やかな筋肉量・筋力の低下．

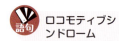

ロコモティブシンドローム

⇒本章1-1の語句〈p.117〉参照．

フレイル

⇒本章1-2のColumn〈p.124〉参照．

であれば各栄養素の投与量を修正しなければならない．患者の病状，状態の変化があるごとに，こうしたアセスメントを繰り返すことでより適切な栄養管理を行うことができるようになる．

EN用の栄養剤，TPN用の輸液の組成は1日投与量を1,600〜2,000 kcalと推定しその他の栄養素の含有量を決めている．そのため栄養剤や輸液を600〜1,200 kcalで投与する場合には，タンパク質，ビタミン類などが1日の必要量を満たさないことがあるので注意する必要がある．

4 今後の課題

在宅患者を入院している患者以外と定義すると，人工栄養を行っていない在宅療養患者や外来通院している患者なども在宅患者に含まれる．在宅療養中の患者への在宅患者訪問薬剤管理指導料（居宅療養管理指導料を含む）を算定する際にも，患者の栄養状態（食欲・体重の変化，嚥下機能の低下など）を把握することが大切である．特に高齢者の脱水，低タンパク・低栄養，末期がん患者の悪液質には注意が必要となる．

一方，外来の窓口業務においても糖尿病，高脂血症，高血圧症など食事や生活習慣に深くかかわる疾患の服薬指導の際には，患者の食事の内容にも注意を払わなければならない．

栄養は生きていくために必要不可欠なものである．以前は食べることができなくなることはすなわち死を意味していたが，人工栄養の進歩によって食べられないことで死亡することはほとんどなくなってきた．しかし，安易な人工栄養の施行は患者をただ生かすことだけになり，患者や家族の苦痛を長引かせるだけのものになりかねない．いろいろな人工栄養がある中で，人工栄養を行わないという選択肢も含めて患者の意思を尊重しながら最適な方法を選択することが重要となる．特に患者自身が意思決定をすることが難しくなった場合には，患者一人に判断を委ねるのではなく，患者にかかわる家族，医療者が倫理的なことも考慮しな

悪液質（がん悪液質）

がんの進行に伴いタンパク代謝を主とする不可逆的な栄養障害をいう．全身浮腫，胸水，腹水をきたし，TPNなど人工的な栄養の投与は適さない．

> **Column**
> ## 保険薬局と栄養士・管理栄養士
> 　栄養士は都道府県知事の免許を受けた資格であり，一方，管理栄養士は国家試験に合格し厚生労働大臣から免許を受けた国家資格である．これらは行うことのできる業務に差がある．栄養士が健康な人を対象とした栄養相談を行うのに対し，管理栄養士は疾病をもった人を対象として業務を行う．
> 　栄養士が管理栄養士の国家試験を受けるための実務経験の一つに，保険薬局での勤務経験が認められている．しかし，管理栄養士は保険薬局において保険請求可能な業務を行うことが今は認められていない．将来，在宅訪問栄養指導業務が保険薬局の管理栄養士にも認められれば，在宅療養患者の栄養管理が進み，地域一体型NST（栄養サポートチーム）の構築も進むのではないかと考える．

がら十分に話し合う必要がある．そのためには日ごろから連携し，信頼関係を構築することが重要となる．

　保険薬局は地域に対し，人工栄養のための栄養剤や輸液だけでなく，健康食品や栄養サプリメントの供給が可能である．また血糖値，血圧，体脂肪などの測定も可能となってきている．さらに，在宅医療を通じて，地域の医療機関，往診医，訪問看護ステーション，介護支援専門員（ケアマネジャー）などの医療・介護職と連携し，地域包括ケアシステムの中で行政とも連携している．その中で今後は地域一体型NST（nutrition support team；栄養サポートチーム）の構築に向けて，保険薬局はその拠点の一つとなりえるのではないかと考える．

（海老原　毅）

● 引用文献
1) 在宅チーム医療栄養管理研究会監．在宅高齢者食事ケアガイド—スリーステップ栄養アセスメント（NA123）を用いた．第3版．第一出版；2014．
2) 丸山道生編．経腸栄養バイブル．日本医事新報社；2007．p.3．
3) NPO法人PEGドクターズネットワーク．http://www.peg.or.jp/
4) 菱田明，佐々木敏監．日本人の食事摂取基準2015年版．第一出版；2014．p.59, p.311．

● 参考資料
1. 清水哲郎，会田薫子．高齢者ケアと人工栄養を考える―本人・家族のための意思決定プロセスノート．医学と看護社；2013．
2. 自分らしい「生き」「死に」を考える会編．私の生き方連絡ノート．第3版．エディテクス；2010．
3. 吉田勉監，飯嶋正広，今本美幸編著．食物と栄養学基礎シリーズ10　臨床栄養学．第2版．学文社；2016．p.36．
4. 国立健康・栄養研究所ホームページ．国立健康・栄養研究所の式．http://www.linkdediet.org/hn/modules/kisotaisya/

第4章 地域医療・在宅医療と薬剤師の役割

② 在宅医療・介護にかかわる薬剤師に必要な知識とスキル

2-9 簡易懸濁法

Summary
- 経腸栄養法における薬剤の投与方法として、錠剤粉砕が慣例的に行われてきた.
- 創意工夫された徐放性錠などをつぶすことは大変危険な行為である.
- 錠剤つぶしは最善の方法ではなく、多くの問題点があげられる. その問題点の改善策が簡易懸濁法である.
- 簡易懸濁法は粉砕法に比べ、安全で有用な薬の経管投与法である.

Keywords ▶ 簡易懸濁法, 錠剤粉砕, 経腸栄養, 経管投与

1 経腸栄養における薬剤投与上の問題点

経腸栄養患者への薬剤投与においては、何十年も前から水剤や粉末状の薬剤を優先的に使用し、それらの剤形がなければ錠剤をつぶして粉状にした薬剤を投与している. しかしこれらにより、以下に示すさまざまな問題が発生し、患者に必要な薬物療法が確実に実施できていない場面に遭遇することも多い.

1.1 薬剤によるチューブ閉塞の問題点

薬剤の注入によりチューブが閉塞することがある. その閉塞発生率は6〜38%といわれている[1,2]. 重質酸化マグネシウム細粒（カマ）やチクロピジン細粒などはチューブを閉塞させやすい.

1.2 "錠剤をつぶす" 問題点

錠剤をつぶすと作業中に薬剤の量がロスし、処方された薬剤の全量は投与できない. また、錠剤は長時間作用させるために2層構造になっていたり、胃ではなく腸で壊れるような工夫が施された錠剤（図1）や、1錠中に核粒+6層の小さな粒がたくさん入っている錠剤もある（図2）. 医薬品の特性に従ってこのような製剤設計された錠剤をつぶすことは、薬剤の安定性を損ない、血中動態を変化させ、副作用を起こしやすくするなどの問題を引き起こす危険な行為である.

1.3 水剤の問題点

水剤は、冷蔵庫から出す手間や計量の手間がかかる、計量ミス、冷蔵庫からの出し忘れによる投与忘れが起こりやすい、残薬量の不足（たとえば、1日1回、7日分を計量して病棟に渡した場合に、1日分×7回投与すると最後の1回分が不

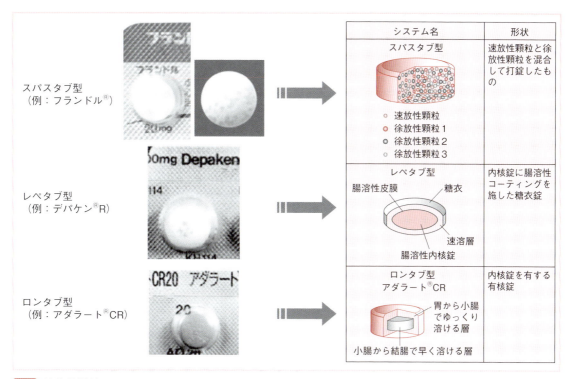

図1 徐放性製剤
(掛見正郎, 戸塚裕一. 広義製剤学. 京都廣川書店；2013. p.226 を一部改変)
徐放性製剤として, スパスタブ型, レペタブ型, ロンタブ型を示す.

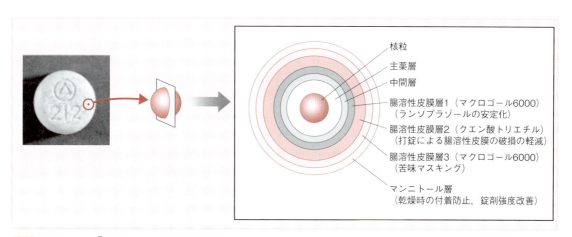

図2 タケプロン®OD錠の腸溶性細粒の断面模式図
(PLCM〈耕薬〉研究会編. すべてがわかる口腔内崩壊錠ハンドブック. PHAEM TECH JAPAN 2012；28：277 より)

足する)などといった問題が生じており, 扱いやすい剤形とは言い難い. なかでも計量ミスは重大なリスクになりうる.

Column
散剤，細粒剤，顆粒剤

細粒は，第十五改訂日本薬局方では散剤の一種であったが，第十六改訂日本薬局方では顆粒剤の一種となった．

<u>第十五改訂日本薬局方製剤総則</u>
- 散　　剤：医薬品を粉末または微粒状に製したもの．
- 細　　粒：散剤のうち，200号（75 μm）ふるいを通過するものが全量の10％以下のものを細粒と称することができる．
- 顆粒剤：医薬品を粒状に製したものである．

<u>第十六改訂日本薬局方製剤総則</u>（第十八改訂も同様）
- 散　　剤：経口投与する粉末状の製剤である．
- 細粒剤：顆粒剤のうち，30号（500 μm）ふるいに残留するものは全量の10％以下のものを細粒剤と称することができる．
- 顆粒剤：経口投与する粒状に造粒した製剤．

一口メモ
錠剤を約55℃の温湯に入れたときの崩壊する様子

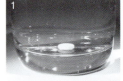

1

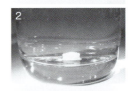

2

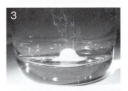

3

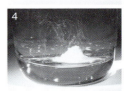

4

1.4 細粒剤，顆粒剤の問題点

錠剤をつぶさず代わりに使用する細粒剤や顆粒剤は，経管投与には適さないものが多い．粒が大きいと細いチューブを通過しない．一方，小さい粒であればよいように感じるが，味やにおいをマスクする疎水性コーティングを施しているため水には混ざり合わない．そのため薬剤が注入器に吸い取れなかったり，吸い取っても注入器内に残ってしまい，全量を投与できない，といった問題点がある．

2 錠剤粉砕やカプセル開封をしないで経管投与する方法：簡易懸濁法

これまで述べてきた薬剤投与時のさまざまな問題点を解決する新しい経管投薬法が簡易懸濁法（simple suspension method）である．以下に簡易懸濁法の特徴や方法について述べる．

2.1 簡易懸濁法とは[3,4]

簡易懸濁法とは，約55℃のお湯に錠剤・カプセル剤をそのまま入れて自然放冷し，最長10分後に経管投与する方法である．厳密に55℃であったり，正確に10分である必要はない．錠剤・カプセル剤をそのまま水に入れても温度と時間の条件が整えば，錠剤は崩壊（⇒一口メモ参照），カプセルは溶解（⇒一口メモ参照）するから，錠剤をつぶしたりカプセルを開封する必要はない．

簡易懸濁法の実際の方法を図3に示す．

カプセル

純度試験：本品1個（1対）を重ね合わせずに100 mLの三角フラスコに入れ，水50 mLを加え，37±2℃に保ちながらしばしば振り動かす．この試験を5回行うとき，いずれも10分以内に溶ける．
（第十六改正日本薬局方〈平成23年3月24日厚生労働省告示第65号〉p.522. http://www.mhlw.go.jp/file/06-Seisakujouhou11120000-Iyakushokuhinkyoku/JP16.pdf より）

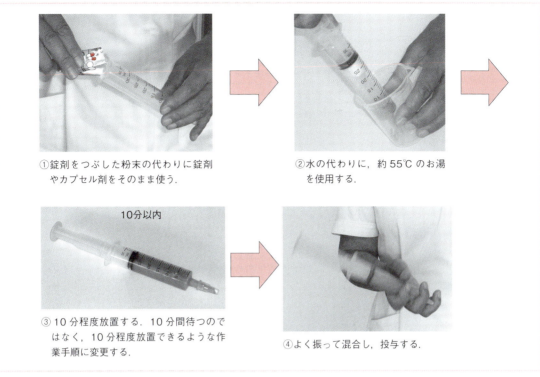

図3 簡易懸濁法の実際

2.2 錠剤表面のコーティングに亀裂を入れる錠剤の場合

一部の錠剤において，水が早く錠剤内に侵入するように錠剤表面に亀裂を入れる．亀裂を入れるには，専用に開発した「らくラッシュ®」を使用するか，乳棒でたたく，ペンチを使うなどの方法がある．

2.3 水温を約55℃にする理由

確実にカプセルを溶解するためには，水温37℃以上で10分間保持する必要がある．しかし，投薬の現場で水温を37℃に保持することは難しいため，ナースステーションの環境下で10分間自然放冷したときに37℃以下にならない最初の温度を検討し，約55℃と設定した．

2.4 55℃のお湯のつくり方

厳密に55℃である必要はなく，通常，下記の方法で調整されている．
① ポットの湯：水道水が2：1になるように入れると大体55℃となる．
② 病棟ナースステーションの蛇口の水をいちばん熱くして出すと55℃近辺になる．これ以上熱いとやけどの危険性があるため，通常はこのぐらいに設定されているようである．
③ 60℃または70℃に設定可能な湯沸かしポットを利用する（すぐに冷めて

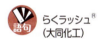

語句 らくラッシュ®
（大同化工）

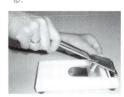

錠剤表面に亀裂を入れるための専用器具．10分以内に崩壊しない錠剤の場合，表面に亀裂を入れると水が錠剤内に早く侵入し，10分以内に懸濁するようになる．

55℃付近になる).

2.5 最長10分間の放置時間について

粉末の薬剤を投与するのと同じ手順のままでなく，たとえばナースステーションで全患者の薬剤を注入器に入れて温湯を吸ってからベッドサイドに行くなど，少し作業手順を変更することで10分間待つことがなくなる．錠剤を水に入れる時間が長いと，配合変化や徐放性の崩壊，溶出性の変化などを起こす可能性があるから避けるべきである．

3 簡易懸濁法を行うための資料：内服薬経管投与ハンドブック[2]

簡易懸濁法を実施するには，水に入れた錠剤が崩壊するか，チューブを通過するかなどの物性情報が不可欠である．そこで約7,200品目について，各薬剤を55℃の温湯に入れて最長10分間自然放置したときの崩壊性ならびにチューブ通過性に関する独自の実験を行い[5]，結果を『内服薬 経管投与ハンドブック』に収載した[2]．これにより誰もが簡易懸濁法を実施できる．本書の一部を**表1**に示す．8 Fr 経鼻胃管と18 Fr ガストロボタンの通過性はほとんどの薬剤で同じであった．

4 簡易懸濁法のメリット

簡易懸濁法により，粉砕法で発生する問題点が解決できる．

錠剤を錠剤のまま保管できる

簡易懸濁法の最大のメリットは，高い品質を保つ仕組みでつくられた錠剤を投与直前まで加工することなく保管できることである．錠剤は錠剤のままであるから品質は保証されている．錠剤をつぶした場合は医薬品としての品質は保証されない．

調剤時の問題点の改善

錠剤をつぶしたりカプセルを開封しないため，粉砕調剤時に発生する問題を解決できる．

投薬時の問題点（経管チューブ閉塞など）の回避

簡易懸濁法では，1薬剤ずつ8 Fr チューブの通過性を検証しているため，薬剤投与時の問題が解決できた．

表1 簡易懸濁法可能医薬品一覧（抜粋）

商品名	適否	最小通過サイズ	水(55℃) 5分	水(55℃) 10分	破壊→水 5分	破壊→水 10分
プレタール散20%	適1	8 Fr	○			
プレタール錠剤50 mg, 100 mg	適1	8 Fr	○			
シロスレット内服ゼリー50 mg, 100 mg	適1	8 Fr	×	○		
プラビックス錠25 mg, 75 mg	適2	8 Fr	×	×	○	
パナルジン錠100 mg	適2	8 Fr	×	×	×	○
パナルジン細粒10%散	条1	18 Fr	再分散性悪い			
バイアスピリン錠100 mg	適3	8 Fr	×	×		○
バファリン81錠81 mg	適1	8 Fr	○			
ワーファリン錠1 mg, 5 mg	適1	8 Fr	○			
エパデールSカプセル300, 600 mg	条3	8 Fr	○			
アンプラーグ錠50 mg	適1	8 Fr	×	○		
アンプラーグ錠100 mg	適2	8 Fr	×	×	○	

適1：10分以内に崩壊懸濁し，8 Frチューブ，18 Frガストロボタンを通過する．
適2：錠剤のコーティングを破壊すれば，10分以内に崩壊懸濁し，8 Frチューブ，18 Frガストロボタンを通過する．
適3：投与直前にコーティング破壊を行えば使用可能．
条1：チューブサイズにより通過の状況が異なる．
条2：腸溶錠のためチューブが腸まで挿入されていれば使用可能．　※注：本表では該当なし
条3：本書備考欄参照．

○：投与可能　　×：投与困難な崩壊状況

（倉田なおみ編，藤島一郎監．内服薬 経管投与ハンドブック．第3版．じほう；2015[2]より抜粋）

配合変化の危険性の減少

　粉砕法と簡易懸濁法の両方法において，数種類の薬剤を同時に水に入れたときの配合変化のデータはほとんどなく，十分に留意する必要がある．簡易懸濁法での配合変化の危険性は，投与時に水に崩壊懸濁させる約10分間であるが，粉砕法の場合はそれに加えて，投与日数期間，分色紙内で配合変化の危険性に曝されている．

経管投与可能薬品の増加

　簡易懸濁法のほうが経管投与に使用できる薬剤数が多く，経管栄養患者の疾病に対する薬物治療の幅が広がった．

投与直前の薬剤確認が可能：リスクの回避

　粉砕してしまうとどの薬剤も同じような白い粉になってしまい，薬剤名が確認できなくなる．しかし，簡易懸濁法では錠剤のままなので投与直前に識別コードで薬剤名を確認でき，誤薬投与のリスクが回避できる．

処方変更・中止時の問題の改善:経済ロスとリスクの回避

簡易懸濁法は錠剤のままなので,中止・変更の対応は容易である.

患者のQOLの向上

簡易懸濁法では薬剤ごとに何Frのチューブを通過するかのデータを出しているため,安心して細いチューブに注入することができる.

5 簡易懸濁法の全国普及率

全国の526病院のうち,62%で簡易懸濁法が導入されているとの報告がある[6].また,2015年度第101回,2016年度第102回,2021年度第107回薬剤師国家試験問題にも出題され,簡易懸濁法は今や広く全国に普及している経管投薬法である.

(倉田なおみ)

●引用文献
1) 倉田なおみ. 簡易懸濁法の誕生から今後の課題まで. 月刊薬事 2006;48:79-87.
2) 藤島一郎監, 倉田なおみ編. 内服薬 経管投与ハンドブック. 第4版. じほう;2020.
3) Hofstetter J, Allen LV Jr. Causes of non-medication-induced nasogastric tube occlusion, Am J Hosp Pharm 1992;49:603-607.
4) Nicholson LJ. Declogging small-bore feeding tubes. JPEN J Parenter Enteral Nutr 1987;11:594-597.
5) 倉田なおみほか. 経管投与可能な固形製剤の検討と一覧表の作成. 医療薬学 2001;27:461-472.
6) 倉田なおみほか. 平成25年度学術委員会学術第6小委員会報告. 経管投与患者への安全で適正な薬物療法に関する調査・研究. 日本病院薬剤師会雑誌 2014;50:1060-1064.

② 在宅医療・介護にかかわる薬剤師に必要な知識とスキル

2-10 医療材料・衛生材料, 介護用品, 医療機器

Summary

- 薬剤師が在宅医療を行うとき, 医薬品の供給ばかりではなく, 医療材料・衛生材料や介護用品, 医療機器 (部品等) の供給を行う必要がある.
- 医療材料・衛生材料は, 調剤報酬で請求できるものと, 医療機関に請求するもの, 患者に直接請求するものがあり, 供給方法とルールを知る必要がある. 高度管理医療機器等販売業は可能ならば届出 (第一種, 第二種, 第三種医療機器製造販売業許可) を出し, 年1回の管理者研修会を受けておく必要がある.
- 介護用品は, 介護保険で購入やレンタルできるものや福祉で支給されるものがあるため, ただ単に販売するのではなく, 介護保険の利用や福祉の制度を知っておく必要がある. また, 介護支援専門員 (ケアマネジャー) や行政との連携が必要になる.
- 在宅現場でよく利用される在宅酸素, TPN 使用時の機器, ストーマ, 尿道留置カテーテル, ネブライザー, 吸引器および吸引カテーテルについて, 在宅現場で患者や家族から購入依頼や使用方法について相談されることがあるので, 知識として知っておく必要がある.

Keywords ▶ 特定保険医療材料, 高度管理医療機器等販売業, 福祉用具購入費, 福祉用具レンタル (福祉用具の貸与), 無菌調剤

1 はじめに

薬剤師が在宅医療にかかわるとき, 医薬品の供給ばかりでなく, 医療材料や衛生材料, あるいは介護用品の供給を行わなければならないときがある. このときに医療保険で処方箋に記載がありレセプト請求するものと, 医療材料・衛生材料の物品は薬局から患者に供給して請求は医療機関に行うもの, 実費を患者に請求するものがあり, 請求の方法とルールを知らなければならない. また, 介護保険で取り扱うものもあり, それぞれの内容を理解しておかなければならないことがある. さらに, 医療材料・衛生材料, 医療機器や介護用品の種類や特徴, 選択方法なども知っておく必要がある.

2 医療材料・衛生材料

医療材料は, 保険で償還価格が決まっている特定保険医療材料と, 償還価格が決まっていない (院外処方箋では保険請求できない) その他の医療材料に分類される.

豆知識 償還価格

特定保険医療材料については, 保険償還価格が設定されている (薬価, 材料価格). 医療機関等でこれらを使用した場合, 償還価格にしたがって支払いが行われる. 一方で医療機関等が卸業者から医療材料を購入するのは自由取引であるため, その価格はまちまちである.

表1 調剤報酬点数表に規定する特定保険医療材料およびその材料価格

```
001  腹膜透析液交換セット
     (1)  交換キット                                              554 円
     (2)  回路
          ①Y セット                                               884 円
          ②APD セット                                           5,470 円
          ③IPD セット                                           1,040 円
002  在宅中心静脈栄養用輸液セット
     (1)  本体                                                  1,520 円
     (2)  付属品
          ①フーバー針                                             419 円
          ②輸液バッグ                                             414 円
003  在宅寝たきり患者処置用気管切開後留置用チューブ
     (1)  一般型
          ①カフ付き気管切開チューブ
               ア  カフ上部吸引機能あり
                    i   一重管                                   4,110 円
                    ii  二重管                                   5,790 円
               イ  カフ上部吸引機能なし
                    i   一重管                                   3,800 円
                    ii  二重管                                   6,080 円
          ②カフなし気管切開チューブ                                 4,080 円
     (2)  輪状甲状膜切開チューブ                                    2,740 円
     (3)  保持用気管切開チューブ                                    6,140 円
004  在宅寝たきり患者処置用膀胱留置用ディスポーザブルカテーテル
     (1)  2 管一般 (I)                                            233 円
     (2)  2 管一般 (II)
          ①標準型                                                561 円
          ②閉鎖式導尿システム                                       645 円
     (3)  2 管一般 (III)
          ①標準型                                              1,650 円
          ②閉鎖式導尿システム                                     1,720 円
     (4)  特定 (I)                                               741 円
     (5)  特定 (II)                                             2,090 円
005  在宅寝たきり患者処置用栄養用ディスポーザブルカテーテル
     (1)  経鼻用
          ①一般用                                                183 円
          ②乳幼児用
               ア  一般型                                          94 円
               イ  非 DEHP 型                                     147 円
          ③経腸栄養用                                           1,630 円
          ④特殊型                                              2,110 円
     (2)  腸瘻用                                                3,870 円
```

　特定保険医療材料は，厚生労働省保険局医療課長 2022 年（令和 4 年）3 月 4 日保医発 0304 第 12 号で定義され，価格に関しては，2022 年（令和 4 年）4 月 1 日から改定されている．

　調剤報酬点数表に規定する特定保険医療材料およびその材料価格を示す（**表1**）．

表1 調剤報酬点数表に規定する特定保険医療材料およびその材料価格（続き）

006	在宅血液透析用特定保険医療材料（回路を含む）	
	（1） ダイアライザー	
	① Ia 型	1,480 円
	② Ib 型	1,500 円
	③ IIa 型	1,480 円
	④ IIb 型	1,520 円
	⑤ S 型	1,620 円
	⑥ 特定積層型	5,690 円
	（2） 吸着型血液浄化器（β_2-ミクログロブリン除去用）	21,700 円
007	携帯型ディスポーザブル注入ポンプ	
	（1） 化学療法用	3,180 円
	（2） 標準型	3,090 円
	（3） PCA 型	4,270 円
	（4） 特殊型	3,240 円
008	皮膚欠損用創傷被覆材	
	（1） 真皮に至る創傷用	1 cm^2 当たり 6 円
	（2） 皮下組織に至る創傷用	
	① 標準型	1 cm^2 当たり 10 円
	② 異形型	1 g 当たり 35 円
	（3） 筋・骨に至る創傷用	1 cm^2 当たり 25 円
009	非固着性シリコンガーゼ	
	（1） 広範囲熱傷用	1,080 円
	（2） 平坦部位用	142 円
	（3） 凹凸部位用	309 円
010	水循環回路セット	1,100,000 円
011	膀胱瘻用カテーテル	3,790 円
012	交換用胃瘻カテーテル	
	（1） 胃留置型	
	① バンパー型	
	ア ガイドワイヤーあり	21,700 円
	イ ガイドワイヤーなし	16,500 円
	② バルーン型	7,480 円
	（2） 小腸留置型	
	① バンパー型	26,500 円
	② 一般型	15,800 円
013	局所陰圧閉鎖処置用材料	1 cm^2 当たり 18 円
014	陰圧創傷治療用カートリッジ	19,800 円
015	人工鼻材料	
	（1） 人工鼻	
	① 標準型	492 円
	② 特殊型	1,000 円
	（2） 接続用材料	
	① シール型	
	ア 標準型	675 円
	イ 特殊型	675 円
	② チューブ型	17,800 円
	③ ボタン型	22,100 円
	（3） 呼気弁	51,100 円

（厚生労働省告示第五十八号．別表Ⅰ診療報酬の算定方法（平成 20 年厚生労働省告示第 59 号）別表第一医科診療報酬点数表の第 2 章第 2 部に規定する特定保険医療材料及びその材料価格．2022．https://www.mhlw.go.jp/content/12404000/000907866.pdf をもとに作成）

2.1 医療材料・衛生材料の請求方法（図1, 2）

調剤時使用するもの（たとえば注射薬混注時のシリンジや針）は請求しない．

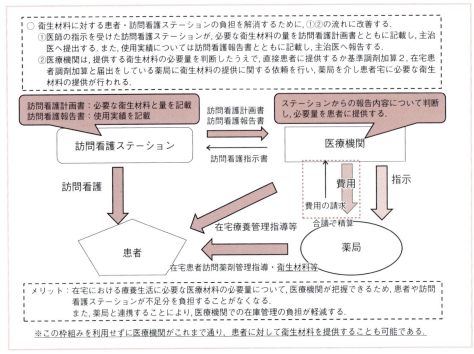

図1 薬局を介した在宅医療に必要な衛生材料の提供
（厚生労働省保険局医療課．平成26年度調剤報酬改定及び薬剤関連の診療報酬改定の概要．p26. http://www.mhlw.go.jp/file/06-Seisakujouhou-12400000-Hokenkyoku/0000039620.pdf より）

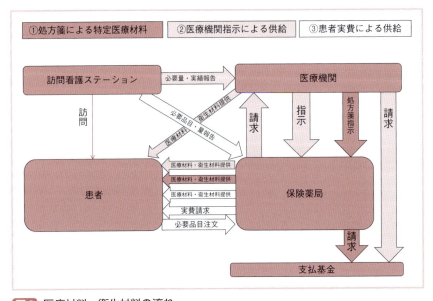

図2 医療材料・衛生材料の流れ
（日本薬剤師会資料として著者作成）

患者が使用するもので特定保険医療材料のうち処方箋に記載されているものは，保険請求する．その他の医療材料で医療機関の管理料に包括されるものは，薬局から患者に物品は渡すが，請求は医療機関にする．その際，価格は医療機関と個別に交渉することになる．また，医療機関が管理料を算定していなかったり，患者が個人的に希望するものについては，直接患者に実費請求する．

衛生材料のガーゼや脱脂綿についても，上記と同様の考え方で請求する．

3 介護用品（福祉用具）

介護用品（福祉用具）は，介護保険の要支援認定（要支援1・2）または要介護認定（要介護1～5）を受けている者に関しては，介護保険で購入またはレンタルできるものがある．

3.1 介護保険での福祉用具購入費の支給として

身体に直接接触して使用する腰掛便座（ポータブルトイレ），入浴補助用具（シャワーチェアなど），自動排泄処理装置の交換可能部品，簡易浴槽，移動用リフトのつり具の部分が，介護保険での福祉用具購入費の支給として，毎年4月～翌年3月の1年間で10万円（自己負担額1割，一定以上所得者では2割または3割）分支給される権利がある．

3.2 レンタル：福祉用具の貸与

また福祉用具の貸与として，以下をレンタルできる．車椅子，車椅子付属品（クッションなど），特殊寝台，特殊寝台付属品（柵やオーバーテーブルなど），床ずれ防止用具，体位変換器，手すり（工事を伴わないもの），スロープ（工事を伴わないもの），歩行器，歩行補助杖（4点杖など），認知症老人徘徊感知機器，移動用リフト（つり具を除く）．自動排泄処理装置は，毎月のケアプランの区分支給限度内で利用できるので，担当の介護支援専門員（ケアマネジャー）としっかり話をして利用することになる．

介護保険外でも市町村の独自のサービスで紙おむつや防水シートなど介護用品支給事業や利用券が利用できることもあるので，これも介護支援専門員や地域包括支援センター，市町村介護保険などの窓口に相談すればよい．

3.3 利用者が全額負担で購入

上記以外のものは利用者が全額負担で購入することになるが，カタログだけでなく，サンプルを取り寄せたり，福祉用具コーディネーターに相談すると利用者に適した介護用品を選んでもらえる．薬局では日ごろから，福祉用具コーディネーターや地域包括支援センターの職員，介護支援専門員と顔の見える関係をつくり，相談できる体制を築いておく必要がある．

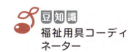

豆知識
福祉用具コーディネーター
高齢者や障がい者に住みやすい住宅環境を整備・アドバイスする民間資格で，1～3級がある．

4 医療機器

医療機器は，一般医療機器（クラスI），管理医療機器（クラスII），高度管理医療機器（クラスIII・IV）があり，「届出が不要なもの」，「届出が必要なもの」，「許可が必要なもの」の3つに分類される．そのうち，業の許可が必要なのは，「高度管理医療機器」と，管理医療機器と一般医療機器のうち「特定保守管理医療機器」に該当するものである．すなわち「高度管理医療機器」及び「特定保守管理医療機器」は許可がないと販売等が行えない．

5 在宅で用いる主な医療材料・医療機器の取り扱い

5.1 在宅酸素療法

在宅酸素療法（home oxygen therapy）は，基本的に医師が在宅療養で必要と判断したときに在宅酸素貸与事業者に連絡し，医療機器等が使用開始となる．

機器，チューブなど

薬剤師が直接かかわる部分ではないが，在宅酸素の機器には，空中の空気を濃縮するタイプ（酸素濃縮装置，図3）や，携帯用酸素発生器，液体酸素容器，携帯用酸素ボトル（酸素瓶），携帯用液体酸素容器，酸素発生器・酸素缶があり，患者の病態や生活様式（外出可能か否か，など）によって使い分ける．空気の濃縮型を使用する場合でも，突然の停電に備え，常に携帯用酸素ボンベの備えは必要である．また，機器から体までのチューブは長さがいろいろあるので，これも室内での行動様式によって長さを使い分けるとよい．酸素を吸入するには，カニューレとマスクがあり，これも医師と相談のうえ選択する．

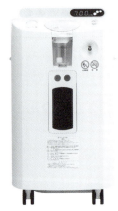

図3 酸素濃縮装置
（ハイサンソ®7R．帝人ファーマより提供）

吸入容量

酸素の吸入容量は医師が決めるが，薬剤師が訪問の際に酸素飽和度を測定し，酸素レベルが低ければ酸素吸入量を調整してよいか事前に医師と十分に打ち合わせておくと，緊急時あわてずにすむ．ただし，酸素吸入量をただ増やせばよいというわけではなく，酸素を増やすことによってかえって血液中のCO_2濃度が上昇してしまい，状態が悪化することも考えられるので，このあたりは十分な生理学の勉強や医師との話し合いが必要であることは当然である．

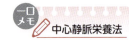

中心静脈栄養法

中心静脈栄養法（TPN）は，home parenteral nutrition（HPN；在宅中心静脈栄養法）と同義．

5.2 TPN または HPN

在宅での中心静脈栄養法（total parenteral nutrition：TPN，home parenteral nutrition：HPN）は近年，キット製剤（図4）が発売されるようになり，必ずしも薬局や居宅で混注しなくてもよい症例が出てきた．しかしその一方で，栄養の

調整,水分量の調整,ミネラルやヘパリンの調整の必要性からベストな処方をするには,まだ混注が必要である.

そこで,在宅医療でTPNを使用するにあたり,導入時に処方医としっかり話し合いをすることが大切である.基本は,キット製剤で処方できないか検討することである.これは,在宅は医療機関と違って,常に感染のリスクを視野に入れておく必要があるからである.

近年,薬剤師は処方箋のとおり調剤することに慣れきってしまい,処方箋に医薬品が記載されれば,記載のとおり調剤しようとする業務の流れになり,処方そのものを検討しようとすることを怠りがちである.在宅においては,特に薬剤管理におけるさまざまなリスクと業務の簡素化を常に念頭におくことを忘れてはならない.

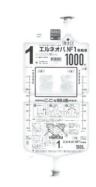

図4 TPNキット製剤
(エルネオパ®NF1号,大塚製薬工場より提供)

TPN導入決定後

TPNを導入することが決定したら,まずは処方医および訪問看護師とともに以下について検討すべきと考える.

① キット製剤が使用できないか
② 混注の必要があれば,混注する医薬品の種類を減らせないか
③ 輸液バッグから患者までのルートをシンプルにできないか
④ 輸液ポンプの使用はどうか
⑤ 間欠投与の検討はどうか

最終混注(24時間輸液を連続して投与するのではなく,ルートを抜去して輸液から解放される時間ができる投与方法)が必要ならば,薬局で無菌調製を行うことができる.

もちろん,無菌設備が薬局になく,無菌室の共同利用ができなくてもあきらめる必要はない.キット製剤が使用できないかを処方医と検討したり,または,地域薬剤師会の検索システムなどを利用して,地域で無菌調剤が可能な薬局を検索し,処方医に可能な薬局を紹介するのも一つの方法である.

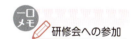

豆知識 薬局での無菌調剤

薬局に無菌室がない場合も,平成26年から無菌室の共同利用が可能になった.また薬局での設備基準のハードルも下がった.

一口メモ 研修会への参加

TPNを在宅で使用する場合,薬液の調製は地域の薬剤師会や各種研究会・学会の研修会でさかんに研修会が開催されているので,少なくとも1回は参加しておくことを勧める.

薬剤投与のルート

ここまで決定したら,最終確認しなければならないのが,薬液のバッグから患者までどのような経路で薬液を投与するかである.上記の処方医との話し合いのところでも述べたが,自然落下で投与するのか,あるいは輸液ポンプ(図5)を利用するのか,ルートは医療機関と薬局のどちらで供給するのか,ルートの交換の頻度はどのくらいの間隔か,投与は24時間連続か,間欠投与か,針はどうするのか(留置針なのかMRポートにフーバー針を使用するのか),などチェックポイントがたくさんある.せっかく薬液を患者宅に持参してもこれらの医療材料がなければ投与することができない.あわてないですむよう,しっかり準備することが必要である.

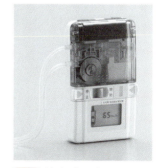

図5 輸液ポンプ
(カフティーポンプS,エア・ウォーター・メディカル提供)

輸液ポンプは，医療機器貸与事業者が医療機関に貸与し，在宅で使用することになる．医療機関は管理料で算定することになるが，医療機器貸与事業者となっている薬局も全国には存在する．

在宅でも家族や介護従事者にしっかり指導すれば，輸液バッグの交換や輸液ポンプの電池交換などは十分可能であることは付け加えておく．

5.3 ストーマ（図6）

ストーマ（stoma）に直接薬剤師がかかわることは基本的にはない．しかし，医療材料の供給で述べたとおり，医療機関から供給できないとき，ストーマを薬局から供給することはありうる．医療機関からの指示で，指定のストーマを患者に供給し，請求は医療機関に行う流れが普通であろう．

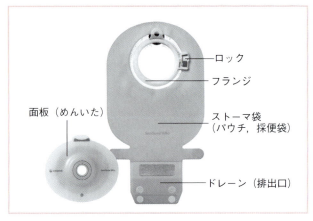

図6 ストーマ装具：各部の名称
（コロプラストより提供）

ストーマの種類

ストーマはつくられる位置によって，呼び方が異なる．結腸につくられるとコロストミー，回腸につくられるとイレオストミー，尿路はウロストミーと呼ばれる．ストーマには筋肉（括約筋）がないので，便意やガスを我慢するなどの調節ができない．そこで装具（図7）をつけ，便，尿やガスなどが溜まってきたらトイレで排出処理を行う．

コロストミー用ストーマ装具，イレオストミー用ストーマ装具，ウロストミー用ストーマ装具には，それぞれ2タイプの装具があり，交換方法が異なる．

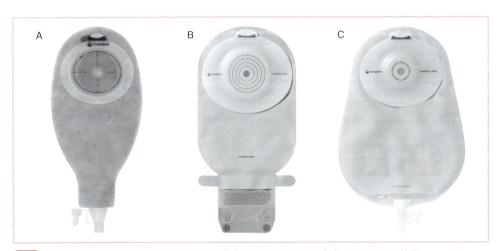

図7 コロストミー（A），イレオストミー（B），ウロストミー（C）用ストーマ装具
（コロプラストより提供）

①単品系装具：面板がストーマ袋と一体化していて，皮膚に密着する．
②二品系装具：ストーマ袋と面板が分かれていて，粘着テープ製の貼り合わせか，プラスチック製のかみ合わせで一体化している．面板を装着したまま，ストーマ袋だけを交換する．

オストミー（ostomy；人工肛門・人口膀胱）の種類に関係なく，ストーマからの排泄物は確実かつ簡単な方法で溜めておく必要がある．ストーマ袋を利用するが，ストーマ袋はストーマ周囲の腹部の皮膚に貼り，排泄物が溜められるようにつくられている．ストーマ袋は，オストミーの種類（コロストミー，イレオストミー，ウロストミー）に応じて選択する．医療機関で指定されたストーマ袋を使用することになるが，装着していることが目立たないものがほとんどであり，外見からはわからない．

ストーマ袋の交換は，ストーマの種類により異なる．
・コロストミー：排泄物の量によるが，1日1〜3回の交換が必要．
・イレオストミー：1日に数回，排泄物を捨てる．
・ウロストミー：1日に数回，排泄物を捨てる．夜間はウロストミー用採尿袋または小容量の「小型採尿袋」に夜間用蓄尿袋（ナイトバッグ）を接続しておけば，夜中に起きて排出物を捨てる必要はない．

5.4 尿道留置カテーテル

尿道留置カテーテルは，①尿路の閉塞がある場合，②神経因性の尿閉がある場合，③泌尿器・生殖器疾患の術後に治癒を促進する場合，④重症者の尿量を正確に把握したい場合，に適応となり使用される．

カテーテルの選択は，完全閉鎖式尿道留置カテーテルの使用を第一選択とする（図8）．ただし，検査などで短期間の留置や該当サイズがない場合は，半閉鎖式

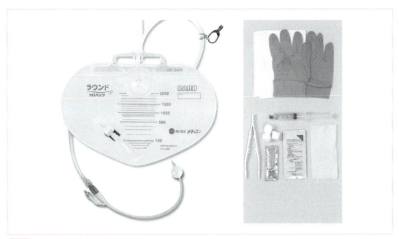

図8 完全閉鎖式尿道留置カテーテル
（メディコンより提供）

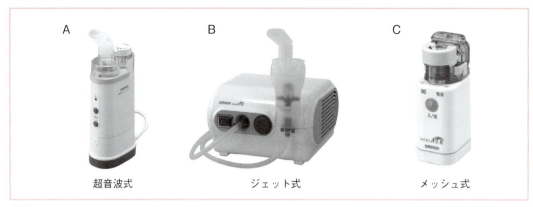

図9 噴霧式ネブライザー3種
（オムロンヘルスケアより提供）

尿道留置カテーテルを使用する．また，尿道の刺激を最小限度にするために，流量が確保できるだけの，可能な限り細いサイズを選択する．

カテーテルと採尿バッグの交換

完全閉鎖式尿道留置カテーテルは原則として4週間ごとに交換する．半閉鎖式尿道留置カテーテルは原則として2週間ごとに交換する．

尿道留置カテーテルの閉塞やカテーテルの脇漏れ，カテーテルや採尿バッグの着色や悪臭がある場合は適宜交換する．やむをえず採尿バッグの交換が必要な場合は，連結部を70％アルコールで消毒後，無菌的に行う．

基本的には，薬局が主体的に交換することはないが，交換のタイミングをみて，事前に用意することになるので，医療機関や訪問看護師との情報交換がいずれにしても必要になる．

5.5 ネブライザー

ネブライザーを在宅で使用することは，呼吸器疾患の患者の場合に時々遭遇する．ネブライザーで使用する薬液の供給は，基本的に薬剤師の通常の業務である．ネブライザーは携帯用のものから据え置き型のものまでいろいろある．患者が実費で購入することになるが，薬局が販売する場合もあるので，以下にその種類を紹介する．

吸入薬を噴霧する3種類のネブライザー（図9）

①超音波の振動で薬液を霧状にする超音波式，②空気圧を利用して薬液を霧状にするジェット式，③メッシュの穴から薬液を押し出すことで霧状にするメッシュ式の3種類がある．それぞれ一長一短あるので，患者に供給する際には，それぞれの特徴を理解して提供するとよい．

超音波式は，超音波を薬液に当てて振動させることにより薬液を細かい粒子に

する．発生するエアゾールの大きさは1～5μmで細気管支，肺胞レベルの局所に加湿効果がある．100％の加湿が可能である．多量の薬液が噴霧されるため，患者が苦しさを感じたりむせたりすることもある．

ジェット式は，コンプレッサーから圧縮空気が噴出するときのジェット気流を利用して，薬液を細かい粒子にする．発生するエアゾールの大きさは5～15μmである．持ち運びに優れている．粒子が比較的大きく，到達部位に制限がある．

メッシュ式は，超音波振動を利用するが，キャビテーション効果を用いる二槽構造の超音波式ネブライザーとは大きく構造が異なる．噴霧部は振動の発生するホーン振動子と多数の微細孔をもつメッシュで構成され，ホーン振動子の振動する部分とメッシュの隙間にある薬液が，即時にホーン振動子の振動によりメッシュの穴から押し出され，霧が発生する．二槽構造の超音波式ネブライザーに指摘されているような作用槽の冷却水の温度上昇と薬液の性質変化の心配がない．

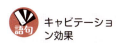

語句 キャビテーション効果

液体の流れによる圧力差で泡の発生と消滅が起こる物理現象で，空洞現象とも呼ばれる．

5.6 吸引器

気管切開を行ったり寝たきり患者になると在宅で吸引が必要な場合があり，吸引器を必要とする．吸引器は患者が購入したり，医療機関から貸出したりするが，薬局がいちばんかかわるのは，吸引チューブの供給である．吸引チューブは太さ（Fr：フレンチ）がさまざまで，長さは通常50 cmか40 cmの2種類，吸引を調節する空気孔の有無により種類がある（図10）．

現場で実際使用されている太さ，長さ，空気孔の有無で選択することになるので，実物を確認してから供給する．なお，接続部の色の違いによって太さがわかるようになっている．

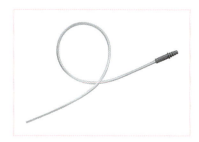

図10 吸引チューブ

以上，医療材料・衛生材料，介護用品，医療機器について簡単に述べたが，取り扱う際は事前に情報を集め，正しい供給の方法で取り扱う必要がある．著者は，困ったときは，医療材料を取り扱う卸担当者やメーカーの情報提供担当者，あるいは医療機関の医師や看護師，介護支援専門員（ケアマネジャー）などに相談して，患者や介護に当たる者が少しでも快適な在宅生活が行えるようにしている．

（萩田均司）

2-11 残薬確認

Summary
- 医薬品の適正使用と医療保険財政の適正化の一環として，薬局における「残薬」への取り組みが行われている．
- 残薬が起こる原因はさまざまなことが考えられる．そのため薬剤師は定期的に残薬がないか確認を行い，残薬があった場合には患者の個々の問題点を十分把握したうえで，対応策を考える必要がある．
- 残薬確認でいちばん重要なのは，患者の服薬状況を的確に把握することである．残薬確認の本来の目的は残薬を減らすことではなく，いかに患者に合わせた薬物治療を実践していくかである．

Keywords ▶ 在宅患者訪問薬剤管理指導，かかりつけ薬剤師，医療費の適正化，医薬品の適正使用

1 はじめに

2019年（令和元年）度の国民医療費の概況では，国民医療費は年間約44兆円にもなり，その後も増加の一途をたどっている．そのうち薬局調剤医療費は約8兆円で，国民医療費全体の約18%を占めるまでに伸びてきている[1]．医療保険財政が逼迫する中，薬局では医薬品の適正使用への貢献とともに医療保険財政適正化の一環として「残薬」への取り組みが行われている．

2 残薬とは何か

残薬の概念にはさまざまな考え方があるが，一般的に「服用すべき処方薬で残っているもの」と定義される[2]．つまり調剤された薬剤のうち，本来は服用すべきであるが，服用されずに残っている薬剤を意味する．

厚生労働省の委託調査によれば，残薬を有する患者を経験した薬局は約9割にものぼり，医薬品が余った経験がある患者は約5割もいることが報告されている[3]（図1）．

3 なぜ残薬は問題なのか

処方された薬剤が服用されず捨てられているとすれば，直接医療費の無駄につながる．ある調査では，潜在的な飲み忘れなどの年間薬剤費の粗推計は約500

2 在宅医療・介護にかかわる薬剤師に必要な知識とスキル／2-11 残薬確認

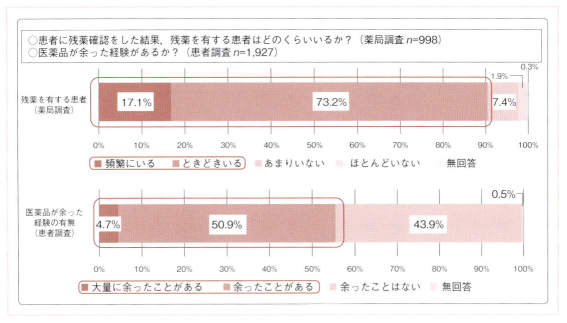

図1 残薬の経験の有無について
○患者に残薬を確認した結果，残薬を有する患者（適切な治療効果が得られない可能性がある患者）がいた薬局は約9割である．
○また，医薬品が余ったことがある患者が約5割いる．
（平成25年度厚生労働省保険局医療課委託調査「薬局の機能に係る実態調査（速報値）」．http://www.mhlw.go.jp/file/05-Shingikai-12404000-Hokenkyoku-Iryouka/00000313112.pdf より）

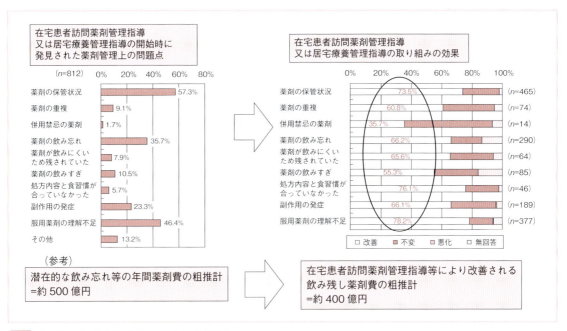

図2 在宅医療への薬剤師の関与とその意義
（平成19年度厚生労働省老人保健事業推進費等補助金．後期高齢者の服薬における問題と薬剤師の在宅患者訪問薬剤管理指導ならびに居宅療養管理指導の効果に関する調査研究．http://www8.cao.go.jp/kisei-kaihaku/kaigi/meeting/2013/discussion/150312/gidai2/item2-2-2.pdf[4] より）

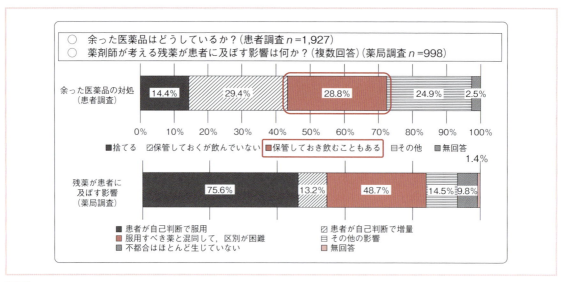

図3 残薬により生じる懸念
○残薬を「保管して飲むことがある」と回答している患者は約3割である．
○薬剤師は，「患者が自己判断で服用」，「服用すべき薬と混同して区別が困難」等の影響を懸念している．
○このような観点からも，残薬に対する薬剤師の関与が必要．
（平成25年度厚生労働省保険局医療課委託調査「薬局の機能に係る実態調査（速報値）．http://www.mhlw.go.jp/file/05-Shingikai-12404000-Hokenkyoku-Iryouka/0000031312.pdf より」）

億円で，在宅患者訪問薬剤管理指導等により改善される飲み残し薬剤費の粗推計は約400億円と報告されている（図2）[4]．しかしながら，薬剤が残り無駄になっていることも問題であるが，最も注目すべきは，本来なされるべき薬物治療がしっかり行われていないことである．アドヒアランスの低下により治療効果が不十分のまま医師が薬物治療の評価をしてしまい，本来指示どおりに服用していれば，飲ませなくてもよい薬剤の追加処方につながる可能性がある．また，手元に残っている薬剤を患者自身が自己判断で服用したり，服用すべき薬剤と残薬を混同して区別が困難になるなどの問題も生じる（図3）．さらには，誤って大量服用をしてしまう危険性もあり，残薬を放置しておくことは好ましくない．

残薬の確認方法（残薬を見つけるために）

　では，どのように残薬を見つけていけばよいのだろうか．実際には，薬剤服用歴（薬歴）を活用して，処方日数，来局間隔，患者の状態，患者インタビューなどから総合的に判断する．たとえば，前回の調剤日から処方日数分が経っていないのに患者が来局すれば薬が余っていることは容易にわかる．したがって，薬歴やお薬手帳を活用することで，残薬の有無を推察することは，ある程度は可能である．また，薬局内に声かけ運動のポスターを掲示したり，服薬指導時に，「薬が飲みづらいことはありませんか？ 余っている薬はありませんか？」と声かけをしていくことで，「実は…」と，薬が飲みづらくて余っていることを患者から

引き出せることもある（図4）．

4 残薬が起こる原因と対処方法

残薬が起こる原因としてはさまざまなことが考えられる（図5）．飲み忘れ，飲み間違い，服薬困難（嚥下困難，苦手な剤形，味の苦味），過去の副作用経験による服薬への不安，理解不足，自己判断による服用中止，副作用の発現による服薬の中断などが原因としてあげられる[2]．

また，服薬回数の多さ，不規則な食生活，認知・理解力および意欲の低下，乱雑な管理，処方変更や服用開始直前の副作用による中断などもあげられる[5]．

このような原因で残薬が生じてしまうのは，薬剤師による服薬の確認が不十分であったことにほかならない．したがって，定期的に残薬がないか確認を行い，残薬があった場合にはなぜ薬が残っているのか患者個々の問題点を十分把握したうえで，対応策を考える必要がある．この時に不必要な薬剤が処方されていないかも考えるとよい．

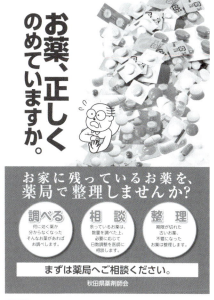

図4 「残薬確認の声かけ運動」のポスター

4.1 残薬確認後の対処方法

表1に残薬の原因と薬剤師の対応例を示す．残薬の原因が「飲み忘れ」であれば，飲み忘れを防止する服薬支援を再度行ったり，家族や介護者などへ患者が薬を飲んだかどうかの確認をお願いする．さらには，服薬回数を減らせないか医師に対

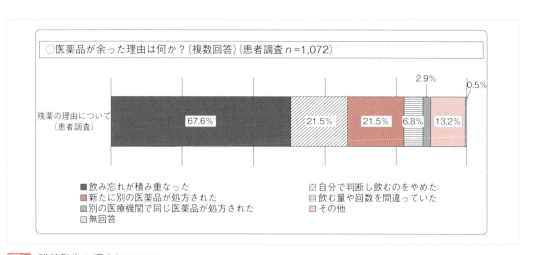

図5 残薬発生の理由について
（平成25年度厚生労働省保険局医療課委託調査「薬局の機能に係る実態調査（速報値）」http://www.mhlw.go.jp/file/05-Shingikai-12404000-Hokenkyoku-Iryouka/0000031312.pdf」より）
「飲み忘れが積み重なった」が約7割であるが，残薬が発生した理由はさまざまである．

表1 残薬の原因と薬剤師の対応例

残薬の原因	薬剤師の対応例
飲み忘れ・飲み間違い	服薬指導の徹底 家族・介護者などへの確認の協力依頼 薬袋の工夫 一包化，服薬カレンダーの活用 医師への服薬情報提供 医師への処方中止・変更の提案
服薬への不安	服薬指導の実施 医師への服薬情報提供
服薬困難（嚥下困難，剤形，味）	粉砕，剤形の変更 矯味剤などによる味の工夫 医師への服薬情報提供 医師への処方変更の提案
副作用の発現	医師への副作用情報報告 医師への処方中止・変更の提案

(森　昌平．「残薬」から考える薬剤師への社会的期待と評価．調剤と情報 2013；19：156-161[2) より一部改変)

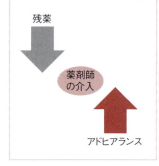

図6 薬剤師による残薬管理の効果

残薬を減らすことが本来の目的ではなく，いかに患者に合わせた薬物治療を実践しアドヒアランスを向上させるかが重要である．

して処方提案を行う．服用薬剤が多いようであれば「一包化」を検討し，服薬カレンダーの活用を併用するなども考えられる．大切なことは日常生活での活動に合わせて患者にとってどのような対応をすることがいちばんよいか一緒に考えることである．単に一包化を行えば残薬がなくなるということではない．

4.2 嚥下機能が原因の場合

飲み忘れ以外に飲み込み機能（嚥下機能）が低下していることが原因となり，薬を飲むとむせるなど，薬をうまく飲めていない場合もある．そのような場合には，剤形の変更や簡易懸濁法（⇒本章「2-9 簡易懸濁法」〈p.216〉参照）の適用，嚥下補助ゼリーやとろみをつけるなど，飲みやすさを工夫することで安全に服用ができることもある．

> **語句** 矯味剤
> 苦味など味の悪い薬剤を服用しやすくする目的で，患者の味覚に合わせて添加するもの

5 薬局で服薬状況を確認していくことが大切

残薬確認でいちばん重要なことは，患者の服薬状況を的確に把握することである．そのうえで，薬物療法をどのように医師と協働して行っていくかを考える．

5.1 残薬のチェックの継続

なぜ飲めていないか，どうすれば飲めるようになるか，飲み続けることができるかを考えていく．残薬のチェックを継続していけば，残薬は減っていくであろう．しかし，残薬を減らすことが本来の目的ではなく，いかに患者に合わせた薬物治療を実践していくかが重要である（図6）．

5.2 診療報酬上の評価

2012年（平成24年）度調剤報酬改定より，保険薬局における薬剤服用歴管理指導料の算定要件に「残薬の確認」が追加された．また，残薬の確認の結果，処方変更が行われた場合「重複投薬・相互作用等防止加算」が算定できるなど，調剤報酬上でも評価を受けている．したがって，薬局の服薬指導時のみならず，在宅患者訪問薬剤管理指導（医療保険）や居宅療養管理指導（介護保険）においても「残薬の確認」を行わなければならない．

5.3 薬局での取り組み

節薬バッグ運動

福岡市薬剤師会は九州大学薬学部と連携し，「節薬バッグ」と名づけたエコバッグを配布し，患者に残薬を持参してもらい，その薬剤について処方の調整を行っている（図7）．1,600枚の節薬バッグを配布し，約250人の患者データを解析したところ，総残薬金額は約84万円，うち削減可能な薬剤金額は約70万円であった[6]．

高齢者等の薬の飲み残し対策事業

埼玉県薬剤師会では，50歳以上，慢性疾患で1年以上の服薬歴を有する患者のうち，薬剤服用歴から訪問の必要性が高い患者を選定し同意を得られた患者に対し，2014年8月18日～10月31日の約2か月間に，合計3回訪問し残薬の仕分けや聞き取りによるアンケート調査を実施した．結果，140薬局から150人のデータが集まり，初回調査時の患者1人あたりの残薬は，8品目で8,435円であったが，薬剤師が残薬の状況に応じた患者への服薬指導や医師への処方の調整依頼などの取り組みを積極的に行った結果，約2.5か月後には，6品目で3,690円

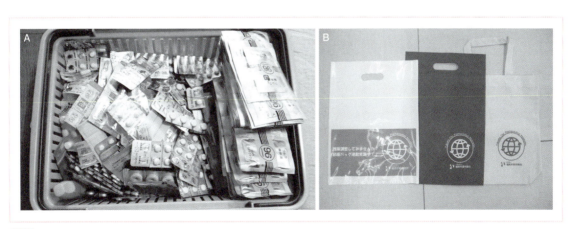

図7 患者が持参した残薬（A）と節薬バッグ（B）
福岡市薬剤師会は九州大学薬学部と連携し，「節薬バッグ」と名づけたエコバッグを配布し，患者に残薬を持参してもらい，その薬剤について処方の調整を行っている．

まで減少した．初回調査時残薬金額は総額 2,227,704 円であったが，3 回目の調査時には 1,281,969 円となり，945,735 円を削減している[7]．このように積極的に在宅訪問をすることで残薬を削減でき，医療費の適正化につなげることができる．

最近の取り組みから削減効果を試算

益山の研究では，「薬局・薬剤師を活用した健康情報拠点推進事業」報告から収集した残薬額などの中間報告をしているが，これによれば薬剤師が積極的に介入することで年間数百億から 3,000 億円以上の削減効果が期待されるとしている[8]．

6 かかりつけ薬剤師の役割

今後，日本は世界一の超高齢社会になり，多剤服用（ポリファーマシー）や残薬の問題はさらに複雑化していくことが予想される．医師の処方意図を確実に実践していくためにも，患者が確実に服薬するということを薬剤師が支援していく役割は将来も変わらない．今後は患者の生活背景などの情報をこれまで以上に把握していくことが重要となり，その意味でもかかりつけ薬剤師の役割は大きい．

コミュニケーション能力が鍵

患者が気軽に「飲みにくい」とか「飲めていない」などと相談しやすい関係を構築することにより，「残薬」を早期に発見することができる．また，残薬の調整や処方提案をスムーズに受け入れてもらえるようになるためにも，医師との連携・信頼関係を築くことが大切であり，そこにはコミュニケーション能力が問われる．

7 おわりに

残薬管理は，残薬を見つけることに始まるが，残薬解消のためには残薬が生じた理由をふまえ，処方変更や中止の提案，残薬の再利用などの取り組みも必要となる．このように薬剤師は「残薬確認」という手段を上手に使い，特に高齢者に合った薬物治療を実践していくことで薬物の適正使用と医療費の適正化へ貢献することが期待される．

（高橋　寛）

●引用文献

1) 令和元（2019）年度 国民医療費の概況. https://www.mhlw.go.jp/toukei/saikin/hw/k-iryohi/19/dl/data.pdf
2) 森　昌平.「残薬」から考える薬剤師への社会的期待と評価. 調剤と情報 2013；19：156-161.
3) 中医協 総－3. 25.12.4. 調剤報酬について. 平成25年度厚生労働省保険局医療課委託調査「薬局の機能に係る実態調査（速報値）」. http://www.mhlw.go.jp/file/05-Shingikai-12404000-Hokenkyoku-Iryouka/0000031312.pdf
4) 平成19年度厚生労働省老人保健事業推進費等補助金「後期高齢者の服薬における問題と薬剤師の在宅患者訪問薬剤管理指導ならびに居宅療養管理指導の効果に関する調査研究」. http://www8.cao.go.jp/kisei-kaikaku/kaigi/meeting/2013/discussion/150312/gidai2/item2-2-2.pdf
5) 長谷川　總. ミッション in ZAITAKU—埋蔵金を探せ. 調剤と情報 2011；17：75-79.
6) 島添隆雄ほか. 残薬調整から医薬品の適正処方・適正使用へつなげる「節薬バッグ運動」—九州大学と一般社団法人福岡市薬剤師会との共同事業. 治療 2014；96：1775-1777.
7) 埼玉県・一般社団法人埼玉県薬剤師会. 平成26年度厚生労働省委託事業 薬局・薬剤師を活用した健康情報拠点推進事業 高齢者等の薬の飲み残し対策事業 調査結果報告書. 平成27年2月. http://www.pref.saitama.lg.jp/a0707/documents/zannyaku-houkokusho.pdf
8) 益山光一. 医療保険財政への残薬の影響とその解消方策に関する研究（中間報告）（平成27年度厚生労働科学特別研究）. http://www.mhlw.go.jp/file/05-Shingikai-12404000-Hokenkyoku-Iryouka/0000103268.pdf

2-12 廃棄物処理

Summary
- 廃棄物の定義, 区分, 処理などは, 「廃棄物の処理及び清掃に関する法律」に基づく.
- 在宅医療廃棄物の処理は, 環境省から2008年(平成20年)3月に公表された「在宅医療廃棄物の処理に関する取組推進のための手引き」に基づく.
- 在宅医療廃棄物は, 在宅医療・介護を受けている在宅療養者の医療処置に伴い家庭から排出される廃棄物をいう.
- 廃棄物の性状として, 爆発性, 毒性, 感染性がある廃棄物は, 特別管理廃棄物として取り扱わなければならない.
- 在宅医療廃棄物として注射針が廃棄されることがあるので, その場合は耐貫通性の専用容器を使用して, 針刺し事故が起きないようにする.
- 在宅医療廃棄物は血液などの汚染があることから, 感染予防として標準予防策(スタンダードプリコーション)に基づいて対応する.

Keywords ▶ 一般廃棄物, 産業廃棄物, 特別管理廃棄物, 感染性廃棄物

1 在宅医療廃棄物の処理の必要性

　超高齢社会の到来によって, 医療提供体制は入院医療, 外来医療, 在宅医療に機能分化した. また, 入院医療は病床区分の見直しが行われ, 病床数の削減により, 在院日数の短縮が目標になっている. このような背景から在宅医療が推進され, 在宅療養者は多様な医療処置を受けるようになってきた. とくに, 栄養管理, 疼痛管理などでは, チューブの付いた患者がいるので, 在宅医療における廃棄物処理の対応は必須となっている. 薬局は, 処方箋応需によって在宅医療に参画しているので, 供給した医薬品および医療材料などの廃棄については, 適正な情報提供を行うとともに, 使用済み注射針回収事業等を推進する必要がある.

2 廃棄物の処理に関する法律

　廃棄物の処理は, 「廃棄物の処理及び清掃に関する法律(昭和四十五年十二月二十五日法律第百三十七号)」によって規定されている. この法律の目的は, 「廃棄物の排出を抑制し, 及び廃棄物の適正な分別, 保管, 収集, 運搬, 再生, 処分等の処理をし, 並びに生活環境を清潔にすることにより, 生活環境の保全及び公衆衛生の向上を図ること」とされている. この法律によって, 廃棄物とは「ごみ,

語句　廃棄物

ごみ, 粗大ごみ, 燃え殻, 汚泥, ふん尿, 廃油, 廃酸, 廃アルカリ, 動物の死体その他の汚物または不要物であって, 固形状または液状のもの(放射性物質およびこれによって汚染されたものを除く)をいう.

粗大ごみ，燃え殻，汚泥，ふん尿，廃油，廃酸，廃アルカリ，動物の死体その他の汚物又は不要物であって，固形状又は液状のもの」となっている．

廃棄物は，排出者によって，一般廃棄物と産業廃棄物に区分される．区分を図1に示した．産業廃棄物は「事業活動に伴って生じた廃棄物のうち，燃え殻，汚泥，廃油，廃酸，廃アルカリ，廃プラスチック類その他政令で定める廃棄物」となっている．一方，一般廃棄物は産業廃棄物以外の廃棄物となっている．また，廃棄物はその特徴として，「爆発性，毒性，感染性その他の人の健康又は生活環境に係る被害を生ずるおそれがある性状を有するもの」を特別管理廃棄物に指定している．これには，特別管理一般廃棄物，および特別管理産業廃棄物がある．

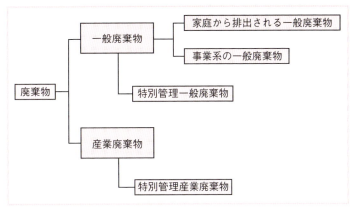

図1 廃棄物の区分

廃棄物は，排出者によって，一般廃棄物と産業廃棄物に区分される．産業廃棄物は「事業活動に伴って生じた廃棄物のうち，燃え殻，汚泥，廃油，廃酸，廃アルカリ，廃プラスチック類その他政令で定める廃棄物」とされている．一方，一般廃棄物は産業廃棄物以外の廃棄物となる．

在宅医療廃棄物は，在宅で医療・介護を受けている患者から排出されるので，家庭から排出される一般廃棄物に該当する．そのため，在宅医療廃棄物の回収は市町村の拠点回収の対象になる．しかし，医療処置を必要とする患者もいるので，注射針，チューブ類，衛生材料，医療器材などが排出される．このような廃棄物は，注射針による針刺し事故や血液などに汚染された廃棄物の感染リスクが危惧されることから，市町村の拠点回収では受け付けてもらえない．家庭から排出されるので一般廃棄物に該当するが，ほとんどの市町村の処理対象にはなっていないので，サービス提供者が回収している．

語句　特別管理廃棄物

産業廃棄物のうち，爆発性，毒性，感染性その他の人の健康または生活環境に係る被害を生ずるおそれがある性状を有するものとして政令で定めるものをいう．

一口メモ　在宅療養指導管理料

医師が患者または患者の看護にあたる者に対して，医学管理を十分に行ううえで，療養上必要な事項について適正な注意および指導を行ったときに算定できる．

3 在宅医療の実際：在宅医療廃棄物の取り扱い

在宅医療は，在宅で療養する慢性疾患の高齢者という印象が強いが，実際は小児から在宅緩和ケアに至るまで，さまざまな医療が提供されている．診療報酬の中で在宅療養指導管理料が掲示されているように，在宅で対応可能な医療が増えてきた．このように在宅医療ではさまざまな処置が行われるので，在宅医療を受けている患者からは，さまざまな在宅医療廃棄物が発生する．在宅医療で排出される廃棄物の例を表1に示した．

表1 在宅医療で排出される廃棄物

注射針，注射筒，輸液バッグ，栄養剤バッグ，チューブ類（吸引チューブなど），カテーテル類，ストーマ（人工肛門），CAPD，ペン型自己注射針，自己穿刺針，ガーゼ類，脱脂綿類，紙おむつ類，手袋，マスク，エプロン，ビン・缶，など

CAPD（continuous ambulatory peritoneal dialysis；連続携行式腹膜透析）．

3.1 在宅医療廃棄物の処理

前述のように，在宅医療廃棄物は家庭から排出される廃棄物なので，本来であれば市町村の拠点回収の対象になるが，医療処置に伴う注射針や血液の付着した廃棄物が混在することから，市町村が拠点回収をしないことが多い．薬局は，在宅療養者が所在している市町村の回収方法を確認する必要がある．

在宅医療廃棄物の望ましい廃棄方法

① 注射針などの鋭利な廃棄物や血液等に汚染されたものは，感染性廃棄物として専用の容器に入れて医療機関等に渡す．

② その他の廃棄物は，プラスチック製の袋に入れて封をして，市町村の拠点回収に一般廃棄物として出す．

このような廃棄方法を推進するには，患者や家族の理解と協力がなければできないので，適正な廃棄方法に対する情報提供が必要である．特に，注射針を廃棄する専用の容器は，耐貫通性が必要なので，適正な容器の供給も不可欠である．廃棄方法の例を表2に示す．

> **一口メモ**
> **標準予防策（スタンダードプリコーション）**
> 標準予防策（スタンダードプリコーション）は，すべての患者に感染リスクがあるとの前提で，患者ケアを行うこと．必要に応じて個人防御具を使用する．廃棄物処理もこれに準じる．
> ⇒本章「2-7 在宅患者の感染予防」〈p.199〉参照．

3.2 薬局の在宅医療廃棄物へのかかわり

近年，糖尿病患者の増加によりインスリンの自己注射を使用する患者が増えた．インスリン自己注射は，処方箋応需によって薬局からインスリンと専用の器材を供給するが，使用済みの注射針は在宅医療廃棄物として回収しなければならない．在宅医療廃棄物としてペン型自己注射針が排出される．ただ，針があることから，一般廃棄物として市町村の拠点回収に出すことはできないので，注射針を専用容器に入れて医療機関，または薬局にもっていくことになる．

このように薬局は処方箋を介して供給した注射針が廃棄物になった場合は，回収窓口として受けつけることになる．都道府県の薬剤師会では，使用済み注射針回収事業を行っている．使用済み注射針は，血液の付着があり，針が付いた鋭利な廃棄物なので，針刺し事故や感染の危険性がある．そのため，適正な収集・処

表2 患者からみた在宅医療廃棄物の廃棄方法の例

針	インスリン自己注射針	専用容器に入れて医療機関または薬局に渡す
	その他の注射針	
輸液バッグ	瓶針	耐貫通性のある容器に入れて，医療機関に渡す
CAPD	排液バッグ	
	薬液バッグ	
輸液バッグ		プラスチック製袋に入れて，しっかり封をして，燃やすごみに出す
チューブ・カテーテル		
注射筒		
ガーゼ・脱脂綿		
紙おむつ		
ガラス製注射筒		プラスチック袋に入れて，燃やせないごみに出す

（東京都．在宅医療廃棄物の適正処理に関する検討会とりまとめ．平成25年11月より）

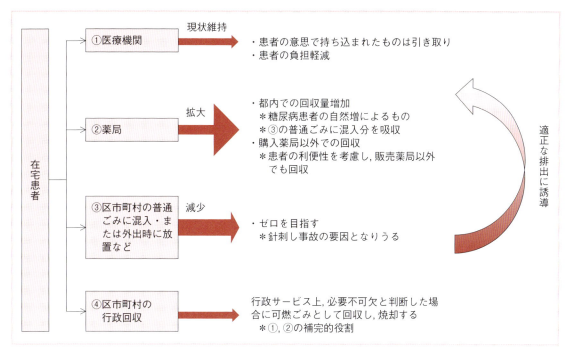

図2 在宅患者の使用済み注射針排出ルート
(東京都．在宅医療廃棄物の適正処理に関する検討会とりまとめ．平成25年11月より)

理・処分が必須である．在宅患者の使用済み注射針の回収について図2に示す．

4 これからの在宅医療廃棄物

　日本は高齢・多死社会を迎え，医療提供体制も大きく変わった．今までは，「通院できない患者」に対する医療であった在宅医療が，「入院しなくても提供できる医療」へ移行してきた．

　2014年（平成26年）度調剤報酬改定では，在宅医療として処方できる注射薬に電解質製剤や抗生物質が許可された．このように，これから在宅医療では急性期対応の医療が増えてくるので，在宅医療廃棄物も増加すると予測される．薬局は，調剤と販売を通して医薬品を供給するところであるが，その結果排出される在宅医療廃棄物への適正な情報提供と適正な回収に協力することも求められる．

（串田一樹）

参考資料
1. 環境省 在宅医療廃棄物の処理の在方検討会．在宅医療廃棄物の処理に関する取組推進のための手引き．平成20年3月．http://www.env.go.jp/recycle/misc/gl_tmwh/full.pdf

3-1 健康サポート薬局

Summary
- 厚生労働省の「患者のための薬局ビジョン」には，かかりつけ薬剤師・薬局のあるべき姿や，地域における国民健康支援や健康サポート薬局のあり方について示されている．
- かかりつけ薬局には，① 服薬情報の一元的・継続的把握，② 24時間対応・在宅対応，③ 医療機関等との連携の3つの機能が求められている．
- 健康サポート薬局とは，従来の処方箋調剤の機能に加え，地域住民による主体的な健康の維持・増進を積極的に支援する薬局である．
- 今後は地域包括ケアシステムの中で，患者本位の医薬分業の実現を目指すべきである．

Keywords ▶ かかりつけ薬剤師，かかりつけ薬局，健康サポート薬局，医薬分業，地域包括ケアシステム

1 はじめに

　日本の人口構造の変化をみると2025年には1人の高齢者を現役世代1.8人で支える社会構造が想定されている．このように少子高齢化が進んでも住民が住み慣れた地域で，医療，介護，住まい，予防，生活支援サービスを包括的に受けられる地域包括ケアシステムが整備されている．厚生労働省の「患者のための薬局ビジョン」[1]には，かかりつけ薬剤師・薬局のあるべき姿や，地域における国民の健康支援や健康サポート薬局のあり方について示されている．本項では，これからの薬局の機能や薬剤師に求められる役割などについて述べていく．

2 かかりつけ薬剤師・薬局とは

　日本薬剤師会は，かかりつけ薬剤師やかかりつけ薬局について，表1のように説明している．

2.1 かかりつけ薬局に求められる機能

　かかりつけ薬局には，① お薬手帳（電子版を含む）や医療ICT（information and communication technology；情報通信技術）などを介し，患者が受診しているすべての医療機関や服用薬の一元的管理・継続的な把握，② 開局時間外の電話相談の実施や在宅対応，③ 医療機関などとの連携の3つの

表1 かかりつけ薬剤師・薬局とは

- かかりつけ薬剤師
  患者が使用する医薬品について，一元的かつ継続的な薬学管理指導を担い，医薬品，薬物治療，健康等に関する多様な相談に対応できる資質を有するとともに，地域に密着し，地域の住民から信頼される薬剤師．
- かかりつけ薬局とは
  地域に必要な医薬品等の供給体制を確保し，その施設に従事する「かかりつけ薬剤師」が患者の使用する医薬品の一元的かつ継続的な薬学管理指導を行っている薬局．

（日本薬剤師会．地域の住民・患者から信頼される「かかりつけ薬剤師」「かかりつけ薬局」の役割について．日薬業発第194号．平成27年9月16日より）

○ 地域包括ケアシステムの一翼を担い,薬に関して,いつでも気軽に相談できるかかりつけ薬剤師がいることが重要.
○ かかりつけ薬剤師が役割を発揮するかかりつけ薬局が,組織体として,業務管理(勤務体制,薬剤師の育成,関係機関との連携体制),構造設備等(相談スペースの確保等)を確保.

服薬情報の一元的・継続的把握

- 主治医との連携,患者からのインタビューやお薬手帳の内容の把握等を通じて,患者がかかっているすべての医療機関や服用薬を一元的・継続的に把握し,薬学的管理・指導を実施.
- 患者に複数のお薬手帳が発行されている場合は,お薬手帳の一冊化・集約化を実施.

24時間対応・在宅対応

- 開局時間外でも,薬の副作用や飲み間違い,服用のタイミング等に関し随時電話相談を実施.
- 夜間・休日も,在宅患者の症状悪化時などの場合には,調剤を実施.
- 地域包括ケアの一環として,残薬管理等のため,在宅対応にも積極的に関与.
  (参考)・薬局単独での実施が困難な場合には,調剤体制について近隣の薬局や地区薬剤師会等と連携.
        ・へき地等では,患者の状況確認や相談受付で,薬局以外の地域包括支援センター等との連携も模索.

医療機関等との連携

- 医師の処方内容をチェックし,必要に応じ処方医に対して疑義照会や処方提案を実施.
- 調剤後も患者の状態を把握し,処方医へのフィードバックや残薬管理・服薬指導を行う.
- 医薬品等の相談や健康相談に対応し,医療機関に受診勧奨するほか,地域の関係機関と連携.

図1 かかりつけ薬剤師・薬局がもつべき3つの機能
(厚生労働省.患者のための薬局ビジョン〈概要〉.http://www.mhlw.go.jp/file/04-Houdouhappyou-11121000-Iyakushokuhinkyoku-Soumuka/gaiyou_1.pdf[1] より一部省略)

かかりつけ薬剤師が常駐するかかりつけ薬局には,① 服薬情報の一元的・継続的把握,② 24時間対応・在宅対応,③ 医療機関などとの連携,の3つの機能が求められる.

機能が求められている(図1)[1].

具体的には,お薬手帳を複数所持している場合には,1冊に集約する.時間外でも患者の状態に応じ,調剤や在宅に対応する.調剤後も患者の副作用の有無や服薬状況を把握し医師へ情報提供や処方提案を行う(フォローアップ).一般用医薬品などの相談や健康相談にも対応し,必要に応じて医療機関へ受診勧奨を行うことなども含まれる.

このような機能をもつことで,多剤服用(ポリファーマシー)や重複投薬の防止や残薬解消などが可能となり,薬物治療の安全性・有効性の向上のほか,医療費の適正化にもつながる.また,小児などが夜間に具合が悪くなった際にも医療機関を受診したほうがよいか相談でき,無駄な受診やコンビニ受診が減る.さらに患者との信頼関係が構築しやすく,在宅移行時に行き届いた薬学的管理がスムーズに受けられるなどのメリットが考えられる.

2.2 医薬分業と薬局のあり方

これまでは,受診した医療機関ごとに異なる薬局で薬を受け取っている患者もいて,薬の一元的管理がしづらく,そのため頻回受診や重複受診さらには重複投薬や相互作用を発見するのが難しかった.また,自宅から薬局が遠い場合には相

豆知識
コンビニ受診

コンビニ受診とは,一般的に病院が外来診療を行っていない休日・夜間といった時間帯に,緊急性のない軽症患者が「夜間のほうがすいているから」「昼間は仕事があって行けないから」などといった理由で病院の救急外来を受診する行為をいう.24時間営業しているコンビニエンスストアで気軽に買い物をすることにたとえている.
このような行為が増えると,救急外来が混雑し,命にかかわるような重症患者への対応が遅れるおそれがある.また,医師やスタッフが疲弊してしまい,地域の救急医療体制が維持できなくなる懸念も生じる.一方で,軽症患者などによる安易な救急車の要請も社会問題となっている.

談しづらかったりや在宅移行時に対応が困難なこともあった．さらには，薬剤師が患者とかかわるのは受診後であり，病気になる前のケアや指導にかかわれなかった．しかし，今後は医療機関の近隣の薬局で薬を受け取るのではなく，どこの医療機関を受診しても身近な場所にあるかかりつけ薬局で薬を受け取ることが推奨されている．そうすることで病気になる前から患者のケアにかかわることもでき，一次予防，二次予防や三次予防にも関与できる（図2）．

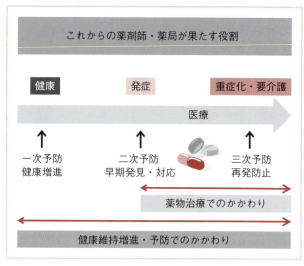

図2 医薬分業とこれからの薬剤師・薬局が果たす役割

従来から医薬分業の確立を目指し多くの薬剤師が取り組んできたが，薬を病院でもらうのと薬局で薬をもらうのでは金額が異なる（薬局のほうが高くなる）ことから，国民が値段に見合ったサービスを受けていないと感じるなど，理解が得られにくい面があった．今後は地域包括ケアシステムの中で患者本位の医薬分業の実現に向けて，国民からさらに理解が得られるメリットを示していく必要がある．

3 健康サポート薬局とは[3]

平成28年4月から新たに住民（国民）の病気の予防や健康増進などに貢献できる機能を有する薬局を「健康サポート薬局」と位置づけた．従来の処方箋調剤を中心としたかかりつけ薬剤師・薬局としての基本的な機能に加え，さらにセルフメディケーションの支援に必要な健康サポート機能をもつなど，地域住民の主体的な健康の維持・増進を積極的に支援する機能を備えた薬局が健康サポート薬局である．したがって健康サポート薬局はかかりつけ薬局の機能を有することが前提である．

健康サポート薬局の要件

健康サポート薬局の要件としては，以下のことがあげられる．
- 地域包括支援センターや医療機関などの関係機関と連携体制を構築する
- 相談対応や関係機関への紹介に関する研修を修了した薬剤師が常駐する
- 土日も一定時間開局している
- 要指導医薬品などを適切に選択できるような供給体制や個人情報やプライバシーに配慮した相談窓口を設置する
- 薬剤師による薬の相談会の開催や健診の受診勧奨など，健康サポートの具体的な取り組みを実施している

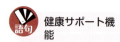

健康サポート機能

国民の病気の予防や健康サポートへの貢献する機能で，要指導医薬品などの供給機能や助言体制，健康相談受付，受診勧奨・関係機関紹介などを行う．

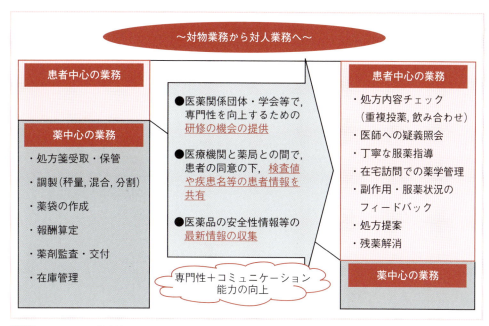

図3 かかりつけ薬剤師としての役割の発揮に向けて
(厚生労働省．患者のための薬局ビジョン〈概要〉. http://www.mhlw.go.jp/file/04-Houdouhappyou-11121000-Iyakushokuhinkyoku-Soumuka/gaiyou_1.pdf[1] より)
従来の調剤業務といった薬中心の対物業務から患者の最適な薬物治療を行う患者中心の対人業務へと，業務のあり方が変わっていく．薬剤の調製などの業務から，丁寧な服薬指導，在宅訪問での薬学的管理，処方提案や残薬解消など患者中心の薬物治療を行う業務へ変わっていかなければならない．

さらに地域包括ケアシステムの中で多職種と連携して，地域住民の医療や介護の相談窓口として機能する薬局である．これらの要件を満たす薬局は，薬局機能情報提供制度を通じ住民に健康サポート薬局として公表する仕組み[2]を設けており，国としても積極的に後押しをしている．

4 薬剤師の役割が変わる

こうした薬局のあるべき姿に合わせ，薬剤師の役割も大きく変わっていく．薬剤師の業務は，従来の調剤業務といった薬中心の対物業務から患者の最適な薬物治療を行う患者中心の対人業務になっていく．これは薬剤の調製などの業務から，丁寧な服薬指導，在宅訪問での薬学的管理，処方提案や残薬解消など，患者中心の薬物治療を行う業務へ変わっていかなければならないということである（図3）[1]．そのためには，調剤後も電話などで患者の状態を把握し，処方医へ副作用の有無や服薬状況のフィードバックをする必要がある．

医薬品の一元的管理，多剤・重複投薬のチェックなどや相互作用の防止，薬の副作用や期待される効果の継続的な確認ができ，服薬情報などを把握することでいつでも電話で相談などにも対応できるなど，患者から選ばれるかかりつけ薬剤師を目指すことが重要である．さらに保険者と連携を取り，レセプト情報から頻

語句 薬局機能情報提供制度

「薬局機能情報」とは，医薬品医療機器等法の第8条の2の規定に基づき，医療を受ける者が薬局の選択を適切に行うために必要な情報のことをいう．薬局の開設者は，薬局機能情報を当該薬局の所在地の都道府県知事に報告するとともに，それを記載した書面等を薬局において閲覧に供しなければならない．都道府県は，規定により報告された事項を公表しなければならない．

回受診，多剤服用の患者などへ保健師とチームで訪問指導を行ったり，多職種と連携し高齢者の特性をふまえた訪問指導を行うなど，新たな役割が期待されている．

（高橋　寛）

「かかりつけ薬剤師」の要件

・保険薬剤師として一定年数以上の薬局勤務経験
・当該保険薬局に週の一定時間以上勤務
・当該保険薬局に一定期間以上の在籍
・研修認定の取得
・医療に係る地域活動への参画

● 引用文献

1) 厚生労働省．患者のための薬局ビジョン（概要）．http://www.mhlw.go.jp/file/04-Houdouhappyou-11121000-Iyakushokuhinkyoku-Soumuka/gaiyou_1.pdf
2) 厚生労働省医薬・生活衛生局長．医薬品，医療機器等の品質，有効性及び安全性の確保等に関する法律施行規則の一部を改正する省令の施行等について．薬生発0212第5号．平成28年2月12日．http://www.mhlw.go.jp/file/06-Seisakujouhou-11120000-Iyakushokuhinkyoku/0000112481.pdf
3) 厚生労働省 健康情報拠点薬局（仮称）のあり方に関する検討会．健康サポート薬局のあり方について．平成27年9月24日．https://www.mhlw.go.jp/file/05-Shingikai-11121000-Iyakushokuhinkyoku-Soumuka/matome.pdf

● 参考資料

1. 厚生労働省．患者のための薬局ビジョン─「門前」から「かかりつけ」，そして「地域」へ．平成27年10月23日．http://www.mhlw.go.jp/file/04-Houdouhappyou-11121000-Iyakushokuhinkyoku-Soumuka/vision_1.pdf

3 地域保健における薬剤師の役割

3-2 学校薬剤師

Summary
- 学校薬剤師は，当初，学校における医薬品の管理を指導するために設置されたが，現在では，児童生徒が快適な環境の中で安心して学校生活を過ごせるようにするため，さまざまな職務を担っている．
- 学校薬剤師は，文部科学省の定める学校環境衛生基準に基づき，環境衛生に関して，定期検査を実施したり，教職員の実施する日常検査への支援を行ったりするとともに，それらの検査結果を分析し，環境の維持向上のための提案や，対処への支援にかかわって，児童生徒や職員の健康の保持増進に努める．
- 今後，学校薬剤師は，学校における薬物乱用防止教育，医薬品の適正使用教育にも積極的に参画し，健全な児童生徒の育成に寄与するとともに，"顔の見える薬剤師"を実践する場として活動することが望まれる．

Keywords ▶ 学校薬剤師，学校保健安全法，学校環境衛生基準，保健指導

1 学校薬剤師の歴史

学校薬剤師制度は日本特有の制度である．この制度は，1930年（昭和5年），北海道小樽市の小学校で誤って薬を投与された女子児童が死亡した事件が契機となっている．この事件により，学校における医薬品管理の指導を行う学校薬剤師の必要性が強く求められるようになり，1930年に当時の東京市麹町区に学校薬剤師が置かれた．日本薬剤師会が制度化を求めて国会に請願書を提出したことも制度の普及に影響を及ぼした（表1）．

法的に学校薬剤師の身分と職務が確立したのは1958年（昭和33年）に制定された学校保健法においてである．

表1 学校薬剤師の歴史

1930年（昭和5年）	東京市麹町区で「学校薬剤師」委嘱
1931年（昭和6年）	「学校薬剤師の設置嘆願書」提出
1939年（昭和14年）	第1回全国学校薬剤師協議会開催
1954年（昭和29年）	学校教育法施行規則の一部改正（学校には学校薬剤師を置くことができる）
1958年（昭和33年）	学校保健法制定（学校薬剤師の「必置」が法文化）
2009年（平成21年）	学校保健安全法施行

表2 「学校保健安全法施行規則」第24条　学校薬剤師の職務執行の準則

第24条　学校薬剤師の職務執行の準則は，次の各号に掲げるとおりとする．
　一　学校保健計画及び学校安全計画の立案に参与すること．
　二　第1条の環境衛生検査に従事すること．
　三　学校の環境衛生の維持及び改善に関し，必要な指導及び助言を行うこと．
　四　法第8条の健康相談に従事すること．
　五　法第9条の保健指導に従事すること．
　六　学校において使用する医薬品，毒物，劇物並びに保健管理に必要な用具及び材料の管理に関し必要な指導及び助言を行い，及びこれらのものについて必要に応じ試験，検査又は鑑定を行うこと．
　七　前各号に掲げるもののほか，必要に応じ，学校における保健管理に関する専門的事項に関する技術及び指導に従事すること．
2　学校薬剤師は，前項の職務に従事したときは，その状況の概要を学校薬剤師執務記録簿に記入して校長に提出するものとする．

学校保健安全法の目的

「第1条　この法律は，学校における児童生徒等及び職員の健康の保持増進を図るため，学校における保健管理に関し必要な事項を定めるとともに，学校における教育活動が安全な環境において実施され，児童生徒等の安全の確保が図られるよう，学校における安全管理に関し必要な事項を定め，もって学校教育の円滑な実施とその成果の確保に資することを目的とする．」
（「学校保健安全法」より）

2 学校薬剤師の役割

「学校保健安全法」第23条に，学校には学校医，大学以外の学校には学校歯科医，学校薬剤師を置くものとすると明記され，同法施行規則第24条（学校薬剤師の職務執行の準則）で学校薬剤師の職務が規定されている（表2）．学校薬剤師は学校の設置者（公立学校では教育委員会）から委嘱または任命され，児童生徒が快適な環境の中で安心して学校生活を過ごせるようにするためのさまざまな職務を担っている．

定常的な主たる業務内容
●学校環境衛生の維持向上を図る

　文部科学省が定める学校環境衛生基準により，教室などにおける「空気」（図1A），「照度」（図1B），「騒音」（図1C）や，飲料水や水泳プールにおける「水質及び施設・設備」，ネズミや害虫の駆除を含めた「学校の清潔」，「教室等の備品」などの環境衛生に関して，定期検査を実施したり，教職員の実施する日常検査への支援を行ったりする．さらにその検査結果を分析して，環境の維持向上のための提案や，対処への支援にかかわって，児童生徒や職員の健康の保持増進に努める．また，学校給食法に基づき，学校給食の衛生管理チェックを行い，食中毒の防

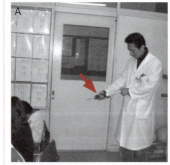
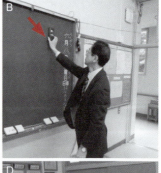
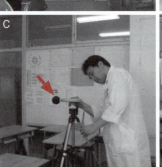
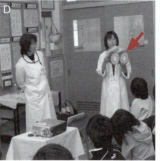

図1 学校薬剤師の活動
室内空気検査（A），照度環境検査（B），騒音環境検査（C），学校薬剤師による医薬品の教育（D）．

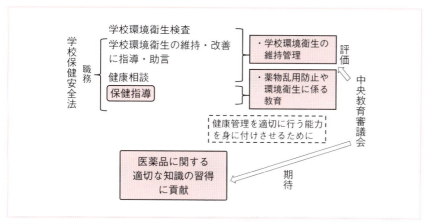

図2 学校薬剤師の仕事と中央教育審議会の評価・期待

止に努めることも求められている．

● **保健室や理科室などの薬品管理を支援する**

保健室や理科室をはじめ，校内に保管されているさまざまな薬品が適切に管理されるように支援し，校内薬品による事故や事件の防止に努める．

3 展望：今後の活動

2008年（平成20年）1月，中央教育審議会の「子どもの心身の健康を守り，安全・安心を確保するために学校全体としての取組を進めるための方策について」の答申の中の，「II 学校保健の充実を図るための方策について」の項で，「④学校薬剤師は，健康的な学習環境の確保や感染症予防のために学校環境衛生の維持管理に携わっており，また，保健指導においても，専門的知見を生かし薬物乱用防止や環境衛生に係る教育に貢献している．また，子どもに，生涯にわたり自己の健康管理を適切に行う能力を身に付けさせることが求められる中，医薬品は，医師や薬剤師の指導の下，自ら服用するものであることから，医薬品に関する適切な知識を持つことは重要な課題であり，学校薬剤師がこのような点について更なる貢献をすることが期待されている．」（図1D）と記載されている（図2）．

今後さらに，期待に沿う活動を続けていかなければならない．

3.1 環境衛生の維持管理

飲料水・プール水の水質検査，教室環境調査などは，学校薬剤師の主要な活動であるが，そのデータを積極的に活用して環境衛生管理をリードする役割を担うことが必要となる．たとえば，①各学校で行っている「測定結果に基づく改善」に加え，②学区内あるいは都道府県単位でのデータの蓄積，解析など，それに基づくより良い環境づくりの提案など，学校薬剤師が組織として，小・中・高等学校へ提案する仕組みづくりが必要と考える．

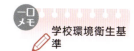

学校環境衛生基準

「学校保健法（昭和33年法律第56号）に基づく環境衛生検査，事後措置及び日常における環境衛生管理等を適切に行い，学校環境衛生の維持・改善を図ることを目的」として定められている．
（参考：学校環境衛生の基準，[改訂版] 学校環境衛生管理マニュアル「学校環境衛生基準」の理論と実践．）

> **Column**
>
> **現在の学習指導要領における医薬品の適正使用に関する内容**
>
> 医薬品の適正使用に関する指導が,中学校・高等学校の学習指導要領(保健体育)に導入された.
>
> 【中学】医薬品は,正しく使用すること.
>
> (解説)医薬品には,主作用と副作用があること及び使用回数,使用時間,使用量などの使用法があり,正しく使用する必要があることについて理解できるようにする.
>
> 【高校】医薬品は,有効性や安全性が審査されており,販売には制限があること.疾病からの回復や悪化の防止には,医薬品を正しく使用することが有効であること.
>
> (解説)医薬品は,医療用医薬品,要指導医薬品,一般用医薬品の三つに大別され,承認制度によってその有効性や安全性が審査されており,販売に規制が設けられていることについて理解できるようにする.また,疾病からの回復や悪化の予防には,個々の医薬品の特性を理解した上で,使用法に関する注意を守り,正しく使うことが必要であることについて理解できるようにする.その際,副作用については,予期できるものと,予期することが困難なものがあることにも触れるようにする.

3.2 保健指導

薬物乱用防止教育

危険ドラッグの問題も含め,薬物乱用防止教育に学校薬剤師が参画する機会はさらに増えるものと考えられる.学校薬剤師が関与する場合は,従来の薬物の危険性や違法性を呼びかける教育に加えて,薬物の誘惑・危険性に対して的確に判断し行動する力を高める教育を期待する(⇒本章「3-4 薬物乱用」〈p.264〉参照).

医薬品の適正使用教育

中学校の学習指導要領(2008 年告示)に医薬品の適正使用に関する内容が加えられたことなどから(⇒ Column 参照),学校薬剤師が「医薬品の薬教育」に参画する機会は増えてくる.各学校の状況などを考慮することが必要だが,チームティーチングの形式などで授業に参画し,指導することが望ましい.ここでは,教員が授業を進めながら,教員あるいは児童生徒の質問に対し,薬剤師が医薬品の正しい使い方とその意味を説明する(図1D)ほか,授業に集中させるために実験などの導入も試みる.「医薬品の教育」は,単なる知識の修得ではなく,状況に応じて自分で判断し行動できる能力を養うことが大切であり,学校薬剤師の参画は必須である.

3.3 顔が見える薬剤師

学校薬剤師が積極的に「薬物乱用防止教育」,「医薬品の教育」に参加することで,

語句 チームティーチングの形式

学校薬剤師が教員と協力して授業を行う.あらかじめ両者が指導内容や指導方法について話し合い,授業においては薬剤師が医薬品の使用に関する専門分野を担当することにより指導の充実が期待される.

"地域における薬剤師の存在感"が高まり,これらの授業を通じて,生徒には,「薬で困ったら薬局で薬剤師に相談すればいい」という発想が自然に身につくことが期待される.

学校薬剤師の活動は,"顔の見える薬剤師"を実践するチャンス! 地域医療での薬局・薬剤師への期待と注目が高まる今日,学校薬剤師の活動は"薬剤師の地域に根ざした進展"につながると考える.

(加藤哲太)

● 参考資料
1. 文部科学省.「改訂版」学校環境衛生管理マニュアル—「学校環境衛生基準」の理論と実践. 平成22年3月. http://www.mext.go.jp/a_menu/kenko/hoken/1292482.htm
2. 文部科学省. 健康的な学習環境を維持管理するために—学校における化学物質による健康被害に関する参考資料. 平成24年1月. http://www.mext.go.jp/a_menu/kenko/hoken/1315519.htm
3. 日本学校保健会.「医薬品」に関する教育の考え方・進め方. 平成23年3月. http://www.gakkohoken.jp/book/PDF/H22iyakuhin.pdf
4. 学校保健安全法. http://law.e-gov.go.jp/htmldata/S33/S33HO056.html
5. 学校環境衛生の基準. http://www.hokenkai.or.jp/monbu/pdf/10.pdf
6. [改訂版] 学校環境衛生管理マニュアル 「学校環境衛生基準」の理論と実践. http://www.mext.go.jp/a_menu/kenko/hoken/1292482.htm
7. 学校保健安全法施行規則. http://law.e-gov.go.jp/htmldata/S33/S33F03501000018.html

3-3 アンチ・ドーピング

Summary
- ドーピングとはスポーツ競技成績を高めるために禁止された物質や方法を用いることであり，その使用を隠したり，ドーピング検査を拒否することも違反とされている．
- ドーピング禁止物質や方法は禁止表国際基準に定められており，毎年1月1日に発効され，また適宜，改定されるため，常に最新の情報を確認する必要がある．
- 公認スポーツファーマシスト認定制度は日本アンチ・ドーピング機構で認定する制度であり，アンチ・ドーピングに関する適切な情報を提供するだけではなく，アンチ・ドーピング活動を通じて競技者を含めたスポーツ愛好家に薬の正しい使い方の指導，薬に関する健康教育を行う薬剤師を育成する．

Keywords ▶ 日本アンチ・ドーピング機構（JADA），世界アンチ・ドーピング機構（WADA），禁止表国際基準，治療使用特例（TUE），公認スポーツファーマシスト

1 ドーピングとアンチ・ドーピング活動の歴史

「ドーピング（doping）」という言葉が広く知られるようになったが，今やスポーツ選手を蝕む大きな問題としてとらえられている．メディアや報道による海外でのアンチ・ドーピング規則違反では，メダルや名誉を得るために故意に禁止物質を使用する例が多く，それに比して，日本でのドーピング違反事例では知識や情報，認識不足によるものが多いといわれている．

昨今の違反事例をみると，情報や知識はあっても，それが選手や関係者，ひいては医療者に正しく理解されていない事例も散見される．しかしながら，競技規則のもとに戦うスポーツにおいては，やはり規則で対応することが求められ，スポーツにおける薬物治療に対しては，その妥当性が認められなければアンチ・ドーピング規則違反と判断される．

1.1 ドーピングの起源

ドーピングの起源は，アフリカ南部の原住民カフィール族が祭礼のときなどに飲む強い酒"dop"に由来するものとされている．その後，人間を対象として，競技力向上のための薬物投与へと変化し，1880年代後半には，すでに水泳競技や自転車競技において，ドーピングが行われていたとされている．

1.2 世界アンチ・ドーピング規程（Code）の規則違反

ドーピングは禁止物質や禁止方法を使って競技成績を高めることとされているが，世界アンチ・ドーピング機構（World Anti-Doping Agency：WADA）から発出される世界アンチ・ドーピング規程（The World Anti-Doping Code：Code）（2021年1月1日発効）では，①採取した尿や血液に禁止物質が存在すること，②禁止物質・禁止方法の使用または使用を企てること，③ドーピング検査を拒否または避けること，④ドーピング・コントロールを妨害または妨害しようとすること，⑤居場所情報関連の義務を果たさないこと，⑥正当な理由なく禁止物質・禁止方法を持っていること，⑦禁止物質・禁止方法を不正に取引し，入手しようとすること，⑧アスリートに対して禁止物質・禁止方法を使用または使用を企てること，⑨アンチ・ドーピング規則違反を手伝い，促し，共謀し，関与する，または関与を企てること，⑩アンチ・ドーピング規則違反に関与していた人とスポーツの場で関係を持つこと，⑪ドーピングに関する通報者を阻止したり，通報に対して報復すること，の11項目がアンチ・ドーピング規則違反とされている．ドーピング違反は選手のみならず，それをサポートしたスタッフも制裁の対象となる．

ドーピングが禁止されるのは，①競技者の健康を害する，②「フェアプレー」の精神に反する，③反社会的な行為である，などの理由により，スポーツの価値を損なうためである．

アンチ・ドーピング活動は防止と抑止の2つの活動から成り，防止は主に教育啓発活動であり，抑止はドーピング・コントロール（ドーピング検査）である．

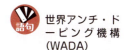

世界アンチ・ドーピング機構（WADA）
アンチ・ドーピング活動における国際統一機関．本部はカナダのモントリオールにある．

2 スポーツと医療

薬学では毒性や副作用などの有害事象を含め，主に「化学物質を医薬品としてとらえる教育」を行っているが，「化学物質がドーピング物質となる教育」を行う機会がなかった．この2つの教育には共通点がないように思われるが，「スポーツと薬」という共通項があり，それに関する要素をどの方向からみるかということになる（図1）．

医療というルールは「診断・病名」の判断のもと，必要な「薬物治療」が施されるが，さらに対象がスポーツをする患者（競技者）であれば，Code というもう一つのルールのもとに薬物の使用や方法を判断しなければならない．他方，スポーツのルール（競技規則）からみると，はじめに Code がその基準となり，そのうえで薬物が医療というルールのもとに使用されているか否かの判断が必要となる．したがって，そのパスウェイは反対の方向に進むことになる．

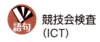

競技会検査（ICT）
特定の競技会に関連して競技者が検査対象として抽出される検査．ICT は in-competition testing の略．

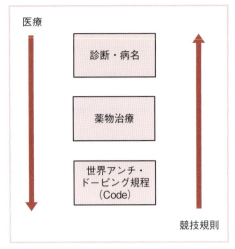

医療のルールでは「診断・病名」の判断の後，必要な「薬物治療」が施され，さらに対象がスポーツをする患者（競技者）であれば，Codeというもう1つのルールのもとに薬物の使用や方法が判断される．他方，スポーツのルール（競技規則）では，はじめにCodeが基準となり，そのうえで薬物が医療というルールのもとに使用されているか否かの判断が必要となる．したがって，そのパスウェイは反対の方向に進むことになる．

図1 医療と競技規則のパスウェイ

3 禁止表国際基準

表1に「2022年禁止表国際基準」（以下，禁止表）を記載したが，毎年改定となり，必要時，適時改定されることもあることから，常に最新の情報を確認する必要がある．

3.1 禁止される物質と方法

禁止物質や方法は医療として使用されているものが多くを占めるが，薬物相互

表1 世界アンチ・ドーピング規程2022年禁止表国際基準

2022年1月1日発効

常に禁止される物質と方法 （競技会〈時〉および競技会外）	競技会（時）に禁止される物質と方法
[禁止物質] S0. 無承認物質 S1. 蛋白同化薬 S2. ペプチドホルモン，成長因子，関連物質および模倣物質 S3. ベータ2作用薬 S4. ホルモン調節薬および代謝調節薬 S5. 利尿薬および隠蔽薬 [禁止方法] M1. 血液および血液成分の操作 M2. 化学的および物理的操作 M3. 遺伝子および細胞ドーピング	[禁止物質] S6. 興奮薬　A. 特定物質でない興奮薬 　　　　　　B. 特定物質である興奮薬 S7. 麻薬 S8. カンナビノイド S9. 糖質コルチコイド
	特定競技において禁止される物質
	P1. ベータ遮断薬
	※監視プログラム： 　禁止表に掲載されてはいないが，スポーツにおける濫用のパターンを把握する

S1，S2，S4.3，S4.4，S6.a以外は「特定物質」，M2.2のみ「特定方法」
（公益財団法人　日本アンチ・ドーピング機構．世界アンチ・ドーピング規程　禁止表国際基準．2022年1月1日発効．https://www.playtruejapan.org/entry_img/Prohibited_2022_final.pdf をもとに作成）

Topics
The Global Drug Reference Online (Global DRO)

　グローバルな検索サイトで，WADAの現行の禁止表国際基準（Prohibited List）に基づき，アスリートやサポートスタッフが禁止物質のステータスを確認することができる．Global DROには，栄養補助食品に関する情報，または栄養補助食品に適用される情報は含まれていない．イギリス，カナダ，アメリカ，スイス，オーストラリア，ニュージーランド，日本で販売されている商品名での検索が可能．イギリス・アンチ・ドーピング機構（UKAD），カナダ・スポーツにおける倫理センター（CCES），スイス・アンチ・ドーピング機関，アメリカ・アンチ・ドーピング機構（USADA）がパートナーシップを組んでいる．

語句　隠蔽薬

禁止物質の排出を阻害・隠蔽，あるいは血液関連パラメーターを変化させる可能性のある製剤を示す．例として，デスモプレシン，プロベネシド，血漿増量物質（グリセロール，アルブミン等）などがあげられる．

　作用，副作用，薬物動態（absorption, distribution, metabolism, excretion；吸収・分布・代謝・排泄），隠蔽作用，遺伝子治療，治験薬などを利用してドーピング物質や方法として使用される，あるいはその可能性のあるものが記載されている．このリストでは，WADAが次の2つのいずれかに該当すると判断した場合，その物質を禁止表に掲げることが検討される．つまり，①当該物質が隠蔽薬であること．②次に掲げる3つの要件のうちいずれか2つの要件を満たしていること．i) 競技力を向上させまたは向上させうること，ii) 健康上の危険性を及ぼすまたは及ぼしうること，iii) スポーツ精神に反すること，である．

　さらに禁止表は，「常に禁止される物質と方法」「競技会（時）に禁止される物質と方法」の2つに分けられる．たとえば，総合感冒薬に含まれるエフェドリンやメチルエフェドリンなどは「競技会（時）に禁止される物質と方法」の「S6. 興奮薬」に該当する．したがって感冒の場合は，競技会時の使用はドーピングと判断される場合がある．競技会が予定されていないトレーニング期間での使用は可能となるが，薬物動態には個体差があることから禁止物質を含まない製品の使用を推奨する．

一口メモ　特定競技において禁止される物質

「特定の競技において禁止物質」として設定されているもので，ベータ遮断薬が競技会（時）に限って禁止される．また，禁止表とは別に，「監視プログラム」が設けられている．これは，WADAがスポーツにおける濫用のパターンを把握するために監視することを望む物質として，監視物質を設定している．当該年における禁止物質ではない．

3.2 治療使用特例（TUE）：喘息治療薬を例に

　喘息治療薬として使用される「ベータ2作用薬」は「常に禁止される物質と方法」の「S3. ベータ2作用薬」に該当することから，事前に治療使用特例（therapeutic use exemptions：TUE）（図2）申請が必要となる．申請については競技レベルに応じて対応が異なるため，図3を参照．

　喘息の中でも，特に運動に連動した疾患として，運動誘発性喘息（exercise-induced asthma：EIA）での発作のコントロールが重要となる．なかには運動をすることでEIAになった事例もあり，スポーツ選手には比較的頻繁にみられる疾患である．EIAの機序として，運動による換気量の増大により気道の冷却と加温が繰り返される過程や乾燥がきっかけとなり，気道の浸透圧変化が生じて発症するといわれている．そのためEIAは，換気量の多い冬のスポーツ種目に発症

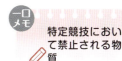

治療使用特例（TUE）

WADAが定める治療使用特例国際基準に従い，禁止物質・方法を治療目的に使用する際に適用する除外措置．医師のためのTUEガイドブックは医師向けに解説したもので，TUEの概要，申請書の書き方，TUEの申請例などが記載されており，JADAウェブサイトからTUE書式とともにダウンロードが可能である（図2参照）．

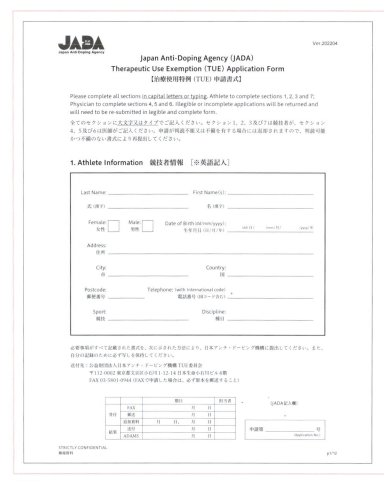

図2 TUE（治療使用特例）と必要条件

左の TUE 申請書式は JADA（https://www.realchampion.jp/resources/entry_img/tueshinseisyo_ver202204.pdf）より．

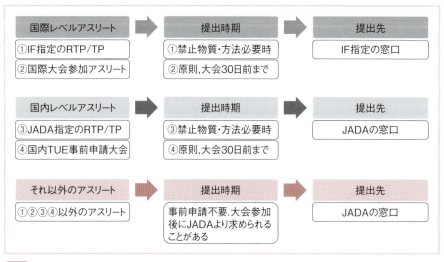

図3 TUE（治療使用特例）申請方法

（日本アンチ・ドーピング機構〈JADA〉．アンチ・ドーピングと医療—2021年版を参考に作成）

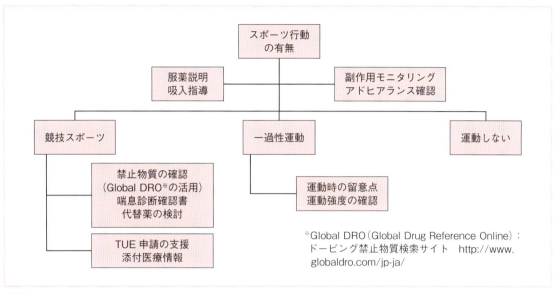

図4 喘息患者の薬物治療モニタリング例
喘息患者の薬物治療モニタリング例においては，対象患者の運動の有無，服薬説明や副作用の確認に加え，運動強度の確認が必要となる．

しやすい．図4に喘息患者の薬物治療モニタリング例を示したが，対象患者の運動の有無，服薬説明や副作用の確認に加え，運動強度の確認が必要となる．さらに競技スポーツを行う選手であれば，処方薬の使用がCode上，適切であるかの判断が必要となる．その際に日本アンチ・ドーピング機構（Japan Anti-Doping Agency：JADA）がウェブ上で配信している，Global DRO (Global Drug Reference Online)（図5）から薬剤使用の可否情報を入手できるので，利用していただきたい．その結果，TUE申請が必要であれば，その旨の情報を薬剤師や医事関係者等から選手（患者）ならびに処方医に情報として提供する必要がある．

喘息治療薬の中で，「ベータ2作用薬」については2022年禁止表国際基準において，蛋白同化作用が期待できることから常に禁止とされている．ただし，吸入薬のサルブタモール，サルメテロール，ホルモテロール，ビランテロールは使用可能であるが，添付文書記載の使用法・使用量での使用が求められる．

また，「S9. 糖質コルチコイド」（副腎皮質ステロイド）の吸入は許可されているが，注射使用，経口使用〔口腔粘膜（口腔内〈頰〉，歯肉内，舌下など）を含む〕，経直腸使用はすべて禁止される．

なお，アンチ・ドーピング規程やアンチ・ドーピングに関する情報は常に最新版を入手するようにする．

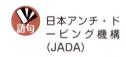

日本アンチ・ドーピング機構 (JADA)

文部科学省により指定を受けた日本国内における国内アンチ・ドーピング機関．

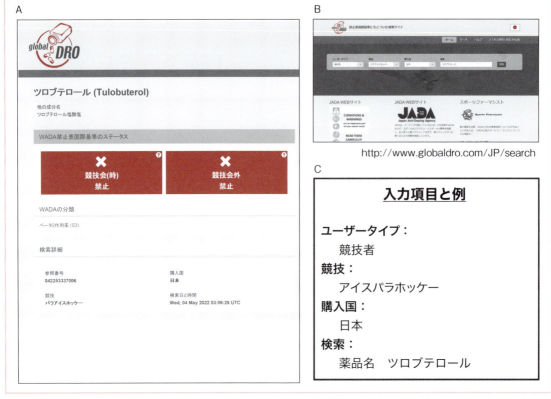

図5 Global DRO (Global Drug Reference Online)
JADA が配信している Global DRO から薬剤使用の可否情報を入手できる．一例として，B のサーチ画面で C の入力項目を入力すると，製品のステータス（A）を入手できる．

4 アンチ・ドーピング活動における薬剤師の役割

　スポーツ選手が突発的な外傷や疾病のために薬物治療を受けることに加え，糖尿病や喘息などの有病者がスポーツを行っている場合も考えられる．その際に Code を順守した薬物治療を行うことはもちろんであるが，同時にスポーツを行うことで薬の副作用や有害事象の発生率が高くなる場合，留意事項の情報提供やモニタリングも必要となってくる．スポーツと薬の問題を通して，薬学生や薬剤師には健康にスポーツをすることの意義を再度，実感していただきたい．

　過去のアンチ・ドーピング規則違反をみると，薬の誤用や流用，サプリメントの購入，また，総合感冒薬などの第2類医薬品については薬剤師のみならず登録販売者でも販売できることから，販売側の情報や知識不足など，薬教育の必要性を痛感させる事例も少なくない．

4.1 公認スポーツファーマシスト認定制度

　2009年4月から JADA が日本薬剤師会と協力して「公認スポーツファーマシ

Topics
ADAMS (Anti-Doping Administration & Management System)

ADAMSはアンチ・ドーピング活動にかかわる世界中の情報を一元的に管理，集約させることを目的とし，世界アンチ・ドーピング機構（WADA）によって制作されたシステムである．RTPA (Registered Testing Pool Athlete；検査対象者登録リストの対象者）になると，競技会外検査（OOCT）に対応するためにADAMSを使って，四半期ごとに居場所情報を提出しなければならない．ADAMSで管理できる情報には，ドーピング検査の立案・実施内容，検査分析結果，居場所情報，TUEなどがある．世界中のアンチ・ドーピング機関がADAMSを通じてこれらの情報を管理することができ，スポーツ選手，ドーピング検査員，スポーツ関係者も必要に応じてADAMSを利用することができる．現在は国際検査機関（International Testing Agency：ITA）が管理している．

 語句　競技会外検査（OOCT）

競技会検査以外の検査をいう．通常，競技者から事前に提示されている居場所情報に基づき，トレーニング場所などにおいて事前通知をせずに実施される．OOCTは out-of-competiton testing の略．

スト認定制度」を制定した．スポーツファーマシストはアンチ・ドーピング活動に関する正確な情報・知識をもち，競技者を含めた一般の人に対しアンチ・ドーピングに関する適切な情報を提供することを目的に育成されている．さらに，アンチ・ドーピングに関する適切な情報を提供するだけではなく，アンチ・ドーピング活動を通じて競技者を含めたスポーツ愛好家に薬の正しい使い方の指導，薬に関する健康教育を行う薬剤師を育成する制度でもある．都道府県薬剤師会情報センターにもスポーツファーマシストが配置されているが，JADAウェブサイトより，各都道府県のスポーツファーマシストを検索することができる．

大きなスポーツイベントを控え，スポーツをすること，スポーツを観戦することなどスポーツへの関心が高まっているが，アンチ・ドーピング規程（Code）に基づいた薬物治療，そして有病者がスポーツ（運動）を行う際の支援を通してスポーツ（運動）を支えることが薬剤師の役目であると考える．

（笠師久美子）

● 参考資料
1. 日本アンチ・ドーピング機構．世界アンチ・ドーピング規程　禁止表国際基準．2022年1月1日発効．https://www.playtruejapan.org/entry_img/Prohibited_2022_final.pdf
2. 日本アンチ・ドーピング機構（JADA）．http://www.playtruejapan.org/
3. Global DRO. http://www.globaldro.com/JP/search
4. 日本臨床スポーツ医学会学術委員会編，北海道大学病院薬剤部編集協力．スポーツにおける薬物治療―処方と服薬指導．オーム社；2014.
5. 上杉尹宏ほか監修．佐美　靖，花井篤子編．生涯スポーツと運動の科学．改訂2版．市村出版；2016.
6. 日本アンチ・ドーピング機構．スポーツ庁委託事業　アンチ・ドーピングと医療―2022年版．日本アンチ・ドーピング機構；2022.
7. スポーツファーマシスト認定審査委員会編．公認スポーツファーマシスト認定プログラム．第15刷（改版）．日本アンチ・ドーピング機構；2022.

3-4 薬物乱用

Summary
- 薬物乱用とは，医薬品を医療目的以外に使用すること，または医療目的にない薬物を不正に使用すること，と定義される．
- 乱用薬物は，麻薬及び向精神薬取締法，あへん法，大麻取締法，覚せい剤取締法などで規制されている．
- 薬物乱用の怖さは，薬物が脳や神経にダメージを与えることであり，耐性，依存の獲得，フラッシュバックの発現などにある．
- 最近の薬物乱用の特徴は，覚せい剤に加えて，睡眠薬や抗不安薬などの向精神薬に依存する患者が増加傾向にあること，危険ドラッグによる事故が増加したことなどである．
- 薬剤師は専門知識を利用して，薬物乱用防止にも積極的に寄与することが望まれる．

Keywords ▶ 薬物乱用，薬物依存，耐性，フラッシュバック，危険ドラッグ，向精神薬

1 薬物乱用とは

薬物乱用（drug abuse）とは「医薬品を医療目的以外に使用すること，又は医療目的にない薬物を不正に使用すること」と定義される．使うこと自体が法律で禁止された薬物である麻薬や覚せい剤の場合，これらを治療の目的外で使用することは当然薬物乱用である．また，不眠症でないのに酩酊感を味わうために睡眠薬を飲んだり，シンナーを遊びや快楽を得るために使用したりすることもその対象となる．

1.1 乱用薬物の種類

精神に影響を及ぼす物質の中で，習慣性があり，乱用され，または乱用されるおそれのある薬物として，覚せい剤，大麻，MDMA（3,4-methylenedioxymethamphetamine；3,4-メチレンジオキシメタンフェタミン），コカイン，ヘロイン，向精神薬，シンナー，医薬品医療機器等法に規定する指定薬物などがあり，これらの取扱いが法令により禁止または制限されている（表1）．

1.2 薬物の影響

規制薬物はいずれも脳に作用し，精神状態にさまざまな影響を与えるものであり，その作用によって大きく3つに分けられる．

表1 法規制されている薬物

麻薬及び向精神薬取締法	麻薬	アヘン系麻薬	モルヒネ，オキシコドン，コデイン，ジアセチルモルヒネ（ヘロイン）など
		コカイン	コカイン，コカ葉など
		合成麻薬など	フェンタニル，ペチジン，メサドン，MDMA，LSD，2-CBなど
		麻薬原料植物	コカ，マジックマッシュルームなど
	向精神薬	睡眠薬	トリアゾラム（ハルシオン®），ニメタゼパム（エリミン®），ペントバルビタール（ラボナ®）など
		精神安定薬	ジアゼパム，クロルジアゼポキシドなど
		食欲抑制薬	マジンドール，フェンテルミンなど
		鎮痛薬	ペンタゾシン，ブプレノルフィンなど
		中枢神経興奮薬	メチルフェニデート（リタリン®）など
	麻薬・向精神薬原料		サフロール，無水酢酸，エルゴタミン，リゼルギン酸など
あへん法			ケシ，あへん，けしがら
大麻取締法			大麻草およびその製品（大麻樹脂を含む）．ただし，大麻草の成熟した茎およびその製品，大麻草の種子およびその製品を除く．
覚せい剤取締法	覚せい剤		メタンフェタミン，アンフェタミン
	覚せい剤原料		エフェドリン，メチルエフェドリンなど
医薬品医療機器等法	指定薬物		亜硝酸アミルなどの個別指定物質，カンナビノイド系の包括指定物質，カチノン系の包括指定物質
毒物及び劇物取締法	興奮，幻覚または麻酔の作用を有する毒劇物		トルエン，シンナーなど

MDMA (3, 4-methylenedioxymethamphetamine；3, 4-メチレンジオキシメタンフェタミン)，LSD (lysergic acid diethylamide；リゼルグ酸ジエチルアミド)．

① 興奮作用のある薬物：覚せい剤など．
② 抑制作用のある薬物：ヘロイン，有機溶剤（シンナー，トルエン）など．
③ 幻覚作用のある薬物：LSD（エルエスディー）(lysergic acid diethylamide：リゼルグ酸ジエチルアミド），マジックマッシュルームなど．
(注) 大麻には幻覚作用および抑制作用の両方の作用が認められる．
　　 MDMAには幻覚作用および興奮作用の両方の作用が認められる．

依存症サイクル

　薬物乱用の恐ろしさは，「依存性」と「耐性」をもってしまうことにある．薬物の使用により，自分の意思ではその使用をコントロールできなくなってしまい，何回も繰り返して使用したくなる「依存性」に陥ってしまう．薬物を乱用し，その効果が切れると渇望が湧いて薬物探索行動に走り，さらに乱用することで依存状態が悪化し，そうしているうちに「耐性」が形成されて使用量も回数も増えていくという悪循環（依存症サイクル）に陥り，どんどん深みにはまっていくことになる．薬物乱用の怖さはこのような依存形成にある．

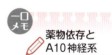

一口メモ

薬物依存とA10神経系

乱用される薬物は脳内の「報酬系」と呼ばれる神経系（A10神経系）を活性化することが知られている．この脳内報酬系は神経伝達物質である「ドパミン」（非常に強力な陶酔感や多幸感を感じる）を分泌するが，報酬系が繰り返し刺激されることによって，脳内の神経機能に異常が生じ，この感覚が忘れられなくなり，精神依存に陥ると考えられている．

精神依存と身体依存

この依存症サイクルは，さらに精神依存と身体依存に分けられる．精神依存は，精神的に薬物に頼っている状態であり，薬物に対する強迫的欲求（渇望）を示し，身体依存は，身体が薬物の存在している状態に適応した状態であり，薬物投与の中断により退薬症候（禁断症状）を示す（図1）．薬物の種類によって両者の程度は異なる．

フラッシュバック

さらに適正な治療などによって薬物をやめ，幻覚などの精神症状が収まり，普通の生活を送れていても，心理的ストレスや睡眠不足，飲酒などが引き金になり，薬物を使っていなくても，また突然同じ状態になってしまうこともある．これを「フラッシュバック」という．

その他の影響

- 1回の使用でも脳出血，心不全などで死に至ることがある．
- 脳の機能に異常をきたし，幻覚，妄想，錯乱などの精神障害が生じる．
- 視神経の異常や眼底出血を引き起こし，視力低下や失明を招く．
- 肺，胃，肝臓，腎臓などの各器官に深刻な悪影響を及ぼす．

2 薬物乱用の現状

全国の精神科医療施設における薬物関連精神疾患の実態調査結果から，最近の薬物乱用・依存患者の特徴として，以前から患者の多い覚せい剤に加えて，睡眠薬や抗不安薬などの向精神薬に依存する患者が増加傾向にあること，さらに2012年調査から突然登場した危険ドラッグは減少傾向にあるが，まだネット販売等が行われていることなどがあげられる．

日本の薬物依存の現状では，覚せい剤・向精神薬が依存薬物の多くを占めているが（図2），今後は大麻が増加傾向にあることにも注目しなければならない．

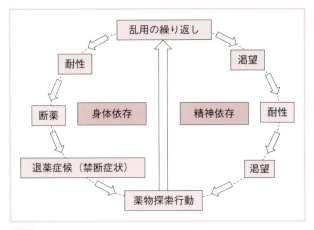

図1 薬物依存のサイクル

依存症サイクルは，精神依存と身体依存に分けられる．精神依存は，精神的に薬物に頼っている状態であり，薬物に対する強迫的欲求（渇望）を示し，身体依存は，身体が薬物の存在している状態に適応した状態であり，薬物投与の中断により退薬症候（禁断症状）を示す．

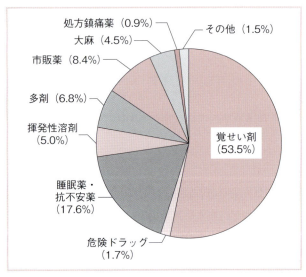

図2 薬物関連精神障害患者の主たる使用薬物

（令和2年度厚生労働科学研究費補助金（医薬品・医療機器等レギュラトリーサイエンス政策研究事業）分担研究報告書．全国の精神科医療施設における薬物関連精神疾患の実態調査．p.66 より）

日本の薬物依存の現状は，覚せい剤・向精神薬が依存薬物の多くを占めている．

向精神薬をはじめとする医薬品が使用薬物の多くを占め，さらには医薬品医療機器等法の規制対象である危険ドラッグ（指定薬物）への対応も継続して必要なことなどから，薬剤師が薬物乱用防止の分野で寄与すべきことは多いと考える．

3 危険ドラッグと医薬品医療機器等法

危険ドラッグの主な有害成分としては，大麻の主成分に類似する作用を示す薬物で，主に乾燥植物片から検出される合成カンナビノイド系の成分と，覚せい剤の化学構造に類似する合成カチノン系の成分の2種類がある．これらは各々の化合物の基本骨格に，異なった置換基を付加するだけで，規制外の化合物として合成され，販売が繰り返された．

これに対して厚生労働省は2006年（平成18年）に薬事法（後の医薬品医療機器等法）改正を行い，危険ドラッグを薬事法において指定薬物として指定する制度を新たに導入し，指定薬物の製造や販売を禁止するなどの対応を進めた．さらに，基本骨格が同じ物質を一括して指定する「包括指定」の活用が進められ，未規制物質を迅速かつ幅広く規制することが可能となった．こうした対応の結果，危険ドラッグの流通は著しく減少したが，インターネット販売などに関してさらなる監視が必要である．

4 薬物乱用防止と薬剤師のかかわり

4.1 青少年の薬物乱用防止教育

薬物乱用防止に関しては，小学校では「体育，保健分野」で，中学校・高等学校では「保健体育，保健分野」において履修することとなっている（表2）．

その他，「特別活動」，「総合的な学習の時間」などを活用した教育も行われている．

表2 小学校，中学校，高等学校における薬物乱用防止の履修内容

- 小学校学習指導要領（2017年〔平成29年〕3月告示）〔第5学年及び第6学年〕G保健
  - （3）ア（エ） 喫煙，飲酒，薬物乱用などの行為は，健康を損なう原因となること．
- 中学校学習指導要領（2017年〔平成29年〕3月告示）〔保健分野〕
  - （1）ア（エ） 喫煙，飲酒，薬物乱用などの行為は，心身に様々な影響を与え，健康を損なう原因となること．また，これらの行為には，個人の心理状態や人間関係，社会関係が影響することから，それぞれの要因に適切に対処する必要があること．
- 高等学校学習指導要領（2018年〔平成30年〕3月告示）〔科目「保健」〕
  - （1）ア（エ） 喫煙と飲酒は，生活習慣病の要因になること．また，薬物乱用は，心身の健康や社会に深刻な影響を与えることから行ってはならないこと．それらの対策には，個人や社会環境への対策が重要であること．

青少年の薬物乱用防止への薬剤師の関与

最近の薬物乱用の問題として，薬物の入手が比較的容易になり，ごく普通の生徒が容易に薬物を入手・使用できる環境で汚染が広がりつつあることがあげられる．一方，青少年の薬物乱用者の動機としては，「薬物使用とその効果に対する好奇心があった」ということと，「仲間から誘われた」が目立つ．

こうした現状においては，従来の「① 薬物の危険性や違法性を呼びかける教育」に加えて，「② 薬物の誘惑・危険性に対して的確に判断し行動する力を高める教育」，さらに「③ 自己肯定感，自分がかけがえのない存在であるという意識を育む教育」が必要となる．ここに薬剤師が薬物乱用防止教育にかかわる意義があると考える．すなわち，医薬品の本来の使用目的が「治療，予防」であること，適正使用には多くのルールがあることを理解させることにより，薬物による誘惑に対する的確な判断力を高め，さらに身体（特に脳・神経）の構造について理解させ，人の体のすばらしさを感じることなどから自己肯定感を育む（**図3**）．こうした教育には薬剤師の関与が必須と考える．学校薬剤師（⇒本章「3-2 学校薬剤師」〈p.251〉参照）などの活動を通じて，積極的にこうした活動にかかわることを希望する．

4.2 医薬品の乱用防止

睡眠薬や抗不安薬といった向精神薬をはじめ，鎮痛薬，風邪薬，鎮咳薬といった市販薬まで，さまざまな医薬品が乱用の対象となっている（**表1，図2**）．特に，ベンゾジアゼピン受容体に作用する薬剤に分類される向精神薬による薬物依存，過量服薬などが問題となっており，全国の精神科医療施設調査によれば，エチゾ

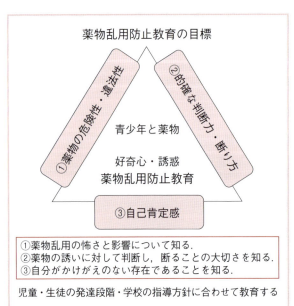

図内の①，②，③において薬剤師が薬物乱用防止教育にかかわる意義がある．すなわち医薬品の本来の使用目的が「治療，予防」であること，適正使用には多くのルールがあることを理解させることにより，薬物による誘惑に対する的確な判断力を高め，さらに身体（とくに脳・神経）の構造について理解させ，人の体のすばらしさを感じることなどから自己肯定感を育むよう働きかけることができる．

図3 薬剤師がかかわる薬物乱用防止教育

Column
薬物乱用頭痛

　鎮痛薬を飲んでいるのに，頭痛がひどくなる．いつ頭痛発作が起きるかわからないという不安があるため，痛いときはもちろんのこと，頭が痛くなくても予防的に鎮痛薬を飲んでしまう．このような場合には，「薬剤の使用過多による頭痛（薬物乱用頭痛）」が疑われる．痛みから逃れるために飲んでいる薬が原因となり，頭痛が悪化する場合があることを正しく理解することが必要である．

　乱用の原因となる薬は，NSAIDs (nonsteroidal anti-inflammatory drugs；非ステロイド性抗炎症薬〔アスピリン，イブプロフェン，ロキソニンなど〕) などの解熱鎮痛薬，エルゴタミン製剤，トリプタン系薬などがあげられ，最も多いのは市販の解熱鎮痛薬を乱用しているケースである．男女比は 1：1.35 と，女性のほうがなりやすい．

予防：一度なってしまうと比較的再発しやすいので，次のような注意が必要である．
・鎮痛薬の使用は服用回数を守る．月に 10 日以内に．
・市販の鎮痛薬を予防的に飲むのは避ける．
・主成分が単一の鎮痛薬を選び，カフェインが含まれているものには注意する．
・「頭痛ダイアリー」をつける習慣をつける．

治療：薬物乱用頭痛の治療は，原因となった薬の服用中止が基本となるが，その中止後に起こる頭痛を含め，治療には医師の助けが必要になる．

> **一口メモ　鎮痛薬とカフェイン**
> 市販の鎮痛薬には脳血管収縮作用を有するカフェインを含むものがあるが，使用後血管拡張により頭痛が生じる場合があること，さらにカフェインには習慣性・依存性があることから，薬物乱用頭痛に関連し，両者の併用は注意が必要である．

ラム，フルニトラゼパム，トリアゾラム，ゾルピデムなどが高頻度で乱用されていることが報告されている．服薬指導・服薬管理，販売後のヒアリングなどを通じて患者の乱用リスクに気づきやすい立場の薬剤師が，積極的に医薬品による薬物乱用防止にかかわることを期待する．

（加藤哲太）

● 参考資料
1. 厚生労働省．薬物乱用の現状と対策．平成 27 年 11 月．http://www.mhlw.go.jp/bunya/iyakuhin/yakubuturanyou/dl/pamphlet_04.pdf
2. 令和 2 年度厚生労働科学研究費補助金（医薬品・医療機器等レギュラトリーサイエンス政策研究事業）分担研究報告書．全国の精神科医療施設における薬物関連精神疾患の実態調査．2020.
3. 日本学校保健会．薬物乱用防止教育．http://www.hokenkai.or.jp/3/3-3/3-31/3-31-1.html

3　地域保健における薬剤師の役割

3-5　自殺予防

Summary
- 日本は先進国の中でも自殺率が高い国として自殺が大きな社会問題となっている．2019年（令和元年）まで対策などにより減少傾向にあるものの年間約2万人以上が自ら命を落としている．
- 自殺に関しては誤解されていることが多く，医療者が正しい知識を身につけていることが初期介入の際の自信にもつながる．
- 自殺企図者の中の約半数が薬の過量服薬により自殺を図っており，その自殺手段となる医薬品の供給者である薬剤師は自殺予防に対して積極的に取り組む責務がある．
- 薬局薬剤師は薬歴管理を含めて地域住民と近い関係にあり，「気づく」ことができる環境にあることから，薬局薬剤師による自殺予防に大きな期待が寄せられている．

Keywords ▶ 自殺予防，地域連携，過量服薬，ゲートキーパー，うつ病

1 日本の自殺問題

　日本では，「自殺（suicide）」というと個人の意思の弱さや性格的なものとして長いあいだとらえられていた．しかし，1998年（平成10年），それまで1年間に2万5,000人に満たなかった自殺者数が3万2,000人を超え，2011年（平成23年）までの14年間にわたり3万人を超えるという異常な事態が続いた．これに対して日本では，2006年（平成18年）に自殺防止と自死遺族などへの支援の充実を図るために「自殺対策基本法」が制定され，自殺は追い込まれた末の死であり予防をすることの必要性が明記された．これら国を挙げての対策や景気の回復などにより減少傾向になったものの，近年の新型コロナ感染症の拡大に伴い再び増加傾向に転じている．

　日本における自殺者は7割が男性であり，40～60代の中高年男性が特に多いことが特徴である．年齢階層別では30代までの若年層の死因の1位が自殺であることは海外諸国にはみられない傾向となっている（**表1**）[1]．また，自殺の原因は健康問題が総数の内の半分を占めていて，健康問題がうつ状態をつくりだし絶望感と孤独感の中で自殺を図るとされている．

豆知識　インターネット検索

インターネットが普及する現代，主な検索エンジンでは「死にたい」と検索入力すると，トップ項目に「いのちの電話」や「自殺予防総合対策センター」などが表示される，という仕組みになっている．

表1 死因順位（1〜3位）別死亡率

年齢	第1位			第2位			第3位		
	死因	死亡数（人）	死亡率	死因	死亡数（人）	死亡率	死因	死亡数（人）	死亡率
10〜14	自殺	122.0	2.3	悪性新生物	82.0	1.6	不慮の事故	53.0	1.0
15〜19	自殺	639.0	11.4	不慮の事故	230.0	4.1	悪性新生物	111.0	2.0
20〜24	自殺	1242.0	20.8	不慮の事故	285.0	4.8	悪性新生物	152.0	2.5
25〜29	自殺	1172.0	19.9	悪性新生物	235.0	4.0	不慮の事故	215.0	3.7
30〜34	自殺	1190.0	19.0	悪性新生物	495.0	7.9	不慮の事故	249.0	4.0
35〜39	自殺	1320.0	18.4	悪性新生物	1012.0	14.1	心疾患	369.0	5.1
40〜44	悪性新生物	2140.0	26.1	自殺	1575.0	19.2	心疾患	854.0	10.4
45〜49	悪性新生物	4551.0	47.2	自殺	1842.0	19.1	心疾患	1727.0	17.9
50〜54	悪性新生物	7262.0	85.1	心疾患	2572.0	30.1	自殺	1740.0	20.4
55〜59	悪性新生物	11456.0	147.1	心疾患	3583.0	46.0	脳血管疾患	2003.0	25.7

（厚生労働省．令和2年人口動態統計月報年計〈概数〉の概況 第7表 死亡数・死亡率（人口10万対），性・年齢（5歳階級）・死因順位別．http://www.mhlw.go.jp/toukei/saikin/hw/jinkou/geppo/nengai20/dl/h7.pdf[1] より）
死亡率は10万人に対しての死亡者数．

2 自殺に関する正しい知識

2.1 誤解されている俗説[2]

　一般的に自殺行動について耳にする俗説として次のようなものがあげられるが，いずれも誤りであり正しい知識が初期介入への第一歩となる．

① 自殺について語る人は他人の注意をひきたいだけなので自分自身を傷つけることはない →自殺について話をしない人よりも数十倍もリスクが高い．

② 自殺は衝動的で警告もなく起こる →衝動的にみえた自殺でも生きるか死ぬか迷う状態があるとされ，なんらかのサインを発しているとされる．

③ 自殺を考えている人に対して自殺についての話をすると助長してしまう →自分が自殺を考えていることを知ってくれる相手と認識し，一時的にせよ衝動性が下がるとされる．初期介入においては自殺の意思があるかを確認することは必須である．

④ リストカットを繰り返す人は本気で自殺をしようとしているわけではないのであまり心配はない →自傷行為は自らの不安からの回避が目的であることが多く，その心の鎮痛作用は耐性を帯びやすく，その結果，より深い傷を負うことで既遂に至ることがある．

2.2 自殺念慮者の心理

　自殺を考えている人は次のような心理状態にあることが特徴であり，その理解

が重要である．健康な心理とは違い特殊な状態であることを医療者が受容していくために傾聴と共感のスキルを用いて聞き出すことに徹し，初期段階の信頼関係を築くことが求められる．

両価性

自殺を考えている人は「死にたい」という気持ちと同時に「生きたい」という矛盾する不安定な状態にあり，この状態を「両価性」という．

心理的視野狭窄

自殺を考えている人は選択肢が限られていると感じ，心理的視野が狭くなり，唯一の選択肢が「自殺」であると感じていることが多く，この状態を「心理的視野狭窄」という．

3 過量服薬問題と薬剤師

自殺企図者のうち50％は服薬自殺を図っていると報告されており[3]，そのうち70％以上が精神科用薬を用いての過量服薬である．その自殺の手段として用いられた医薬品は処方箋による調剤，すなわち薬剤師により患者に手渡されたものである．命を救うために調剤した医薬品が命を奪う道具として使用されてしまうという現実を考えると，薬剤師が自殺予防に取り組むことは大きな責務であるといえる．これは過量服薬を目的として処方薬を集める患者に対してだけでなく，余剰に家庭に残っているいわゆる残薬は自殺念慮が生じたときに自殺手段となりうるリスクを考え，薬剤師が普段から残薬を回収していくことは医療費の削減だけでなく自殺予防の重要な役割とされる．

4 薬剤師による自殺予防の実際

薬剤師は日ごろ薬歴管理を行っていて，患者背景や普段の様子を知ることができる環境にある．処方箋を持参する患者に対して視点を少し変えるだけで，その見えにくい背景に気づくことが可能となり，自殺を考えている人を見つけだすことができる．

4.1 自殺のサイン（表2）

自殺を考えるほどの悩みや孤独感，絶望感は性別や世代，個々の環境によりなんらかのサインとして発せられる．そこには自殺を考えるに至るきっかけや理由が存在し，その悩みがストレスとして続くことで行動，感情表現，身体症状，態度などさまざまな面で普段と違う状態を示し，これがサインとして現れる．このサインは単独でみるとどれも特殊なものではないが，重要なのは普段とは違うと

表2 自殺のサイン：世代・性別ごとの例

世代・性別	きっかけ，理由	態度，身体症状，感情表現
20代前半男性	親と不和，引きこもり，受験失敗，就職，失恋，いじめ，将来不安	無関心，暴力，急に明るくなる，友達と連絡をとる，孤独感，劣等感，「つまらない」
30代前半女性	病気，人間関係，失恋，不倫，結婚，出産，犯罪被害，子育て	自傷行為，摂食障害，泣く，自分を責める，遊びに行かなくなる，無口，投げやり
60代男性	アルコール依存，経営難，リストラ，熟年離婚，介護問題，持病の悪化	不眠，早朝覚醒，食欲減退，身辺整理，無表情，自殺方法の検索，「疲れた」

いうことを経時的にとらえることであり，薬局がかかりつけ機能をもつことで見つけだすことがより可能になるといえる．

4.2 自殺のリスクアセスメント

カナダの自殺予防専門家により提唱された「TALK（トーク）の原則」（図1）では，医療者が自殺問題について臆することなく話題にし，自殺念慮者が自らの意識を理解していることを医療者に知ってもらうことで，衝動性を下げるとされている．医療者が傾聴共感により相手との関係づくりをしたうえで「今現在，自殺を考えているのか」をはっきりと聞くことが，いちばん重要な初期介入となる．

さらに，自殺をしようとする気持ちが確認できた場合は，その実行の計画についてきちんと聞き，時期・場所・手段や準備の度合いを確認することが重要とされている．その際に自殺念慮者が特殊な心理状態にあることを十分に理解して対応することが大切で，決して説得や詰問調にならないように注意することが必要である．

Tell	話す
Ask	尋ねる
Listen	聴く
Keep safe	安全確保

図1 TALKの原則

4.3 安全確保

自殺念慮者のリスクアセスメントを行い，その緊急性を図り，必要があると考えたときには安全確保を行うことが必要となる．

- 自殺の具体的計画がある場合は，その計画が実行不可能となるための対応を実施する．たとえば薬を用いて自殺をしようとしている場合はその薬を預かる，高いところから飛び降りようというときにはそのような場所に近づかないように一緒にいる，といった対応をする．これは一見，自殺を考えている人に対して矛盾するように聞こえるが，自殺念慮者は「死にたいけれど死にたくない」という「両価性」という心理状態にあることから，このような対応が現実的に可能となる．
- アルコール，薬物の摂取はしないことを約束する．アルコールや薬物は情動抑制を抑制する作用があり自らの意識を超え自殺衝動性を高めるため，その摂取をできるだけしないことを約束する．深刻な悩みを聞くときはお酒を避

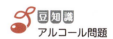

豆知識
アルコール問題

アルコールとうつと自殺は死のトライアングルといわれている．不適切な多量飲酒が自殺や犯罪，事故にもつながるとされる中，2014年（平成26年）にアルコール健康障害対策基本法が施行され，不適切な飲酒に対して医療関係者が防止や対応をすることが義務として明記された．

けることを普段から心がけることが大切である．

4.4 フォローアップ：専門機関へつなぐ

傾聴共感や問題の聞き出しにとどまらず，根本的な問題解決のためには必要な専門機関へつなぐことが重要である．心理的視野狭窄の状態にある場合が多いことに対して，行政，弁護士，特定非営利活動法人（NPO），医療機関など，必要な対応ができる専門機関へつなぐことで解決の可能性を見つけだしていくことができる．そのためには普段から行政窓口などの存在を確認し，薬局にその一覧を備えておくことも有効となる．

5 薬剤師のこれからの役割

薬剤師法第1条にあるように「薬剤師は，調剤，医薬品の供給その他薬事衛生をつかさどることによって，公衆衛生の向上及び増進に寄与し，もって国民の健康な生活を確保する」と明記されていることから，薬剤師には医薬品だけに目を向けるのではなく，国民の健康な生活のために多面的にかかわることが求められている．年間8億枚以上の処方箋が発行されているということは，薬剤師は社会の中において延べではあるが国民との接点を8億回以上持っているという位置に存在しており，地域において「見つけること」のできる役割が担えると言える．また，地域の中に存在する私たちは医療連携だけでない適切なつなぎ先へ「つなげる」ことのできる重要な役割を担うことも求められていると考える．それにより薬剤師は地域の中でゲートキーパーとして「見つける」「つなげる」と機能を発揮することが求められている．

(向井　勉)

● 引用文献

1) 厚生労働省．令和2年人口動態統計月報年計（概数）の概況．第7表 死亡数・死亡率（人口10万対），性・年齢（5歳階級）・死因順位別．http://www.mhlw.go.jp/toukei/saikin/hw/jinkou/geppo/nengai20/dl/h7.pdf
2) WHO．横浜市立大学医学部精神医学教室監訳．自殺予防カウンセラーのための手引き．2000. http://www.who.int/mental_health/resources/counsellors_japanese.pdf
3) 渋澤知佳子ほか．自殺企図者における過量服薬に関する実態調査．信州公衆衛生雑誌 2012；7：38-39. http://www.shinshu-u.ac.jp/faculty/medicine/chair/pmph/shinshu-kouei/zassi2012_7_1/7-38-10.pdf

3-6 公衆衛生・感染予防

- 薬剤師の基本的な任務に公衆衛生の向上および増進に寄与することが規定されている.
- 感染予防のためのワクチン接種の重要性・注意点などについて情報提供することは,薬剤師の重要な役割の一つである.
- 感染予防策や感染症拡大防止に関する知識も薬剤師に強く求められる知識である.
- 昨今,MRSAやマクロライド耐性マイコプラズマをはじめ,さまざまな薬剤耐性菌が報告されており,薬剤師が耐性菌に対する最新の知識をもつこと,知識啓発を行うことの重要性が認識されている.
- 公衆衛生における薬剤師の役割の一つに,感染症流行の早期発見を目的としたサーベイランスがある.

Keywords ▶ 感染症,ワクチン,薬剤耐性菌,感染予防策,サーベイランス

1 はじめに:公衆衛生の意義

　公衆衛生(public health)は,"人間集団"の疾病を予防し,健康を維持・増進させるための科学およびその技術的応用とされている[1].近代衛生学の祖であるドイツミュンヘン大学のペッテンコーフェル(M. von Pettenkofer)は,病原微生物が発見されるより以前に,上下水道整備による水質改善によりコレラなどの伝染病を予防できることを提唱し,流行阻止に貢献した[1].病原微生物を介した伝染性疾患である感染症の予防は,公衆衛生上の大きなテーマの一つである.薬剤師法の第1条には「薬剤師は,調剤,医薬品の供給その他薬事衛生をつかさどることによって,公衆衛生の向上及び増進に寄与し,もって国民の健康な生活を確保するものとする.」と記され,薬剤師の基本的な任務として公衆衛生の向上および増進に寄与することを規定している.

　本項では,地域保健において薬剤師に必要とされる公衆衛生および感染予防の知識と最新の取り組みについて述べる.

2 感染予防のためのワクチン接種

　ワクチン接種(vaccination)は個人の感染を防ぐだけでなく,地域における感染拡大防止の観点からも非常に有効な手段である.しかし,ワクチンに対して不安や疑問を抱く人も多く,薬局などを訪れる患者やその家族に対してワクチン接

種の重要性や注意点などをわかりやすく情報提供することは，地域医療における薬剤師の重要な役割の一つといえる[2]．特に近年では，炎症性腸疾患や関節リウマチなどの自己免疫疾患に対して，強力な免疫抑制薬を使用して高い治療成績をあげる一方で，これらの薬剤を投与中の患者は，易感染性宿主として重症の感染症を併発することがある．そのため，これらの患者では，ワクチン接種などで予防可能な感染症は積極的に感染予防をする必要がある．

地域医療で重要なワクチン接種

現在，任意接種のワクチンのうち地域医療において重要なワクチンに「肺炎球菌ワクチン」と「インフルエンザワクチン」がある．市中感染（community-acquired infection）の肺炎で最も分離頻度の高い肺炎球菌は，唾液などを介して飛沫感染し，肺炎や敗血症などの重い合併症を引き起こすことがある．

2014年10月から65歳以上の肺炎球菌ワクチン（23価）の定期接種が開始された．また，先述のように免疫抑制薬投与予定の患者や，心臓・呼吸器疾患，腎不全，肝機能障害，糖尿病など多くの疾患で感染予防目的で使用されている．

また，毎年流行するインフルエンザの予防や感染の拡大防止を目的として，インフルエンザワクチンを接種することも感染予防上大きな意味がある．日本リウマチ学会では，免疫抑制薬であるTNF（tumor necrosis factor；腫瘍壊死因子）阻害薬投与中の関節リウマチの患者に対して「インフルエンザワクチンは可能な限り接種すべきであり，肺炎球菌ワクチン接種も考慮すべきである」と提言している[3]．このほかに喘息や肺炎，糖尿病，腎臓病などの各疾患領域のガイドラインでも両ワクチンの接種を推奨している[2]．

3 個々人が日常に行う感染予防策

感染症予防の基本は接触感染予防策であり，病原体が手指や物品を介して間接的に拡散し，鼻腔・口腔・咽頭・消化管などの粘膜に到達して感染を成立するのを防ぐことである．これらの経路を介した感染の連鎖の機会を減らすためには，手指衛生，すなわち家庭における手洗いの適切なタイミングでの励行が大原則になる．

日本では古くから手洗い・うがいの励行が学校や家庭内の教育で行われてきた．一方，うがいに関するエビデンスは海外ではほとんどみられず，国内の報告が散見されるにとどまり，十分なエビデンスレベルの報告がほとんどなかった[4]．

2005年にSatomuraら[5]は全国の387人を対象に，①コントロール群（$n=130$），②水うがい群（$n=122$），③ポビドンヨード液によるうがい群（$n=132$）の3群に振り分け，以下の検討を行った．コントロール群は従来どおりの生活を続け，できるだけうがいをしないように依頼し，②③の群では1日3回以上の割り振られた水またはポビドンヨード液でうがいを行った．図1に各群の風邪

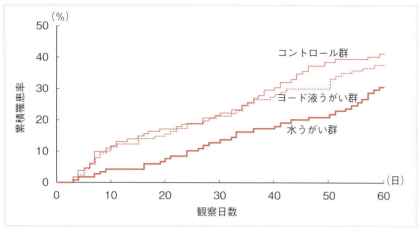

図1 うがい別風邪罹患率

(Satomura K, et al. Prevention of upper respiratory tract infections by gargling : a randomized trial. Am J Prev Med 2005 ; 29(4) : 302-307[5]より)

コントロール群，ヨード液うがい群，水うがい群の累積罹患率を60日間観察した結果を示している．

表1 風邪をひくリスクの比較

	ハザード比	信頼区間	p 値
性（男／女）	1.02	0.67-1.56	0.911
年齢（10歳ごと）	0.73	0.59-0.90	0.003
地域（北日本）	1.16	0.74-1.81	0.518
（西日本）	0.86	0.52-1.41	0.549
職業（有職／無職）	0.95	0.62-1.45	0.812
喫煙（有／無）	0.98	0.50-1.94	0.953
予防接種（有／無）	0.96	0.60-1.55	0.869
前年度風邪罹患	1.62	1.20-2.20	0.002
うがい（水）	0.60	0.38-0.93	0.024
（ヨード液）	0.88	0.58-1.34	0.551

（里村一成，川村 孝．風邪の予防には水でうがいを―風邪に関する最新研究より．看護 2006 ; 58 : 86-91[4]より）

の累積罹患率を60日間観察した結果について示す．水うがい群はコントロール群に比べ罹患率が40％も抑制されたことが明らかとなった．また，多変量解析では風邪の罹患には水うがいのほかに高齢者，前年の風邪罹患が統計学的に有意な影響因子としてあげられた（表1）[4]．これまで，教育現場や家庭で行われてきたうがいの習慣について，科学的根拠に乏しいとされてきたが，本検証によりその風邪罹患を減らす効果が示された．また，その効果は，ヨード液に比べ水でうがいをするほうがよいことを示しており，これらをエビデンスに基づき積極的に推奨することは公衆衛生教育においても重要と考えられる．

> **一口メモ**
>
> **ユニバーサルマスキングの有効性**
>
> COVID-19の世界的な流行は，様々な公衆衛生・感染予防のエビデンスを得る機会となった．マスクを常時着用するユニバーサルマスキングは，無症候性，あるいは発症前の感染者からの感染の抑制も含めて，その効果（飛沫感染対策）が示された．エアロゾルが発生する手技を行う医療現場などでは，サージカルマスクでは効果が無く，N95マスクが必要となること，エアロゾル感染対策としての換気が極めて重要であることなどのエビデンスが得られた．一方，行動制限に関しては，次々と現れる変異株の「感染性の強さ」と「重症化リスク」が大きく変動するため，どのような行動制限がどの程度効果を示すかは判断が大きく分かれ，社会学や経済学的な要因も含めてさらなる検証が必要と考えられる．

4 感染拡大防止のための活動制限

　地域での感染拡大防止を考える場合，病原体を保有している者が就業や通学を通じて当該感染症を地域内で他者に蔓延させることを防ぐためには，登校制限や就業者の就業制限がきわめて効果的な対策となる[6]．

　感染症の予防及び感染症の患者に対する医療に関する法律（以下，感染症法）で第1〜3類感染症において，「飲食物の製造，販売，調製又は取扱いの際に飲食物に直接接触する業務」や，「接客業その他の多数の者に相対して接触する業務」，「他者の身体に直接接触する業務」については，「その病原体を保有しなくなるまでの期間」，あるいは「その症状が消失するまでの期間」は就業制限を行うことが各分類ごとに定められている．また，新型インフルエンザに対しても同様に就業制限の規定が定められている．感染症法での第1〜3類感染症には，非常に重篤で伝染性もきわめて高い感染症が指定され，一般にそれらの感染症を目にする機会は必ずしも多くない．一方，インフルエンザや麻疹，風疹，流行性耳下腺炎，水痘などは日常的にこれらの患者と接する機会は多い．

　また，労働安全衛生法では第68条（病者の就業禁止）に「事業者は，伝染性の疾病その他の疾病で，厚生労働省令で定めるものにかかった労働者については，厚生労働省令で定めるところにより，その就業を禁止しなければならない．」と定められている．

　一方，学校保健安全法施行規則では，感染症法で規定された感染症に加え，日常で感染の機会の多い伝染性の疾患についても，出席停止期間の基準を感染症ごとに明確に定めている．たとえば，インフルエンザでは発熱後5日間（かつ解熱後2日）は登校制限の期間となる．また，百日咳では特有の咳が消失，または5日間の抗菌薬による治療終了までが登校制限の期間となる．

5 地域医療における薬剤耐性菌の問題

　MRSA（methicillin resistant *Staphylococcus aureus*；メチシリン耐性黄色ブドウ球菌）に代表される薬剤耐性菌は主に病院内の問題としてとらえられてきたが，2000年に初めて報告されたマクロライド耐性マイコプラズマが2011年の国内調査で耐性率が90％と報告され，市中肺炎（特に小児感染症）の治療概念が変わるきっかけとなった[7]．また近年，市中感染が問題となっている薬剤耐性菌には，ペニシリン耐性肺炎球菌（penicillin resistant *Streptococcus pneumoniae*：PRSP），およびβラクタマーゼ非産生アンピシリン耐性インフルエンザ菌（β-lactamase negative ampicillin resistance：BLNAR）の分離率が上昇しており[8]，ニューキノロン系抗菌薬が使用できない小児患者では特に実臨床上の問題となっている（図2）．

　また，まだ日本国内では分離頻度は高くないものの市中感染型メチシリン耐性

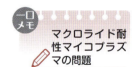

一口メモ　マクロライド耐性マイコプラズマの問題

Mycoplasma pneumoniae は，市中における呼吸器感染症の主要な病原微生物の一つで，小児から成人の市中肺炎の代表的な原因である．*M. pneumoniae* によるマイコプラズマ肺炎は数年おきに流行がみられ，最近では2016年にも大きな流行がみられた．一方，2000年にマクロライド系抗菌薬に耐性のマイコプラズマが報告されてから急激に耐性率が増加して，現在では約90％がマクロライド耐性菌とする報告もあり，耐性菌が深刻な病原微生物の一つとなっている．

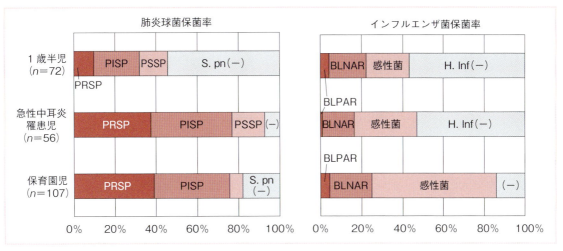

図2 乳幼児における肺炎球菌，インフルエンザ菌検出率の比較
(伊藤真人．保育園児の上咽頭細菌叢の変遷．口腔・咽頭科 2009；22：224[8] より)
PRSP (penicillin resistant *Streptococcus pneumoniae*；ペニシリン耐性肺炎球菌), PISP (penicillin intermediately resistant *Streptococcus pneumoniae*；ペニシリン低感受性肺炎球菌), PSSP (penicillin-susceptible s. *Streptococcus pneumoniae*；ペニシリン感受性肺炎球菌), S. pn (*Streptococcus pneumoniae*；肺炎球菌), BLNAR (β-lactamase negative ampicillin resistance；βラクタマーゼ非産生アンピシリン耐性インフルエンザ菌), H. Inf (*Haemophilus influenzae*；インフルエンザ菌), BLPAR (β-lactamase positive ampicillin resistance；βラクタマーゼ産生アンピシリン耐性インフルエンザ菌).
1歳半児（健康診断時），急性中耳炎罹患児（0〜3歳），および保育園児（0〜3歳）の上咽頭における肺炎球菌とインフルエンザ菌の耐性菌の頻度．いずれも健康児でも耐性菌が検出されている一方で，保育園児では肺炎球菌の耐性率が高く，インフルエンザ菌を保菌している率が高い傾向がある．

Column
AMRへの対応

　世界規模の薬剤耐性（antimicrobial resistance：AMR）の広がりに対してWHOは，世界規模で取り組む課題として，薬剤耐性菌に対するアクションプランを発表した．各国もこれに呼応してアクションプランを策定し，日本政府も2016年4月に国内向けのアクションプランを策定した．抗菌薬は，ヒトだけでなく家畜などの動物にも使用されていることからワンヘルスの理念に従い，ヒトも動物も一緒に対策を実施することが基本的な考え方となっている．抗菌薬の使用量についてモニタリングを行い，2013年と比較して2020年までに抗菌薬の使用量を減らす数値目標が設定されていることが特徴である．

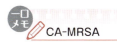

CA-MRSA
院内感染の代表的な原因菌であったメチシリン耐性黄色ブドウ球菌（MRSA）が近年では，市中感染の原因菌として注目されるようになっている．外来患者への処方頻度の高いβラクタム系抗菌薬をはじめとして多くの抗菌薬に耐性を示すことから注意が必要とされている．

黄色ブドウ球菌（community-acquired MRSA：CA-MRSA）の増加も注目されている[7]．これらの薬剤耐性菌の地域内での蔓延を防止するためにも，薬剤耐性菌に対する最新の知識や感染対策の知識啓発を行うことは薬剤師の重要な役割である．

6 耐性菌の地域内集団感染の事例

　地域医療における薬剤耐性菌のもう一つの問題として，集団発生も近年の公衆衛生上の大きな問題となっている．集団保育における薬剤耐性菌の伝播として，保育園児に対する調査において，上咽頭の培養で82～94％に肺炎球菌が検出され，そのうちの90～100％が耐性の肺炎球菌であることが報告された．また，インフルエンザ菌は55～100％の園児から検出され，その耐性菌の検出率は50～80％であったことが報告されている[9,10]．

　伊藤は，集団保育により伝播しやすいウイルス性の上気道炎が蔓延し，続発する細菌感染症において保菌していた薬剤耐性菌や集団内で大量に曝露された薬剤耐性菌により急性難治性中耳炎を発症するとしている．集団保育児の50％では難治性であることも報告されている[8]．

7 全国の薬局を対象とした薬剤の疫学調査

　公衆衛生における薬剤師の役割として，全国の薬局が参加するサーベイランスが行われている．このサーベイランスは，感染症流行の早期発見を目的としており，抗インフルエンザ薬，抗ヘルペス薬，抗菌薬の処方件数をモニタリングするものである．全国の1万軒以上の薬局の毎日の処方状況から特定の薬効分類の処方枚数を集計・解析しており，翌日の朝7時には前日の処方状況が参加施設に還元される．インフルエンザなどに関しては，他のサーベイランスと比べ，最も早い流行状況の情報が得られる特徴がある[11]．

（池谷　修）

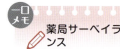

薬局サーベイランス

全国の1万軒以上の薬局が参加する全国規模の処方動向調査．抗インフルエンザ薬の使用量から推定したインフルエンザ推定患者数をはじめとして，水痘・帯状疱疹，各種抗菌薬，解熱鎮痛薬，総合感冒薬などの推定患者数や使用状況が公開されている．http://prescription.orca.med.or.jp/syndromic/kanjyasuikei/index.html

● 引用文献

1) 大沢基保ほか編．新衛生化学・公衆衛生学．南江堂；2011．
2) 大久保耕嗣ほか．ワクチンQ＆A．調剤と情報 2015；21：422-427．
3) 日本リウマチ学会．関節リウマチ（RA）に対するTNF阻害薬使用ガイドライン（2015年3月12日改訂版）．http://www.ryumachi-jp.com/info/guideline_TNF.html
4) 里村一成，川村　孝．風邪の予防には水でうがいを―風邪に関する最新研究より．看護 2006；58：86-91．
5) Satomura K, et al. Prevention of upper respiratory tract infections by gargling: a randomized trial. Am J Prev Med 2005；29（4）：302-307．
6) 宮澤祐輝．そこが知りたい！　医薬情報　感染症と就業制限．東京都病院薬剤師会雑誌 2012；61：311-312．
7) 松原啓太．薬剤耐性菌感染症の外来診療．日本小児科医会会報 2013；46：169-171．
8) 伊藤真人．保育園児の上咽頭細菌叢の変遷．口腔・咽頭科 2009；22：224．
9) 秦　亮，渡邊　浩．集団保育ならびに家庭内における耐性菌の伝播．治療 2008；90：2797-2802．
10) 大石智洋ほか．保育園児における耐性菌感染症．，チャイルドヘルス 2002；5：61-65．
11) 菅原民枝ほか．薬局サーベイランスによる抗菌薬使用量の検討．日本環境感染学会誌 2012；27：195-198．

3 地域保健における薬剤師の役割

3-7 検体測定室

Summary

- 検体の検査を業として行う場所は衛生検査所の登録が必要であったが，診療の用に供しない検査である簡易な検査を行う検体測定室は，衛生検査所の登録が不要となった．
- 簡易な検査とは，生活者の健康意識の醸成，健康診断および医療機関受診への動機づけを高める観点より，利用者が自ら検体（血液）を採取し，測定結果も利用者自身で判断・管理することで，自己健康管理の一助となるようなサービスと定義されている．
- 医師の診断の伴わない簡易な検査の結果だけで，利用者が健康であると誤解するといった事態を避けるため，受検者へ健康診断の定期受診の勧奨を求めるとともに，適切な衛生管理や検査機器の精度管理のあり方，厚生労働省への届出や利用者への受診勧奨などを示した，「検体測定室に関するガイドライン」が定められた．

Keywords▶ 検体測定，衛生検査所，精度管理，衛生管理，健康サポート薬局

1 検体測定事業の意義とガイドライン策定の経緯

2013年6月に閣議決定された日本再興戦略において国民の「健康寿命延伸」が位置づけられ，その主要政策に，セルフメディケーションの実現を目ざした産業創出の取り組みとして生活者の健康増進・予防のための「簡易な検査を行うサービス」が明記された．また，当時，民間事業者により実施されていた受検者自らが採取した血液による生化学検査サービスが産業競争力強化法関連施策に取り上げられた．さらに，規制改革を進める「グレーゾーン解消制度」による照会結果から，受検者による自己採血を用いた生化学検査による結果の通知や，健康診断や医療機関受診の勧奨が「医業」に該当しないことが確認された．そして事業実施に際して留意事項などを示すため，厚生労働省は告示改正により位置づけられた「人体から採取された検体（受検者自らが採取したものに限る．）について生化学的検査を行う施設」を検体測定室とし，ガイドラインを策定することとなった．

2014年（平成26年）3月31日付で厚生労働省医政局長より「臨床検査技師等に関する法律第20条の3第1項の規定に基づき厚生労働大臣が定める施設の一部を改正する件」が公布され，診療の用に供する検体検査を伴わないことを前提に，簡易な検査を行う施設は衛生検査所の登録が不要となった．

その後，2014年（平成26年）4月9日には，厚生労働省医政局長より「検体測定室に関するガイドライン」（以下，検体測定室 GL）が通知された．受検者自らが採取した検体について民間事業者が血糖値や中性脂肪などの生化学的検査を行

語句 健康寿命

介護を受けたり，病気で寝たきりになったりせず，自立して健康に生活できる期間を示す．日本の平均寿命は厚生労働省によると令和2年で，男性81.64歳，女性87.74歳，3年毎に同省より発表される健康寿命の平成元年値は，男性72.68歳，女性75.38歳で，その差は男性8.96歳，女性12.36歳である．

う生化学的検査の事業（検体測定事業）では，医師の診断を伴わない検体測定事業の測定結果のみをもって受検者が健康であると誤解するといった事態を生じかねないため，検体測定室 GL では，受検者へ健康診断の定期受診の勧奨を求めるとともに，血液に起因する感染症を防止する観点から，検体測定室の安全運用のための適切な衛生管理や精度管理のあり方などの検体測定事業の実施にかかわる手続き，留意点などが示されている[1]．

1.1 検体測定室運用にかかわる検体測定室 GL の要点[2]

検体測定室の定義
- 当該施設内で検体の採取および測定を行う．
- 検体の採取および採取前後の消毒・処置については受検者が行う．

測定可能な項目
　検体測定事業が「国民の健康意識の醸成や医療機関受診の動機付けを高める観点」で支援するサービスであることから，この事業における測定項目は「特定健康診査及び特定保健指導の実施に関する基準（平成 19 年厚生労働省令 157 号）第 1 条第 1 項各号に掲げる項目（同条第 4 項の規定により，同条第 1 項第 7 号の規定による検査を行ったものとみなされる場合の項目を含む）の範囲内」とされ，具体的に以下の 9 項目とされている．

　AST（GOT），ALT（GPT），γ-GT（γ-GTP），中性脂肪（TG），HDL コレステロール，LDL コレステロール，Non-HDL コレステロール，血糖，HbA1c．

検体測定室の環境，構造，設備
- 標準予防策の実施，プライバシーの保護の観点による検体測定室内の環境の整備．
- 明るさや衛生環境，受検者への説明や自己採血を行うための広さの確保．
- 診療所などの誤解を招く施設名称，診断や健診といった紛らわしい広告の禁止．

地域医療機関などとの連携
- 受検者緊急時の対応のための連携と緊急通報手順書の作成．

検体測定室運営にかかわる人員の種別と資格要件
　検体測定室 GL に規定されている人員の種別は 5 つある（表 1）．
　検体測定室の開設を届け出る「開設者」は，血液を取り扱うことのリスクを十分認識し，感染症の発生を防止するとともに，器具等の衛生管理や廃棄に至るまでの安全管理等について，従業員に徹底させる者である．「運営責任者」は，衛生管理を含めた検体測定室の運営にかかわる責任者で，すべての業務を実施する

表1 検体測定室 GL に規定されている人員種別と業務範囲

人員種別	資格要件	業務範囲					
		精度管理	事前対応	内容説明	測定業務	結果報告	その他
開設者	規定なし	—	—	—	—	—	—
運営責任者	医師，薬剤師，看護師，臨床検査技師	○	○	○	○	○	○
精度管理責任者	医師，薬剤師，臨床検査技師	○	—	—	—	—	—
測定業務に従事する者	医師，薬剤師，看護師，臨床検査技師	—	—	—	○	—	—
運営責任者の業務を補助する者	規定なし．ただし，運営責任者の下で実務研修の後に業務に従事	—	—	—	—	—	○

（日本薬剤師会．薬局・薬剤師のための検体測定室の適正な運用の手引き〈暫定版〉．平成 27 年 4 月を参考に作成．
http://www.nichiyaku.or.jp/action/wp-content/uploads/2015/05/201504kentai_jpa.pdf）

ことができる．測定に際して，受検者への事前説明や結果報告は運営責任者が実施しなければならない．「精度管理責任者」は，測定機器が正しい値を測定できるように精度管理を実施する者である．「測定業務に従事する者」とは，受検者をサポートして測定業務を行うことができる者である．

検体測定室で利用する備品など

検体測定室 GL では，「20 年間適切に保管管理する」とされているものがある．
・検体測定室で説明，啓発等に用いる資料等
・検体測定室 GL で設置を義務づけられている資料（標準作業書，作業日誌など）
・受検者が，自採血を採取する際に利用する器具（アルコール綿，穿刺針，絆創膏）など
・血液付着物等の適正な処分などの衛生管理を徹底するための専用の容器など
・受検者が利用しやすい環境となるよう手元を明るくするライトなど

以上の他，運用に用いる下記の書類は「20 年間適切に保管管理する」とされている．

　i．測定受付台帳（受検者の氏名，連絡先等の保存を行うための台帳）
　ii．使用測定機器台帳（測定用機械器具の名称，製造者，型番，設置日，修理及び廃棄を記録するための台帳）
　iii．試薬台帳（試薬の購入等の記録や数量管理を行うための台帳）
　iv．精度管理台帳（内部・外部精度管理調査の結果の書類を整理した台帳）

なお，これらのデータの保管について，電子媒体でも可能とされているが，保管にあたっては電子保存の 3 条件（真正性，見読性，保存性）を確保する必要が

ある．

データの保管については，電子媒体でも可能とされているが，保管にあたっては電子保存の3条件（真正性，見読性，保存性）を確保する必要がある．

測定機器と精度管理

- 測定機器（POCT 機器など）は，定期的な内部精度管理を実施するとともに，年1回以上，外部精度管理調査に参加すること．
- 穿刺針は，器具全体が一体でディスポーザブルになっているものを利用すること．

語句 POCT

point of care testing（臨床現場即時検査）．定義などは Column 参照．

その他

- 検体測定は，受検者から直接受託すること．
- 検体測定室では，測定結果をふまえた物品の購入の勧奨（物品の販売などを行う特定の事業所への誘導を含む）を行わないこと．
- その他，個人情報の保護に関する法律（個人情報保護法），医薬品医療機器等法，医師法などの関連法令における規定を遵守すること．

1.2 検体測定事業にかかわるガイドラインおよび関連通知など[1,3]

① 検体測定室 GL（2014年〈平成26年〉4月9日付医政発0409第4号）
② 検体測定室に関するガイドラインに係る疑義解釈集（Q&A）の送付について（2014年〈平成26年〉6月18日付事務連絡）
③ 検体測定室において自己採血を行う際の感染防止等衛生管理の徹底等について（2014年〈平成26年〉10月21日付医政地発1021第4号）
④ 検体測定室の自己点検結果と今後のガイドラインの運用について（2015年

Column

POCT 機器

「POCT とは，患者の傍らで医療従事者（医師や看護師）自らが行う簡便な検査である．検査時間の短縮および被験者が検査を身近に感ずるという利点を活かして，迅速かつ適切な診療・看護，疾病の予防，健康増進等に寄与し，ひいては医療の質，被験者の QOL（Quality of Life）および満足度の向上に資する検査である．」と日本臨床検査自動化学会 POC 技術委員会が公表する『POCT ガイドライン第3版』[1] で定義されている．現在，さまざまな検査項目の測定に利用される POCT 機器が開発されており，在宅などでも多く利用されている．なお，家庭などで医療従事者の関与なしに行われる自己血糖測定や血圧測定，尿試験紙などの OTC 検査薬などは除外される．

● 引用文献
1. 日本臨床検査自動化学会 POC 推進委員会．POCT ガイドライン第3版．日本臨床検査自動化学会会誌 2013；38（Suppl 1）：3-116．

〈平成27年〉2月18日付医政地発0218第2号）
⑤薬局・薬剤師のための検体測定室の適正な運用の手引き（暫定版）（2015年〈平成27年〉4月日本薬剤師会〈地域医療・保健委員会〉）
⑥検体測定室における一連の採血行為での医行為に該当する部分について（2015年〈平成27年〉8月5日付事務連絡）

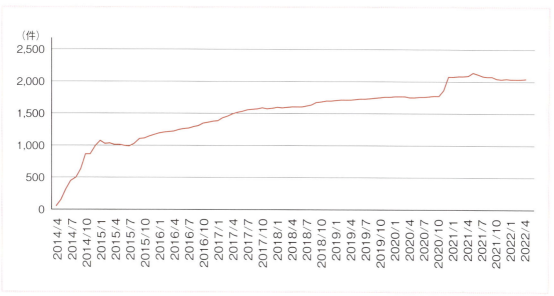

図1 検体測定室届出数：推移
（厚生労働省医政局地域医療計画課のデータより一般社団法人スマートヘルスケア協会が作成）

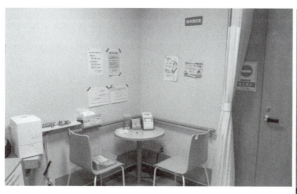
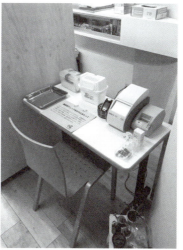

図2 検体測定室の一例
「薬局・薬剤師のための検体測定室の適正な運用の手引き（暫定版）」において，検体測定事業者の役割は，受検者が自らの状態を知るために自ら血液を採取し，測定し，判断するために必要な設備と安全に実施できる体制等の環境の確保および適切な情報提供の場であるとしている．したがって，周囲と仕切り，落ち着いて安全に実施できる衛生環境の整備が必須である．

> **Column**
>
> ### 健康フェアで開催される検体測定室
>
> 1〜2日間程度の健康フェアで検体測定室が臨時で開催されるケースも増えている．検体測定室GLを遵守して実施するために，運営責任者となる薬剤師のための研修会の実施，行政や地域医師会などとの連携が，円滑な開催のための重要なキーワードといえる．当日は多くの受検者が集まるため，受検者の受付から運営責任者による説明と同意の取得，測定と結果報告，アンケート調査といった一連の流れや，運営責任者をはじめとする担当者の交代などについても取り決めておくなど，常設型とは異なった準備が必要となる．
>
>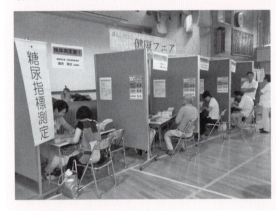
>
> 札幌市西区の健康フェアで臨時に開催された検体測定室の様子．

⑦「検体測定室に関するガイドライン」の一部改正について（2019年〈令和元年〉7月9日付事務連絡）

⑧「検体測定室に関するガイドラインに係る疑義解釈集（Q&A）」の一部改正について（2019年〈令和元年〉7月9日付事務連絡）

⑨押印を求める手続きの見直し等について「検体測定室に関するガイドライン届出書類の押印廃止」（2020年〈令和2年〉12月25日付事務連絡）

⑩「検体測定室に関するガイドラインに係る疑義解釈集（Q&A）」の更新（2021年〈令和3年〉12月8日付事務連絡）

2 薬局および薬剤師のかかわり

検体測定室GLが公布されてから数年が経過し，都道府県別でみると偏りがあるが，2022年（令和4年）4月末での届出数（常設）は2,046施設である（図1）．そのほとんどは薬剤師が常駐する薬局である（図2）．健康フェア（⇒ Column参照）などを実施する際に，期間を定めて届出を行う臨時の検体測定室の届出も増えている．

2014年〈平成26年〉度から，厚生労働省による「薬局・薬剤師を活用した健康情報拠点推進事業」では，多くの都道府県薬剤師会で検体測定室を活用した糖尿病罹患リスクのある人のスクリーニングや定期健康診断受診の啓発事業が行わ

れた．平成27，28年に開催された日本薬剤師会学術大会などでは，受検者の健康意識および医療機関受診の向上が数多く報告され，薬局に期待される今後の地域へのかかわり方の一つのツールとなることが示された．

健康サポート薬局での活用

検体測定室の届け出薬局に対するアンケート[4]では，検体測定室の設置理由は「セルフメディケーションの推進に貢献するため」が83.8％，「薬局の機能拡大のため」が70.3％で，一方，「検体測定による利益を期待」「医薬品の売り上げ増加を期待」などの金銭的利益を期待する薬局はいずれも10％未満だったと報告している．さらに，得られた成果として「利用者とのコミュニケーションのきっかけになった」（68.8％），「かかりつけ薬局・健康相談ステーションとしての活用が増えた」（49.7％），と90％以上の薬局が検体測定を実施して良かったと回答している．2016年〈平成28年〉に医薬品医療機器等法施行規則が改正され，「健康サポート薬局」と表示するための基準が定められた．健康サポート薬局により，薬局は国民の健康保持増進および疾病の予防に向け，積極的な取り組みが期待されることとなった．検体測定室は，この取り組みの具体的なツールとなると考えられる．

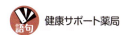

健康サポート薬局
⇒本章「3-1 健康サポート薬局」〈p.246〉参照．

3 課題と展望

検体測定室を規定する検体測定室GLは国会承認を得た法律ではない．このため，国の施策を進める中で容易に変更もありうるとともに，不適切な運用やサービスの実施によって，厳しい法制度に変更される可能性がある．診療の用に供さない検体検査を行う「検体測定室」には，正しい知識と技術，環境づくりが必要である．

〔岡﨑光洋〕

● 引用文献

1) 厚生労働省．検体測定室等について．http://www.mhlw.go.jp/stf/seisakunitsuite/bunya/0000098580.html
2) 岡﨑光洋ほか．検体測定室ハンドブック―開設から運用まで．じほう；2015．p.21-57．
3) 日本薬剤師会．薬局・薬剤師のための検体測定室の適正な運用の手引き（暫定版）．平成27年4月．http://www.nichiyaku.or.jp/action/wp-content/uploads/2015/05/201504kentai_jpa.pdf
4) 吉田加奈ほか．検体測定室届出薬局における簡易血液検査の継続を阻害する要因の解明．医療薬学 2016；42：543-549．

4 災害時の薬剤師の役割

- 災害医療は，発災後経過時間とともに災害医療対応も変化していくため，それに伴い薬剤師の役割も変化していく．
- 被災地内の薬剤師の主な役割は，地元医療機関での医療活動と，被災地外からの薬剤師のコーディネートである．
- 被災地外の薬剤師は主に救護所・避難所での医療活動に従事するが，そこでは業務調整員や医療調整員としての役割が求められる．
- 災害時に対応するためには，医薬品管理や服薬指導の知識だけでなく，災害時の基本ルールや医療ニーズ，救急医療や救命処置，災害弱者への対応などに関する知識も薬剤師には求められる．

Keywords▶ 災害救援活動，初期救急医療体制，災害派遣医療チーム，災害のフェーズ分類

1 災害時の医療の特徴と対応

災害時の医療は，①傷病者が多数発生する，②医療機関も被害を受けている，③被災地域が外部から孤立している，という特徴がある．

災害医療は，発災後経過時間（災害のフェーズ分類，表1）とともに災害医療対応（図1）も変化し，経時的変化に対応して薬剤師の役割も変化していく（図2）．

表1 災害のフェーズ分類と医療活動

・フェーズ0 発災～6時間	発災直後
・フェーズⅠ （超急性期）6時間～72時間	発災直後からの医療ニーズに対し医療資源が圧倒的に不足する状況
・フェーズⅡ （急性期）72時間～約1週間	医療救護活動の統制・調整が可能で，応援チームが参集する状況
・フェーズⅢ （亜急性期）約1週間～約1か月	医療の対象が避難者の慢性疾患，公衆衛生などに移行する状況
・フェーズⅣ （慢性期）約1か月～約3か月	被災者の健康管理やメンタルヘルスへの対応が重要となる状況
・フェーズⅤ （中長期）3か月以降	避難所などでの活動から応急住宅や在宅を中心とした活動へ移行する状況

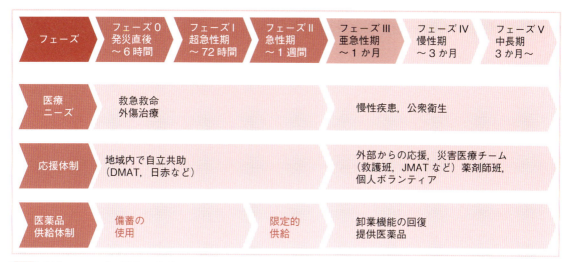

図1 災害フェーズと災害医療対応の動き
(東京都福祉保健局．災害時の薬局業務運営の手引きを参考に作成)
DMAT (Disaster Medical Assistance Team；災害派遣医療チーム)，JMAT (Japan Medical Association Team；日本医師会災害医療チーム)．

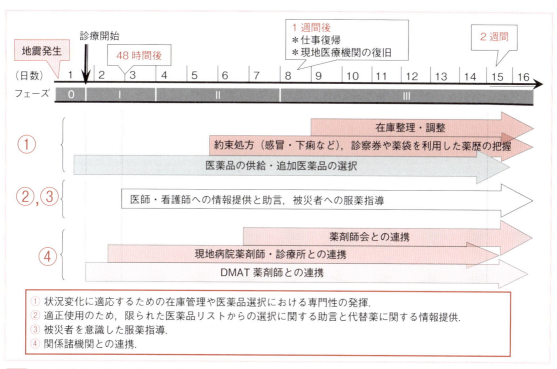

図2 災害発生後の医療活動の経時的変化と薬剤師の対応の一例
(松井映子ほか．事例報告「災害救援薬剤師」災害医療が求める薬剤師の役割—日本赤十字社医療救護班の新潟県中越地震での経験から．日本集団災害医学会誌 2006；11 (1)：29-37 を一部改変)
発災後初期から，現地の薬剤師や救護活動中の薬剤師との連携を図り，状況に応じた適正な在庫管理に努める．併せて，共通した症状に対し使用する医薬品を医師と協議・決定をすることで，より多くの患者へ対応可能とする（約束処方の作成）．また，医師・看護師へは医薬品に関する情報提供および被災者への服薬指導を通じて収集した情報をフィードバックする．

1.1 超急性期（発災後 6〜72 時間）

被災地内の薬剤師

　局地的な災害と大規模災害では状況に違いはあるが，被災直後は地元医療機関と地元保険薬局の協力だけで医療支援活動を行わなければならない．

　この時期には，被災者の救命を優先する医療が行われる．まず重要なこととして，医薬品不足による被災者の死亡を防がなければならない．そのためには災害医療現場への医薬品の供給を考える必要がある．ポイントを以下に示す．

- 被災地内の標準化災害時備蓄医薬品および在庫の有効活用．
- 現場の状況に応じた"医薬品のトリアージ"：必須医薬品をより多くの被災者へ適切に提供するために，被災地に集積する災害用医薬品に現場の状況に応じた優先順位を付ける．
- 医薬品ロジスティクス体制の整備：災害初期から情報の一元的かつ継続的な収集を行い，医薬品の供給体制の確立，医療物流の統制，各所との連携を行う．

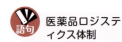

語句　医薬品ロジスティクス体制

医療救援活動を円滑に行うため，品質の保証された医薬品を含めた医療物質全般の調達，供給，管理，供与・廃棄という一連の流れを需要と供給の適正化を図りながら，効率的に行う管理システム．

被災地外の薬剤師

　被災現場への医療支援チームとしてDMAT（Disaster Medical Assistance Team；災害派遣医療チーム）が早期に派遣され，被災地内の医療機関や救助救出現場で患者搬送などの活動が行われる．DMATにおける薬剤師の役割は，大きく分けて業務調整と医療調整がある．

● DMAT における業務調整員（equipment logistician）としての役割

　業務調整員としての薬剤師は医療活動を支援する体制を機能させる役割を担い，医師・看護師とは異なり，安全管理，情報収集・提供，移動手段の確保，通信，報告・連絡・調整，資機材管理，医療補助，記録，環境整備，会計，安全管理・健康管理など医療支援活動におけるロジスティクス全般にわたり，多くの管理項目をこなす必要がある．

　災害救援活動は自己完結性を原則としている．そのため，チームの活動，チームの安全管理，生活のために必要な能力・装備，資材などを備えている必要があり，これらを平時から管理する必要がある．業務調整の役割には薬剤師の通常業務とは関連の少ない項目が多く含まれているため，これらを習得するには平時からの訓練，研修などが重要となる．

● DMAT における医療調整員（medical logistician）としての役割

　医療調整員は，業務調整員の仕事のうち，カルテや資機材の管理など医療活動を円滑に進められるためのサポートを行う．特に薬剤師はその専門性により，活動時の必要医薬品の準備・管理，DMATの後方支援機能として迅速な医薬品などの供給体制の調整，急性期医療における医薬品だけでなく医療資機材などの情報提供，亜急性期医療支援への円滑な引き継ぎ体制を考慮した管理を行うことが

求められる.

また救援物資の選択および調達を行い,災害の種類に合わせて搬送手段を検討し,救援物資の供給・保管を実施していく能力が求められる.これらの役割を果たすには,通常持ち合わせている薬剤の知識が不可欠である.

1.2 急性期（発災後72時間～約1週間）～亜急性期（発災後約1週間～約1か月）

被災地の薬剤師と被災地外からの支援薬剤師の連携が重要となる時期である.目的は被災地での医薬品の供給管理体制を整備し,医薬品などの適正な使用を図ることである.被災地外の支援薬剤師は被災地の薬剤師と協働して,以下の業務を行う.

- 医薬品の調達・供給・管理
- 調剤業務
- 服薬指導
- 処方支援
- 医薬品の供給調整担当者との連携
- 被災地における自治体や薬剤師会との連携
- 衛生指導

一方,被災地の薬剤師の重要な業務として,被災地外からの支援薬剤師の調整業務がある.被災地外からは,災害医療チーム（救護班,JMAT〔Japan Medical Association Team：日本医師会災害医療チーム〕など）や薬剤師班,個人ボランティアが参加して被災地での医療支援が行われる.

1.3 慢性期（発災後約1か月～約3か月）

被災地内の薬剤師は,避難所の支援も役割としてはあるが,この頃には医療機関の復興のために時間を割くことが多くなる.そのため実際には被災地外からの支援薬剤師が円滑に避難所での支援活動を行えるためのコーディネートが主な役割となる.

一方で被災地外の薬剤師の主だった役割としては,避難所などにおける被災者への支援が大事な時期になる.このときに薬剤師は医療チームの一員として,または薬剤師班としての巡回などで医療支援を行う.

この時期は災害後のストレスによってさまざまな疾患の死亡率が上がる時期でもある.災害に起因しない慢性期の疾患としては,被災前からあった高血圧症や糖尿病のコントロール不良などがあげられる.また咳,発熱,頭痛や不眠の訴え,薬剤服用の中断,配給される食事の栄養の偏りなどについて,注意深く被災者から話を聞く必要がある時期でもある.

Column
東日本大震災によりクローズアップされた薬剤師の役割

東日本大震災時には，改めて薬剤師がクローズアップされることとなった．その理由として，以下のことがあげられる．

- 外傷などの急性期の救命・救急医療よりも，以前から治療していた高血圧症・糖尿病などの慢性期の医療ニーズが高かった．
- 医薬分業の進展，後発医薬品の使用率向上により，医師・看護師が薬剤師を頼る機会が多かった．
- 現地の薬剤師は自らも被災者であったため，外部からの多くの支援薬剤師が活躍した．
- 被災地に支援医薬品などが送られても，薬剤師が介入するまで手をつけられることなく，箱ごと山積みのまましばらく放置されていた．

このように薬剤師は，災害現場において「なくてはならない存在」だといえる．また，東日本大震災では津波で家ごと流され，普段服用している薬が飲めなくなってしまった患者もいた．通常，処方薬は医師の診断を受け，処方箋による調剤が基本であるが，このような大規模災害時においては，医師等の受診が困難な場合，または医師等から処方箋交付が困難な場合には，お薬手帳や薬歴などで処方が確認できた患者に対し，薬剤師による必要最小限の処方箋医薬品の調剤が容認されることがある．

> **豆知識**
> **クラッシュ症候群**
> 圧迫中の筋損傷，圧迫解除後の再灌流障害，体液シフトによるショック，高カリウム血症，急性腎不全，場合によっては臓器不全や播種性血管内凝固症候群（disseminated intravascular coagulation：DIC）を引き起こす．
>
> **急性ストレス障害**
> 被災後2日後〜4週間以内に一過性の過剰なストレス反応が認められる症候群．1か月を超えて症状が持続する場合は外傷後ストレス障害（posttraumatic stress disorder：PTSD）の診断となる．

2 災害時に薬剤師に必要な知識

災害時の薬剤師の主な医療支援活動を**表2**に，具体的役割を**表3**に示す．

災害時に薬剤師に必要な知識としては，医薬品の管理や服薬指導に関することなどはもちろんのこと，災害時の基本ルール，発災直後の医療ニーズに関する知識も重要である．また，生存者への処置，蘇生・救命処置，救急外傷，多発外傷，クラッシュ症候群，広範囲熱傷，災害弱者への対応（乳幼児・小児，女性，老人），急性ストレス障害などに関する知識も身に付けておく必要がある．さらに亜急性期から慢性期においては，診療体制の再構築（プライマリーヘルスケア），高度医療レベル，保健所活動の再開，母子保健（予防接種），環境衛生

表2 災害時の薬剤師の医療支援活動

1. 救護所における災害医療支援活動
2. 被災地における医薬品などの安全供給への貢献
3. 避難所などにおける被災者への支援
4. その他の公衆衛生活動

表3 災害時の薬剤師の具体的役割（被災地外からの支援薬剤師の役割を含む）

1. 救護所，避難所
   - 被災者への服薬指導
   - 医師への処方アドバイス
   - 救護班，医療チームにおける医療活動への参加，使用薬剤に関する助言
   - 医薬品などの仕分け，管理，調達
   - 衛生指導
2. 医薬品等集積所
   - 医薬品などの仕分け，救護所と避難所への補給，管理
3. 病院や保険薬局
   - 業務支援
4. 備蓄センターなどがある場合
   - 救護所と避難所への医薬品などの補給，管理，確保

（給水・排水），老人保健・精神保健，避難者への対応，インフルエンザや食中毒などの集団発生防止などの知識も求められる．

なお，見落とされがちな視点として，医薬品の供与においては，ニーズに合わない医薬品は最終的に破棄されるが，その破棄費用も膨大であることを忘れてはいけない．

（西澤健司）

● 参考資料
1. 西澤健司，渡邉暁洋．災害時に効果的に活動するために薬剤師に求められるもの．薬事 2011；53（9）：19-20．

5 国際貢献（海外支援）における薬剤師の役割

- 地域医療の復旧や発展を一時的に支援する立場として，活動国の必須医薬品や治療ガイドラインを遵守し，薬剤師の社会的背景や文化・慣習を尊重して活動する．
- 緊急時など活動国の必須医薬品リストなどが不明な場合には，国際標準キットを活用することで使用医薬品と治療の標準化を図る．世界保健機関（WHO）の各種ガイドラインを遵守し，国際輸送や通関，規制薬物，冷所保存の薬剤などに注意して安全な医薬品を確保し，その適正管理と適正使用に努める．
- メディカル・ロジスティクス（メドログ）とは，医薬品を含めた医療物資全般の特性を理解して物流調整管理を担う業務である．品質保証と品質確保に留意して調達・供給・管理・供与・廃棄を一貫して担う．

Keywords ▶ 国際貢献，国際標準，品質保証，必須医薬品，メディカル・ロジスティクス

1 国際貢献における医療支援の鉄則：薬と薬剤師の文化を尊重する

　薬剤師の国際貢献（international contributions）は，自然災害（地震や洪水など）や人的災害（紛争など）への緊急医療支援活動，病院支援などの開発協力支援のほか国際諸機関での任務など多岐にわたる．薬剤師といっても一律ではなく，薬剤師の職能や教育制度，社会的地位や背景も国によって違いがある．調剤助手やテクニシャンなどと呼ばれ限定的な教育を受けている場合もあれば，正式な教育も免許もないが調剤経験のみを有する薬局スタッフもいる．難民支援などで長期的に麻薬などを扱う際には，管理者として現地の有資格者との協働が必要となる場合もある．海外で医薬品を扱う際には，その国や地域の薬の文化や慣習と，薬剤師の社会的背景を把握しておく必要がある．

　被災地や紛争地への緊急救援では，緊急事態によって生じた医療の需給ギャップを埋めるための支援が提供されるが，諸外国からの援助機関はいずれ去るため，その国や地域の従来の医療水準から大きく逸脱した医療行為を行わないのが鉄則である．特に各国の援助機関が無秩序に自国の基準による医薬品を持ち込んで使用し，配慮なく置き去っていくことは大きな混乱を招き，被災国に環境面や経済面での負担を強いることとなる．

　2010年ハイチ地震における海外からの医療支援に倫理的・技術的な問題が散見されたため，災害・緊急時における医療の質の確保が求められた．世界保健機

関(World Health Organization：WHO)主導で緊急医療チーム(Emergency Medical Team：EMT)を規模・設備・機能に応じて分類し，登録制度による国際標準化システムが導入された．医療チームの質を確保する最低基準を定めたガイドラインとして通称 Blue Book が提示されている[1]．自然災害や公衆衛生上の緊急時用である Blue Book と，紛争下用の Red Book が提示されている．薬剤師の役割や薬剤の品質や管理，提供に関する事項も明示されている．また医療チームの活動日報として被災国政府に報告すべき最重要項目(Minimum Data Set：MDS)が国際標準化され，情報収集が効率化されて医療支援のコーディネーションにも活用されている．日本の国際緊急援助隊医療チーム(JMTDR)は EMT として国際登録されている．国際赤十字・赤新月社連盟では組織の中立性・独立性などの特徴から，赤十字の保健医療 ERU(Emergency Response Unit)として EMT 基準に準拠した質を担保するべく WHO との協定を締結している．

Column
災害救援における行動規範：国際赤十字・赤新月運動および非政府組織(NGO)

1. 人道的見地からなすべきことを第一に考えて行動する．
2. 人種，信条，国籍に関係なく差別なく，優先度はニーズのみに基づき決定する．
3. 特定の政治的・宗教的立場の拡大手段として利用されない．
4. 政府による外交政策の手段として行動することがないように努める．
5. 文化と慣習を尊重する．
6. 地元の対応能力強化(地元の人員雇用や資材調達，地元企業との取引)を図る．
7. 受益者が緊急援助の運営に参加できるような方策を立てる．
8. 基本的ニーズを充たすと同時に，将来の災害に対する脆弱性を軽減させる．
9. 援助の対象者と寄付者の双方に対して責任をもつ．
10. 広報活動の際，被災者は希望を失った存在としてでなく尊厳ある人間として扱う．

1.1 国際標準

日本製の医薬品は品質が高いことで評価されているが，国際標準にすべて合致しているとはいえない．

- 第一にラベル表記が日本語である場合，他国に寄付するには不適切といえる．また一般名(たとえば，アセトアミノフェン)とその国際一般名(パラセタモール〔paracetamol〕)とが異なるもの，解熱鎮痛抗炎症薬(たとえば，イブプロフェン)など用量や規格が国際標準と大きく異なるものなどがある．
- 処方も，1日量を分割する書き方は1回量を基準とする国際標準とは異なるため注意が必要である．
- 用法指示についても，日本では食事と関連づけて食後とすることが一般的だが，国際標準では食事に関連づけないことが普通である．特にイスラム圏では断食の時期には飲水の禁止度合いもさまざまであるため，服薬可能な時間を確認して投薬する必要がある．
- 識字率の問題も重要であり，薬袋表記は識字や言語の壁を軽減するために，服用時間を太陽と月の絵で示すシンプルな絵表示薬袋を使用する．服薬指導はできるだけ現地スタッフが現地の言語で行うことが望ましい．
- 文化と人材を尊重して協働することを心がけ，支援が長期的な業務向上や人材育成につながるように意識して活動することが大切である．

1.2 必須医薬品

その国の標準的な医薬品を使用することが原則となるが，その国の標準治療薬とは何か把握する必要がある．日本では厚生労働省が認可した約 20,000 品目の医薬品が使用され，治療ガイドラインに沿った医薬品の使用が推進されている．

受益国の多くは開発途上国であり，これらの法的整備が遅れていたことから，1980 年代から世界保健機関（World Health Organization：WHO）が必須医薬品モデルリスト（WHO Model List of Essential Medicines）[2)] を提示し，各国に必須医薬品リストの整備を促した．現在では，193 か国の国際連合（以下，国連）加盟国のうち 137 か国で必須医薬品リストが作成されている．支援国の必須医薬品リストが把握できない場合には，WHO モデルリストに準じて医薬品を選定することが望ましい．この WHO 必須医薬品モデルリストは現在，約 480（第 22 版，成人用）品目程度が選定され，成人用と小児用があり，2 年ごとに更新されている．

必須医薬品

開発途上国での安定供給の確保を前提とし，有効性・安全性が確保され，適正な品質と価格で入手可能な，基礎保健システムで最低限必要な医薬品とされている．

1.3 医薬品の品質保証

日本製の医薬品は厳しい品質基準の遵守により品質保証されているが，国際的には品質保証と品質確保が重大な問題となっている．故意な不正により成分や製造元などに偽りのあるものを偽造（counterfeit カウンターファイト）医薬品といい，正規品と酷似しているため見た目では見抜けない．アフリカの多くやアジアやラテンアメリカの一部では，市場の 30％ が偽造医薬品といわれている．2001 年に東南アジア地域で行われた研究（Wellcome Trust ウェルカム・トラスト）によると，市場の抗マラリア薬 104 品目を調査した結果，38％ が有効成分を含んでいないことが判明した．命を救うはずの医薬品に実は有効成分が入っていないかもしれないとなると，偽造医薬品はマラリアより脅威であるともいわれている．添加物に安価で有害な成分が使用されたことによる死亡例や，有効成分が適正量含まれていない抗菌薬などは薬剤耐性を招く危険性もある．これまでに多くの事例が報告されているが，見た目では見分けがつかずリスクの排除が難しいため，信頼ある入手先からの医薬品確保が重要となる．主要な人道支援団体はリスクを避けるため医薬品の調達ルートを限定しており，原則として援助国での現地調達を禁止している．

DEG

ジエチレングリコール（diethylene glycol：DEG）は，車のブレーキ液や油圧装置の不凍液として使用されるアルコール溶剤．

Column
偽造医薬品の現状と事例

1990 年以前の製薬市場に比して，2000 年以降の製薬市場は，原料の約 80％ は中国から輸入され，ジェネリック医薬品の 90％ はインドと中国が市場を占めている．その流通経路がよりグローバル化されてきたために追跡が複雑となり困難化してきている現状がある．過去の問題事例を紹介する．

- 2008 年：アメリカでヘパリンを投与された患者が 15 か月間に 103 人死亡．62 人がアレルギー反応や低血圧を発症．食品サプリメントである動物の軟骨由来の硫酸コンドロイチンの特殊な変化物である過硫酸化コンドロイチン硫酸（医薬品成分認可はなく安価でヘパリンに酷似した偽成分）の混入によるものとされる．
- 2007 年：パナマで政府によって製造された咳止めかぜ薬のシロップで 50 人が死亡．添加物にポリエチレングリコールではなく，安価なジエチレングリコール（DEG）が使用されたことによる．

2 緊急時における医薬品供給の現状とWHO戦略

災害直後の緊急対応期には世界各国から無償の寄付医薬品（図1）が多く寄せられるが，どんな医薬品でも役に立つはず，有効期限が短いものでもすぐに使用されるため問題ないはず，という考えは逆に被災地に負担をかけることにつながりかねない．緊急時には規制緩和で通関は迅速化されるが，物流を含めた地域社会のシステムが崩壊またはオーバーキャパシティになっており，多くは受益者に行き渡らないまま集積されてしまうことが多く経験されてきた．

特に，読めない言語表示のものは誤使用につながる危険性があり，サンプル品や返却薬などは品質が疑わしく患者に健康被害を与えかねないため使用できない．また少量包装で多種類が混在した梱包品などは整理が追いつかず，おおむね不要医薬品となり，被災地に廃棄処理の負担をかけることとなる．廃棄は地域の廃棄物処理方法に従うことが望ましいが，整備されていない地域では無神経な廃棄による闇市場などへの流出を避け，水質や大気などの環境や生態系へ悪影響のないようWHO災害時の医薬品廃棄処理ガイドライン[3]を遵守するなど最善を尽くして処理する．

2.1 WHO医薬品寄付ガイドライン2010年版

過去の災害対応時の問題事例をふまえて，WHOは医薬品寄付ガイドライン[4]を提示し，医薬品を寄付する際には，①受益側にとって最大の利益となること，②被災国当局を尊重すること，③品質に関するダブルスタンダードを排除すること，④支援側と受益側との効果的なコミュニケーションを図ること，の4点を原則として強調し，受益側の負担を減らすことを提言している．

2.2 国際標準の緊急用基礎保健医療キット

災害などの緊急事態が発生してから，海外の当該国の必須医薬品リストに沿っ

> **一口メモ　災害時の医薬品寄付の現状**
>
> 1992～1996年のボスニア・ヘルツェゴビナでは，推定17,000 tの不要医薬品が寄付され，廃棄処理に3,400万ドルかかったとされる．2004年スマトラ沖大地震・津波では，援助団体が現地に残していった医薬品が2,000 tに達し，第二の津波といわれた．2010年ハイチ大地震では震災後5日間で530 tもの寄付があり，過量であったため大量に廃棄処理された．

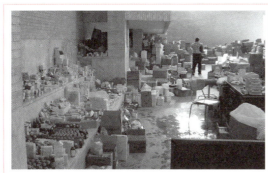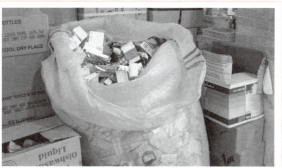

図1　被災地に無秩序に提供される無償の寄付医薬品
2003年12月26日発生のイラン地震救援より．災害直後の緊急対応期には世界各国から無償の寄付医薬品が多く寄せられるが，どんな医薬品でも役に立つはず，有効期限が短いものでもすぐに使用されるため問題ないはず，という考えは大きな勘違いである．多くは受益者に行き渡らないまま集積されてしまう（2015年のネパール地震でも同様の現状が経験された）．

> **Column**
>
> ## WHO 医薬品寄付ガイドライン（2010 年版）の要点
>
> ① 受益国の需要に応じ疾病傾向と関連性があるものを適切な量で選定し，受益側との同意に基づいて提供するべき．
>   例外）緊急対応時で受益国の情報が入手できない場合には，WHO 必須医薬品モデルリストや国連緊急救援対応リストに準じて対応．
> ② 被援助国の必須医薬品リストや治療ガイドライン，または WHO 必須医薬品モデルリストを遵守．受益国の医薬品政策，必須医薬品プログラム，治療プロトコールに準拠．
>   例外）突発のまれな疾患の発生や新規疾病の流行への対応薬．適正な治療薬として未認可の場合，援助側が規制状況を十分説明し同意を得ること．
> ③ 被援助国での言語表記を含めたラベル表示，投与量，効能・効果，剤形と可能な限り同等であること．梱包方法のルールを守ること．
> ④ 援助側は，受益側の同意を得てから提供するなど情報共有を図ること．

た医薬品を調達していては迅速な医療支援は実現しない．そこで 1990 年以降，WHO は主に必須医薬品モデルリストから緊急対応時に有用な医薬品を選定し，すぐに被災地で診療活動が開始できるように医薬品と医療消耗品や医療機器などの医療資機材を含めた緊急用保健医療キット（Interagency Emergency Health Kit：IEHK）として標準化している．このキットは被災者や避難民 10,000 人を対象に 3 か月間，医療のギャップを埋めることを想定している．輸送規定や品質基準などを含めてすべて WHO 医薬品寄付ガイドラインを遵守していることから，国際的な人道支援団体での緊急医療対応用の標準キットとして定着し，多くの被災地で活用されてきた．主に欧州にある調達機関（procurement agency）に分類されるサプライヤー（例：オランダの IDA や IMRES など）が国際一般名によるラベル表記に統一してキットを提供しており，契約状況にもよるが緊急時には 24〜48 時間以内に被災地に発送する準備を整えている．

2006 年以降は WHO を中心に UNICEF（United Nations International Children's Emergency Fund；国連児童基金）や UNHCR（Office of the United Nations High Commissioner for Refugees；国連難民高等弁務官事務所），国際赤十字や国境なき医師団などの主要な国際人道支援団体が協働して改訂し，現在は IEHK 2017 年版が使用されている[5]（図 2）．

IEHK の構成（図 2）

キットの構成は，医療職が不在でも基礎保健医療が行えることを目的とした「基本モジュール」と医療職が使用する「補助モジュール」から成る．基本モジュールは，基本的な内服・外用薬（抗菌薬や駆虫薬，解熱鎮痛薬，消毒薬など）と簡単な処置が行える医療資機材，カルテや薬袋などが 1,000 人対象ずつ 2 つの箱に梱包されている．補助モジュールには，簡単な浄水装置や診断器材，小外科用

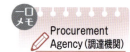

一口メモ

Procurement Agency（調達機関）

非営利団体（人道支援機関，国連機関，保健省等の政府機関など）へ WHO 医薬品寄付ガイドラインを遵守した国際標準の医薬品や医療物資を供給する業者であり，IDA や IMRES は国際的な業者である．各製造業者からの医薬品は，国際一般名等の 3 か国語（英語，フランス語，スペイン語）表記と調達業者のロゴで供給される．

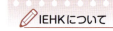

IEHK について

IEHK 2017 年版は，がんを除く NCD（Non-Communicable Diseases；慢性疾患）つまり，心血管系疾患，糖尿病，高血圧，慢性呼吸器系疾患，精神科系疾患の急性症状に対応可能で，90 日間治療が継続できるような内容に改訂された．

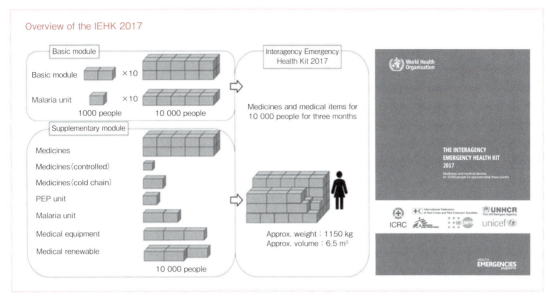

図2 国際標準の緊急用保健医療キット：Interagency Emergency Health Kit（IEHK）

資機材のほか，輸液や妊婦の合併症などに対応するための注射薬や抗マラリア薬，抗うつ薬や，レイプによる曝露後感染予防としての抗HIV薬などが含まれる．マラリアユニットは，流行地域で必要な場合にのみ調達する．開発途上国への支援では妊産婦や小児の人口割合が多いが，こうした緊急キットでは小児用薬は限定されている．理由としては，小児用シロップ剤はその重量や容量が大きいこと，有効期限が短く安定性の問題があることなどがあげられる．最近は清潔な飲料水がない環境でも服薬可能なように口腔内崩壊錠の採用が増えてきている．

2.3 規制薬物への対応

麻薬と一部の向精神薬は規制薬物として各国の法律や規制当局によって厳しく管理され監視されているため，海外への持ち出しや海外からの持ち込みは，輸出入の許可などの事前手続きが必要となり緊急時の迅速な対応は難しい．そこで，WHOは人道支援団体に対して，輸出入許可の手続きなく規制薬を緊急時に持ち込めるように，緊急医療支援における規制薬の国際的な供給に関するガイドライン[6]を示している．国連の統制機関として薬物関連国際条約の実施を目的とした準司法性と独立性を有する国際麻薬統制委員会（International Narcotics Control Board：INCB）により，2010年のハイチ大地震や2013年のフィリピン洪水などの大規模災害時には，被災当国

> **Column**
> **マラリアモジュールの薬が被災国では未認可であった経験から**
>
> 中米のハイチ共和国はマラリア流行地域であり，多くの人道支援団体がIEHKマラリアモジュールを持ち込んだが，未認可の薬剤が含まれており治療プロトコールに即していなかったため，保健省が使用を禁止した．未認可の抗マラリア薬の使用は現地のマラリア治療に悪影響を与える可能性があるうえに高価な薬剤であるため，支援団体として治療面でもコスト面でも問題となる．このように国際標準のキットでも，実際にその国の必須医薬品リストや治療プロトコールを確認したうえで，その国の基準を尊重し遵守した対応が重要である．

Column
IEHK はどのようにして選定されているか？

【歴史】さまざまな緊急事態に変化するニーズと影響を受ける人々の健康プロファイルにより適合するべく，1990年以来，何度か改訂されてきた．2011年にメンタルヘルスと子どもへの性暴力への対応が追加され，2015年にマラリアと曝露後感染予防モジュールが改訂された．その後，全世界で毎年1,600万人が非感染性疾患（慢性疾患）で早死しており，その82%が低～中所得国に集中している現状を踏まえて，2017年版では，がん治療を除く心血管系疾患，糖尿病，高血圧，慢性呼吸器系疾患，精神疾患の急性症状に対して，90日間の治療継続ができることを想定した改訂が行われた．インスリン製剤や血糖測定器，尿試験紙，パルスオキシメーターなどの医薬品と医療機器が導入された．2021年には，曝露後感染予防モジュールの抗レトロウイルス薬が更新された．

【原則】
① 日常的な医療サービスへのアクセスが制限された緊急事態における被災者への優先的な健康ニーズ（主に救命で慢性治療ではない）を満たす目的で設計されている．
② 世界各地の緊急事態に対して即時に医療ギャップを埋めるための標準化されたキットであり，平常時の医療供給体制を補完するものではなく，あらゆる緊急事態や様々な国や文化に全て合致しているとは限らない．
③ 追加補充用の意図はないため，できるだけ早急に現地のニーズを特定して，追加で必要な医療物資の供給体制を構築する必要がある．緊急事態が落ち着き次第，消費量に応じた在庫管理の適正化を行い，医療物資ロジスティクスの管理体制と情報システム構築と強化が重要となる．

・人口10,000人に約3か月間の対応を想定した医薬品と消耗品や機器などの医療資機材
・緊急事態の初期段階での使用を意図し，自己完結できるように設計
・基礎的なトレーニングを受けた保健医療従事者が使用可能な「基本モジュール」と，医師や経験を積んだ医療従事者が使用するための「補助モジュール」で構成
・補助モジュールは，少なくとも1つの基本モジュールと併せて使用
・次の対応は想定されていない：予防接種と栄養，リプロダクティブヘルスサービス，HIV / エイズ，結核，ハンセン病の診断と治療，非感染性疾患の慢性維持管理，大手術

＊冷所管理薬（インスリンや一部メーカーのオキシトシン）を含むため，輸送時や保管には適正範囲内での温度管理モニタリングを行う必要があり，WHO認証を受けた温度データロガーの使用が推奨される．時間および温度にセンシティブな医薬品の保管と輸送のためのWHOモデルガイダンスを遵守する．

に向けて麻薬の通関手続きを簡素化するよう通達が出された．実際にはINCBに法的統制力はなく，対応は各国に任されるため，緊急時の規制薬物の扱いには注意が必要である．IEHKには規制薬物にあたるモルヒネ，ジアゼパムが選定されているが，円滑な輸出入のためにあらかじめサプライヤーがキットから除外している実情がある．

2.4 被災地での医療物資の管理

海外の被災地では医薬品の保管に適した倉庫を確保することが容易ではない．既存の建物が使用できない場合には，テントやコンテナなどを活用することもある．医薬品や滅菌消耗品などは特に直射日光を避け，空気循環を確保して温度や

湿度を調節し品質を維持する工夫が必要である．倉庫管理や在庫管理は，医薬品を含めた医療物資の管理ガイドライン等[7]に準じて行うが，活動状況や管理スタッフの確保なども考慮して環境に適した管理体制を構築することを心がける．冷所保存薬剤を保管する場合には，電力供給が安定しない状況でも適正温度を維持できるようにWHO/UNICEF基準の保冷箱などによるバックアップ体制を整えることも重要となる．現地スタッフと協働する場合には特に冷所保存薬剤や規制薬物の適正管理のための教育と人材管理も重要な役割となる．

特に品質を確保するためには，以下に注意した管理体制を行う．
・物資を受領する際によく外装を観察し，破損や変色などの有無を確認する．
・保管中のダメージを防ぐ（Good Storage Practice〈GSP〉）．
・輸送から保管を通じてコールドチェーン（cold chain；冷所管理体制）を維持する．
・在庫の期限管理に努める（First Expire First Out〈FEFO〉ルール）．
・製造ロット番号の追跡を行える管理体制を構築する．
・期限切れや期限切れ間近の医療物資を提供しない．
・医薬品安全性監視のためのPharmacovigilance書式による報告を怠らない．

3 メディカル・ロジスティクスと薬剤師の役割：課題と展望

メディカル・ロジスティクス（メドログ）とは，医薬品を含めた医療物資の特性を理解し，物流調整と適正管理を担う業務をさす．

日本では調達から供給は卸売業者が担い，医療廃棄物は廃棄業者によって処理され，薬剤師の業務はより臨床へシフトしているが，不適切な医薬品寄付の問題

Column

海外支援での経験から

大地震から5か月経ったころのハイチで，コレラなどの感染症の蔓延に備えて大量のリンゲル液を多大な輸送費をかけて海外から輸入し通関手続き中であった．しかし人手不足の税関がさらに規制強化を始め税関倉庫に収まらないほどの通関待ちの物資が溢れる状況と重なり，輸入した大量のリンゲル液は空港の税関倉庫外の炎天下で雨ざらしにされた．約1か月が経ち，通関後には変色し異臭がする状態となり，大量の輸液を廃棄処理せざるをえなくなった経験がある．

災害時のロジスティクスでは，特に被災国の税関の対応能力や動向に注意し，事前の通関許可を得てから発送するなど情報の整備を万全にしておくことが重要である．特にワクチンキャンペーンなどで冷所保存が必要なワクチンを受領する際には，事前に冷所管理体制（コールドチェーン）を整えておく必要があり，ロジスティクス面での情報共有などの密な連携が重要な鍵となる．倉庫管理においては，高温地域ではテントを木陰に設置したり屋根をバナナの葉などで2層にしたり，低温地域では氷点下になる明け方のみ暖房を入れるなどの工夫を行った．

は海外だけでなく，国内の大規模災害においても問題事例が繰り返されていることに注視する必要がある．

特に緊急時の医療支援において医薬品の特性を理解した専門職として品質を保持しながら調達→供給→管理→供与・廃棄という一連の流れを管理でき，限られた在庫品目で小児から成人まで適正使用を促す薬剤師の関与が重要視されてきている．薬学的知識と管理能力を有する薬剤師がメドログの視点で薬に最初から最後まで責任をもって，医薬品の適正使用と廃棄量の減少のために尽力し活躍していくことが期待される．地域医療を担う医療人として健康増進と保健衛生をつかさどる薬剤師の職能は世界共通といえる．

薬学に関する国際団体である国際薬剤師・薬学連合（FIP）において，国際人道支援に関わる薬剤師のためのコンピテンシーフレームワークが提示された[8]．薬剤師の災害教育の視点においても活用され，国際貢献に関わる薬剤師人材が強化されていくことが期待される．

（小林映子）

● 引用文献

1) World Health Organization. Classification and Minimum Standards for Emergency Medical Teams. 2021. https://extranet.who.int/emt/guidelines-and-publications（参照2022-05-15）
2) World Health Organization. WHO必須医薬品リスト（WHO Model Lists of Essential Medicines）. https://www.who.int/groups/expert-committee-on-selection-and-use-of-essential-medicines/essential-medicines-lists（参照2022-05-15）
3) World Health Organization. WHO緊急対応時の医薬品廃棄ガイドライン（Guidelines for safe disposal of unwanted pharmaceuticals in and after emergencies）. 2019. https://www.who.int/publications/i/item/guidelines-for-safe-disposal-of-unwanted-pharmaceuticals-in-and-after-emergencies（参照2022-05-15）
4) World Health Organization. WHO医薬品寄付ガイドライン（Guidelines for medicine donations）. 2010. https://www.who.int/publications/i/item/9789241501989（参照2022-05-15）
5) World Health Organization. The interagency health kit 2017: medicines and medical devices for 10 000 people for approximately three months. 2019（https://apps.who.int/iris/handle/10665/279428（参照2022-05-15）
6) World Health Organization. Model guidelines for the international provision of controlled medicines for emergency medical care. Geneva. 1996. WHO/PSA/96.17. https://apps.who.int/iris/handle/10665/63619（参照2022-05-15）
7) United States Agency for International Development. The logistics handbook: A practical guide for the supply chain management of health commodities. 2011. https://www.humanitarianlibrary.org/sites/default/files/2019/04/Logistics%20handbook-USAID.pdf（参照2022-05-15）
8) The International Pharmaceutical Federation（FIP）. The FIP global humanitarian competency framework—Supporting pharmacists and the pharmaceutical workforce in a humanitarian arena. 10. 2021. https://www.fip.org/file/5130（参照2022-05-15）

確認問題

確認問題

問1 地域包括ケアシステムの構成員に関する説明で正しいものはどれか．1つ選べ．

1. 言語聴覚士は，言語障害だけでなく，嚥下障害についても訓練や指導を行う．
2. 理学療法士は，食事・更衣・整容など日常生活を送るうえでの動作や家事動作，仕事への復帰を目指した訓練を行う．
3. 社会福祉士は高齢者や身体・精神上の障害のために日常生活に障害がある人に対して，食事や入浴介助，トイレ介助，見守り等の日常生活の介護を行う．
4. 介護支援専門員（ケアマネジャー）は，病気や障害，生活状況など日常生活になんらかの問題をもつ人に対して，相談や助言，指導を行う．
5. ホームヘルパーは介護職員初任者研修課程を終了し，試験を受けて合格する必要がある．

正解▶1
解説▶2は理学療法士でなく作業療法士の説明である．3は社会福祉士でなく介護福祉士の説明である．4は介護支援専門員でなく社会福祉士の説明である．5．ホームヘルパーには試験は必要ない．

問2 薬価に関する説明で正しいものはどれか．1つ選べ．

1. 画期性がある新医薬品で類似薬がない場合は，原価計算方式を適用し画期性加算が考慮される．
2. 原価計算方式には宣伝費は含めてはいけない．
3. 薬価算定時の外国平均価格調整の対象国は米国と英国のみである．
4. 保険診療で使用できる医薬品は薬価基準に収載されているものである．
5. 医療用医薬品はすべて薬価基準に収載されている．

正解▶4
解説▶1．類似薬のない新医薬品は原価計算方式が適用されるが，画期性加算はない．2．原価計算方式では宣伝費も含まれる．3．対象国は米国，英国，ドイツ，またはフランスである．5．ワクチンや生活改善薬のシルデナフィルクエン酸塩（バイアグラ®）などは薬価基準に収載されていない．

問3 薬剤経済分析に関する説明で正しいものはどれか．1つ選べ．

1. 効果にQALYを用いて費用との比を計測する方法を費用効果分析という．
2. 費用最小化分析とは効果と費用の比が最も小さくなるものを見つける分析法である．
3. 費用便益分析では治療によって回復した健康状態に対する支払い意思額を効果として用いることがある．
4. 薬剤経済分析で考慮する費用は治療にかかる薬剤費のみであり，

正解▶3
解説▶1は費用効用分析という．2．費用最小化分析とは医学的効果が同じ場合には費用のみ比較して費用がより小さいものを見つける方法．4．副作用の治療費を含めることもある．5．QOLは健康状態を1とし，死

副作用の治療費は含めてはいけない．
5. QOL は通常の健康状態を 10 とし，死亡を 0 として算定する．

問4 感染制御に関連する説明で正しいものはどれか．1 つ選べ．

1. 抗菌薬耐性の対策には，感染制御と抗菌薬適正使用の 2 つの側面がある．
2. 抗菌薬適正使用支援チームの役割として，耐性菌を保菌・感染した患者から，保菌してない患者へ広げない対策がある．
3. 診療報酬上の感染制御チームの薬剤師は抗菌化学療法認定薬剤師の資格を有していなければならない．
4. 抗菌化学療法の適正化をスタンダードプリコーションという．
5. アンチバイオグラムは日本全体の細菌の感受性パターンを指す．

問5 褥瘡対策におけるチーム医療での薬剤師の役割や治療の選択として誤っているものを 1 つ選べ．

1. 外用剤の選択や使用法の実技指導を行う．
2. 外用剤が適切に効果を引き出せる創環境を維持する．
3. 褥瘡患者が服用する薬剤について副作用を監視する．
4. 創傷被覆材の選択に関与する．
5. 褥瘡治療では外用剤治療よりも栄養改善を重視すべきである．

問6 栄養サポートに関する説明で誤っているものはどれか．1 つ選べ．

1. 栄養サポートチーム加算を算定する場合には，チームの薬剤師は常勤の専任者でなければならない．
2. 栄養サポートチームは栄養不良の患者を抽出し，その栄養状態の改善を行う．
3. 栄養サポートチームにおける薬剤師の役割には輸液の配合変化や処方設計も含まれる．
4. TPN は末梢静脈から栄養を補給する治療法のことである．

亡を 0 として算定する．

正解▶1
解説▶ 2 は感染制御の考え方の説明である．抗菌薬適正使用支援チームの役割は抗菌薬適正使用の管理を行うことである．3．薬剤師にその資格は絶対要件ではない．4．手洗い，手指消毒などを標準予防策（スタンダードプリコーション）という．5．日本全体だけでなく，国，地域，病院，病棟ごとに集計されることもある．

正解▶5
解説▶ 褥瘡対策チームでの薬剤師の役割としては，病態を評価し，適切な薬剤を選択して実際の使い方の実技指導をすることがあげられる．また外力による薬剤滞留障害を防止する目的で創部を触診し，必要に応じて創部の固定を行う．創部の被覆方法を指導すると同時に薬効評価，副作用についても確認する．これらを多職種で情報共有し，連携を図る．

正解▶4
解説▶ TPN は中心静脈栄養法のこと．PPN が末梢静脈栄養法を指す．1，2，3，5 の説明文は正しい．

5. 血清アルブミン値は栄養不良患者のスクリーニング法の一つである．

問7 フィジカルアセスメントに関する説明で正しいものはどれか．1つ選べ．

1. バイタルサインとは血圧，脈拍，呼吸数の3つを指す．
2. 脈拍の正常値は，1分に60回以下である．
3. 脈が1つ抜ける（脈拍の欠損）状態を心房細動という．
4. パルスオキシメーターによるSpO_2の正常値は90％以上である．
5. 胸部の聴診で副雑音が聴取されたら，呼吸器の異常が推測される．

解答・解説

正解 ▶ 5
解説 ▶ 1. 血圧，脈拍，呼吸数・呼吸状態，体温，意識状態をバイタルサインという．2. 60回/分以下は徐脈という．脈拍正常値は60〜100回/分である．3. 脈が1つ抜ける状態は期外収縮という．4. SpO_2の正常値は95％以上である．

問8 医療・介護サービスに関する説明で正しいものはどれか．1つ選べ．

1. 居宅療養管理指導費は医療保険から給付される．
2. 在宅患者訪問薬剤管理指導料は介護保険から給付される．
3. 介護予防居宅療養管理指導費は介護保険から給付される．
4. 通所リハビリテーションはデイサービスとも呼ばれる．
5. 介護老人福祉施設は特別養護老人ホームとも呼ばれる．

正解 ▶ 5
解説 ▶ 1の居宅療養管理指導費は介護保険から給付される．2の在宅患者訪問薬剤管理指導料は医療保険から給付される．3. 介護予防居宅療養管理指導費は予防給付から給付される．4. 通所リハビリテーションはデイケアという．

問9 健康サポート薬局に関する説明で誤っているものはどれか．1つ選べ．

1. 要指導・一般用医薬品等を来局者が適切に選択できるよう供給機能および助言を行う体制を有していなければならない．
2. 健康食品を販売し，相談に応需できる体制を有していなければならない．
3. 相談対応や関係医療機関への紹介に関する研修を受けた者が，常駐する薬剤師にいなければならない．
4. 土日も一定時間開局していなければならない．
5. かかりつけ薬局の機能を有していなければならない．

正解 ▶ 2
解説 ▶ 2. 健康サポート薬局では，健康食品を販売することは必ずしも必要ではなく，専門的知識に基づいて説明することが求められる．

問10 学校薬剤師の設置を定めているものはどれか．1つ選べ．

1. 薬剤師法
2. 医療法
3. 医薬品医療機器等法
4. 学校保健安全法
5. 労働安全衛生法

正解▶4
解説▶学校薬剤師の設置を定めている法律は学校保健安全法である．1，2，3，5は誤り．

問11 検体測定室に関する説明で正しいものはどれか．1つ選べ．

1. 受検者は自ら血液を採取しなければならない．
2. 一般的な臨床検査項目であれば，どれでも測定可能である．
3. 受検者にわかりやすくするため検体測定室を「健診」と表示することができる．
4. 検査結果で異常値が発見されたときのみ受診勧奨する．
5. 必ず医師が配置されていなければならない．

正解▶1
解説▶2．検体測定室で測定可能なのは，AST（GOT）/ALT（GPT）/γ-GT（γ-GTP）/中性脂肪（TG）/HDLコレステロール/LDLコレステロール/血糖/HbA1cの8項目である．3．「健診」は診療所などと混同される可能性があるので使用できない．4．異常値であってもなくても特定健康診査や健康診断の受診勧奨をする．5．医師の配置は必要ない．

問12 災害時医療に関する説明で正しいものはどれか．1つ選べ．

1. 被災後超急性期に医療支援をするチームとしてJMATがある．
2. JMATは日本政府が設置した災害医療チームである．
3. 被災後慢性期にはDMATが活動する．
4. 薬剤師はDMATで服薬指導をする機能を求められている．
5. 災害救援活動は自己完結性を原則としている．

正解▶5
解説▶1．超急性期にはDMATが活動する．2．JMATは日本医師会が設置した災害医療チーム．3．慢性期にはJMATが活動する．4．DMATにおける薬剤師は，業務調整員や医療調整員としての機能を求められる．

付　録

付録　褥瘡治療に用いる外用剤の軟膏基剤

褥瘡治療に用いる外用剤の軟膏基剤

基剤			主な製剤			
分類	基剤の種類		主な製品名	薬効成分	薬効成分の病理学的・薬理学的特徴	注意事項など
疎水性基剤 （滲出液は吸収せず創面の保護効果がメインで、滲出液が少ない場合は保湿効果もあり）	油脂性基剤	鉱物性 動植物性	亜鉛華軟膏	酸化亜鉛	局所収斂作用、保護作用、軽度の防腐作用による炎症の抑制および組織修復	古典的な外用薬 油脂性の白色ワセリンを基剤に用いているため、滲出液が多いときは使用を控える
			アズノール軟膏	ジメチルイソプロピルアズレン	白色ワセリンの創面保護作用 抗炎症作用、浮腫抑制作用（作用は弱い）	天然物由来のため、色調、稠度に多少の違いがある 一部液化することもあるが、効果には影響しない
			プロスタンディン軟膏	アルプロスタジルアルファデクス	皮膚血流増加作用、血管新生促進作用、成長因子により創傷治癒を促進、表皮細胞・角化細胞と線維芽細胞および血管内皮細胞のIL-6を増加させることで、さらに角化細胞に作用	油脂性基剤が用いられている 血流改善作用が強い反面、局所の刺激作用がある
			オルセノン軟膏	トレチノイントコフェリル	線維芽細胞の遊走能亢進作用、細胞遊走促進作用、細胞増殖促進作用などによる、肉芽形成促進作用および血管新生促進作用 マクロファージ、線維芽細胞の遊走促進亢進	水分を70%含む乳剤性基剤が用いられているため、創面の浮腫が出液や創面水分量の多いときは、創面の浮腫などを起こしやすい 肉芽形成促進作用は強いが、外用剤が黄色調のため感染に気をつけにくい
親水性基剤	乳剤性基剤	水中油型（O/W） （創の水分を高めるとともに、水に溶解しやすい）	ゲーベンクリーム	スルファジアジン銀	銀の抗菌作用による創面の感染制御効果、銀はMRSAを含めた黄色ブドウ球菌のバイオフィルム形成を抑制 基剤の浸透特性による壊死組織の軟化・融解、創面の清浄化作用	基剤には水分を60%含む乳剤性基剤が用いられている。滲出液が多いときは、創面の浮腫をきたすおそれがあるので使用には注意する ただしゾンデと併用すると効力が低下するため他剤と混合しない。特に外皮用酵素製剤との併用は避ける
		油中水型（W/O） （水性分泌液は水相に、油性分泌物は油相に移行することで、分泌物との混和性に優れるが、滲出液の吸収はほとんどない）	吸水クリーム、バニシングクリーム			
			リフラップ軟膏（2020.3 販売中止）	リゾチーム塩酸塩	表皮細胞の増殖促進作用、線維芽細胞増殖と合成刺激による創傷治癒の促進	肉芽形成作用を期待して用いる。皮膚への刺激性はほとんどないが、卵白アレルギー患者には注意する 水分を23%含む乳剤性基剤を用いているため、滲出液の多いときは使用を控える
			ソルコセリル軟膏	幼牛血液抽出物	組織機能の賦活、線維芽細胞増殖の促進による肉芽形成、血管再生の促進	皮膚への刺激性はほとんどないので使いやすい 水分を25%含む乳剤性基剤を用いているため、滲出液の多いときは使用を控える
	水溶性基剤 （水分分泌物の吸収性が高い）		アクトシン軟膏	ブクラデシンナトリウム	局所血流改善作用、血管新生促進作用、表皮形成促進作用、肉芽形成作用、IL-6、TGF-αなどのサイトカインの分泌促進の惹起 創傷での潰瘍縮小・治癒促進作用を有する。創傷の収縮作用をするという報告もある	吸水性をマクロゴールを基剤として用いるため、滲出液などの水分を吸収し減少しやすい創面が軟膏、使用に際しての特異臭が気になることがある

付　録

基剤	製品名	一般名	作用	特徴・注意点
	ブロメライン軟膏	ブロメライン	線維性滲出物の溶解、滲出液の粘稠度の低下、吸水性をもつマクロゴールを基剤として用いているため、滲出液の減少や創面水分量の低下時にはまたマクロゴールの疎皮除去効果による壊死組織除去作用	スルファジアジン銀と併用すると効力が低下する強い局所刺激作用を持ち合わせており、白色ワセリンなどで周囲皮膚を保護するなど、健常皮膚への使用は控える
	テラジアパスタ（2018.3 販売中止）・ユーパスタ	スルファジアジン精製白糖・ポビドンヨード	皮膚の細菌感染の原因となるブドウ球菌、腸菌などに対する抗菌作用	白糖による滲出液の吸収作用、ポビドンヨードによる感染制御作用線維芽細胞のコラーゲン合成促進による良好な肉芽の形成効果	滲出液が減少し、肉芽組織が増生してきた場合には、他剤に変更する肉芽組織が盛り上がった段階では、ポビドンヨードによってかえって肉芽組織が傷害されるおそれがあるヨードアレルギーに注意する
水溶性基剤 マクロゴール軟膏	カデックス軟膏	カデキソマー・ヨウ素	デキストリンポリマーによる滲出液や細菌などの吸収作用ヨウ素の徐放能による持続的な殺菌作用	散剤と軟膏では、吸水性が異なる（軟膏は散剤の1/2）
	デブリサン（ペースト）（製造中止）	デキストラノマー	滲出液の吸収および細菌や分解産物の除去による良好な肉芽形成作用（フィブリン、フィブリノーゲン破成の抑制作用が検出されていることから）	滲出液が乏しい場合には、創面が乾燥するおそれがあって創傷治癒が遅延するおそれがある肉芽組織が盛り上がった段階では、ヨードによってかえって肉芽組織が傷害されるおそれがある交換時、十分な洗浄によりポリマービーズを残さないよう注意するヨードアレルギーに注意する形態がビーズのため使いにくいが、マクロゴール600と混合してペースト状にして使用性が向上した
親水性基剤 懸濁性基剤（油脂性基剤の創面保護と乳剤性基剤の分泌物吸収性を兼ね備える） ハイドロジェル	ソフラチュレル（製造中止）	アルミニウムクロルヒドロキシアラントイネート（アルクロキサ）	血管新生促進作用、創面の乾燥化促進作用、肉芽形成促進作用、表皮再生促進作用、創面縮小作用	滲出液が減少すれば他剤へ変更する交換時、十分な洗浄により古いポリマービーズを残さないよう注意する特定医療材料として保険請求する皮膚への刺激性はほとんどないので使いやすい、散剤基剤の滲出液減少効果は弱いので、滲出液の多いときは避ける

（国立長寿医療研究センター－高齢者薬物治療研究室／小林記念病院褥瘡ケアセンター　古田勝経監修）

MRSA（methicillin resistant *Staphylococcus aureus*：メチシリン耐性黄色ブドウ球菌），IL（interleukin：インターロイキン），TGF（transforming growth factor：トランスフォーミング増殖因子），FAPG（fatty alcohol and propylene glycol：高級アルコールとプロピレングリコール混合物）．

索引

和文

あ

アカシジア	72
悪液質	74, 176, 214
悪性腫瘍	133, 137
圧迫	81, 191
アドバンス・ケア・プランニング	178
アドヒアランス	48, 90, 92, 102, 139, 236
アネロイド血圧計	159
あへん法	264
アマンタジン	186
アルツハイマー型認知症	134, 136, 140, 166, 183
アンチ・ドーピング	256
アンチバイオグラム	54, 57

い

移植コーディネーター	100
胃食道逆流	185
一次救急医療機関	96
一般廃棄物	242
一般用医薬品	33, 145, 247, 254
一包化	150, 168
いびき音	163
医薬品医療機器等法	33, 264, 284
医薬品寄付ガイドライン	297
医薬品の薬教育	254
医薬品の適正使用	4
医薬分業	49, 142, 246, 292
医薬分業率	50
医療介護総合確保推進法	108, 119
医療関連感染	56
医療関連材料	26, 29
医療機器	223
医療技術評価	37, 39
医療技術料	29
医療経済評価	37
医療材料	191, 223, 230
医療・社会資源マップ	24
医療ソーシャルワーカー	45, 69
医療ビッグバン	45
医療保険制度	9
医療用医薬品	33, 254
イレオストミー	230
胃瘻	199, 207
院内感染	56
院内感染対策サーベイランス	56
インフォームド・コオペレーション	44
インフォームドコンセント	44, 93, 109
インフルエンザ	278

う

ウロストミー	230
運動ニューロン病	137
運動誘発性喘息	259

え

衛生管理	281
衛生検査所	281
衛生材料	223
衛生的手洗い	200
栄養管理	69, 78
栄養サポートチーム	61, 215
栄養サポートチーム加算	61, 67
栄養障害患者	62
栄養状態	193
栄養スクリーニング	67
栄養補助剤	193
壊死組織	82, 87, 190
嚥下障害	62, 67, 138, 143, 180
嚥下反射	185
嚥下補助ゼリー	150, 238
円座	192

お

お薬カレンダー	169
お薬手帳	112, 114, 149, 246, 292
オピオイド	70, 76
オピオイドスイッチング	70, 76

か

外国平均価格調整	34
介護サービス計画	12
介護支援専門員	12, 21, 128, 142, 150, 215, 223
介護支援連携指導料	110
介護認定	11
介護福祉士	22
介護保険	16, 19, 121, 129, 196, 223
介護保険施設	11
介護保険制度	10, 11, 16, 122, 137
介護用品	223, 227
介護予防居宅療養管理指導	145
介護予防支援事業者	129
介護療養型医療施設	12, 129
介護老人福祉施設	12, 121, 129
介護老人保健施設	12, 121, 129
解釈モデル	151
咳嗽反射	185
回復期	18
外用剤	78, 80, 81, 192
外来化学療法	72
外来服薬支援	130
かかりつけ医	11, 18
かかりつけ薬剤師	4, 20, 48, 108, 112, 246
かかりつけ薬局	5, 48
覚せい剤取締法	264
可洗性	83
画期性加算	35
学校環境衛生基準	251
学校給食法	252
学校保健安全法	251
学校薬剤師	251, 268
顆粒剤	218
過量服薬	270, 272
簡易懸濁法	142, 150, 182, 216, 238
がん化学療法	69, 112
換気補助療法	138
間欠投与	212, 229

索引

患者のための薬局ビジョン
　　　　　　　　　　4, 19, 156, 246
感受性試験　　　　　　　　　　90
がん性疼痛　　　　　　　　69, 74
感染管理　　　　　　　　　　　69
感染経路　　　　　　　　　　199
感染経路別予防策　　　　　　201
感染サーベイランス業務　　　　57
感染症　　　　　　　　　　　275
感染症法　　　　　　　　　　278
感染制御　　　　　　　　　　　54
感染制御専門薬剤師　　　　　　59
感染制御チーム　　　　　　54, 67
感染制御認定薬剤師　　　　　　59
感染性廃棄物　　　　　242, 283
感染対策連携共通プラットフォーム
　　　　　　　　　　　　　　　56
完全閉鎖式尿道留置カテーテル　231
感染防止対策加算　　　　　　　56
感染予防策　　　　　　　　　275
がん対策基本法　　　　　　　109
管理栄養士　　　　　　　　　　78
緩和医療　　　　　　　　　　　72
緩和ケア　　　　　　　　75, 137
緩和ケア教育プログラム　　　　75
緩和ケア診療加算　　　　　　　69
緩和ケアチーム　　　　　　67, 75
緩和薬物療法　　　　　　　　　77
緩和薬物療法認定薬剤師　　　　75

き

既往歴　　　　　　　　　　　157
気胸　　　　　　　　　　　　162
危険ドラッグ　　　　　　264, 267
基剤　　　　　78, 82, 188, 192, 196
偽造医薬品　　　　　　　　　296
キット製剤　　　　　　　210, 228
吸引カテーテル　　　　　　　223
吸引器　　　　　　　　　223, 233
吸引チューブ　　　　　　　　233
救急システム　　　　　　　　　96
救急チーム　　　　　　　　　　67
休日歯科診療所　　　　　　　　96
休日夜間急患センター　　　　　96
吸水性　　　　　　　　　　　　83
急性ストレス障害　　　　　　292
救命救急センター　　　　　96, 98
救命救急入院料　　　　　　　　95

競技会外検査　　　　　　　　262
共助　　　　　　　　　　　　　14
胸水　　　　　　　　　　162, 176
共同薬物治療管理　　　　　　106
拒絶反応　　　　　　　　　　　90
居宅介護支援事業　　　　　11, 129
居宅サービス　　　　　　　　　12
居宅サービス計画書　　　　　130
居宅療養管理指導　128, 142, 147, 167,
　　　　　　　　　206, 210, 239
居宅療養管理指導報告書　　　197
緊急用基礎保健医療キット　　298
禁止表国際基準　　　　　256, 258

く

空気感染　　　　　　　　　　201
クラッシュ症候群　　　　　　292
クリティカルパス　　　　　　108
クリニカルパス　　　　　　　　58
グループホーム　　　　　　　　13
車椅子　　　　　　　　　　　　78
クローン病　　　　　　　　　210

け

ケアプラン　　　　　　12, 21, 129
ケアマネジャー　　12, 21, 48, 112, 128,
　　　　　142, 147, 196, 215, 223
経口摂取　　　　　　　　　　　67
経腸栄養　　　　　　　67, 206, 216
経鼻チューブ　　　　　　　　207
血圧　　　　　　　　　　　　156
血液感染　　　　　　　　　　201
血管性認知症　　　　　　　　166
血中アルブミン値　　　　　　　67
血中濃度モニタリング　　　　　90
血糖降下薬　　　　　　　　　191
血糖コントロール　　　　　　191
血流障害　　　　　　　　　　　81
原価計算方式　　　　　　　　　34
健康観　　　　　　　　　　　116
健康サポート薬局
　　　　　　　51, 156, 246, 281, 286
健康寿命　　　　　　　　123, 281
健康フェア　　　　　　　　　284
言語聴覚士　　　　　20, 45, 136, 180
検体測定室　　　　　　　　　281
検体測定室に関するガイドライン　281

こ

抗悪性腫瘍薬　　　　　41, 72, 112
構音障害　　　　　　　　　　138
高カロリー輸液　　　　　　　145
後期高齢者　　　　　27, 52, 108, 141
後期高齢者医療制度　　　　　　10
抗菌化学療法認定薬剤師　　　　59
抗菌薬　　　　　　　　　　　　57
抗菌薬耐性　　　　　　　　　　54
抗菌薬適正使用　　　　　　55, 57
抗菌薬適正使用支援チーム　　　54
抗菌薬適正使用支援プログラム　55
口腔内崩壊錠　　　　　　150, 171
公助　　　　　　　　　　　　　14
厚生経済学　　　　　　　　　　40
高度管理医療機器　　　　　　227
高度救命救急センター　　　　　96
公認スポーツファーマシスト　256, 262
抗認知症薬　　　　　　　　　136
後発医薬品　　　　33, 35, 48, 125, 292
効用　　　　　　　　　　　37, 40
効用の基数性　　　　　　　　　40
効用の序数性　　　　　　　　　40
高齢者福祉事業　　　　　　　　14
誤嚥　　　　　　　　　　　　183
誤嚥性肺炎　　　　　175, 180, 184, 208
コールドチェーン　　　　　　301
呼吸音　　　　　　　　　156, 162
呼吸困難　　　　　　　　　　177
呼吸理学療法　　　　　　180, 186
国際生活機能分類　　　　　47, 189
国際標準　　　　　　　　　　294
国際標準キット　　　　　　　294
国際麻薬統制委員会　　　　　300
国内総生産　　　　　　　　29, 31
国民医療費　　　　　　　26, 28, 30
国民皆保険制度　　　　　　10, 30
国民所得　　　　　　　　　　　27
国民総所得　　　　　　　　　　31
国民負担率　　　　　　　　　　30
国民保健サービス　　　　　9, 15, 17
互助　　　　　　　　　　　　　14
個人情報保護法　　　　　　　284
個人防護具　　　　　　　　　200
骨突出　　　　　　　　　　　　88
骨突出部位　　　　　　　　　　81
コロストミー　　　　　　　　230

313

コロトコフ音	160
コンプライアンス	167

さ

サードスペース	177
サービスカバレッジインデックス	31
サービス担当者会議	21
サーベイランス	54, 56, 275, 280
災害救援活動	288
災害支援チーム	99
災害時の医薬品廃棄処理ガイドライン	297
災害のフェーズ分類	288
災害派遣医療チーム	99, 288, 290
財政均衡作用	29
在宅医療	51, 75
在宅医療・介護連携推進協議会	22, 25
在宅医療廃棄物	243
在宅患者訪問薬剤管理指導	142, 147, 167, 206, 210, 236, 239
在宅患者訪問リハビリテーション指導管理	129
在宅酸素療法	138, 228
在宅療養指導管理料	243
細粒剤	218
作業療法士	20, 45, 50, 71, 78, 100, 136
サブスタンスP	185
サルコペニア	117, 176, 214
産業廃棄物	242
散剤	218
三次救急医療機関	96
残薬	4, 145, 234, 240

し

ジェネリック医薬品	296
自殺予防	270
自殺率	270
脂質異常症	206
自助	14
市場性加算	35
支持療法	112
視診	164
ジスキネジア	73
ジストニア	73
死生観	117
施設サービス	12
持続的血液濾過透析	100
市中感染	278

市中感染型メチシリン耐性黄色ブドウ球菌	278
湿潤調節	81
質調整生存年	38
疾病構造の変化	26
指導管理料	26, 29
社会福祉	8
社会福祉士	21, 100
社会保険	8, 16
社会保険制度	8, 17
社会保険方式	9, 11, 17
社会保障制度	8
周産期母子医療センター	96
重症筋無力症	138
住宅改修	13, 129
集中治療室	96, 104
周辺症状	165
終末期	173
終末期医療	69
主観的包括的評価	64, 206
主治医意見書	11, 19
手指衛生	200
手術料	30
手段的日常生活動作	189
除圧	195
消化管出血	104
償還価格	223
小規模多機能型居宅介護	13
錠剤粉砕	216
少子化	116, 121
小児加算	35
小児救急医療拠点病院	96
小児救急医療支援事業	96
小児初期救急センター	96
小児特定集中治療室管理料	95
上皮形成	81, 84
情報通信技術	113
生薬	34
ショートステイ	13, 129, 195
初期救急医療体制	288
触診	156, 164
褥瘡	62, 78, 81, 188, 199
褥瘡管理	69
褥瘡対策チーム	67, 78, 81
褥瘡発生率	188, 193
褥瘡有病率	188
食物繊維	208
処置料	30

食塊形成不全	183
ショック	96
徐放性製剤	171, 217
処方提案	80
腎移植	90
新医薬品	33
心音	156, 163
新キット製品	34
神経所見	156
神経難病	133, 137
神経変性疾患	180
進行がん	174
人工肛門	230
人工膀胱	230
心雑音	157
滲出液	83, 88, 190
新生児特定集中治療室管理料	95
身体依存	266
診断推論	133, 139
心不全	164
腎不全	164
新薬創出・適応外薬解消等促進加算	36
診療情報提供書	202
診療報酬	10, 30, 33, 55, 108, 111, 211, 239

す

水銀血圧計	160
水痘	202, 278
水分コントロール／インバランス	83
水泡音	163
水溶性	83
水溶性基剤	83
スタンダードプリコーション	60, 199
ストーマ	223, 230
ストーマ管理	199
ストレス潰瘍予防投薬プロトコール	104
ストレス潰瘍予防薬	105
スピリチュアル・ペイン	178
スリーステップ栄養アセスメント	206
ずれ	81, 188, 191, 195
ずれ応力	80

せ

生活習慣病	18, 116, 206
生活の質	147

生活保護	14
精神依存	266
精神科医療	16
精度管理	281, 284
制吐薬	72
生物学的製剤収載医薬品	34
税方式	9
生命倫理	100
世界アンチ・ドーピング機構	256
世界アンチ・ドーピング規程	257
世界保健機関	10, 21, 58, 116, 189, 200, 294
咳エチケット	200
脊髄小脳変性症	138
摂食嚥下チーム	67
摂食嚥下リハビリテーション	180
接触感染	201, 276
セルフケア	14
セルフメディケーション	248, 281, 286
先駆導入加算	35
全県地域医療情報連携ネットワーク	113
先進医療	26
前頭側頭型認知症	166, 183
せん妄	70, 133, 136
専門医療機関連携薬局	51, 113
専門薬剤師制度	60

そ

創外固定	87
創環境	80
臓器移植	90
総合周産期特定集中治療室管理料	95
相互関係チームモデル	46
創固定	80, 86
相互乗り入れチームモデル	46
創傷被覆材	78, 81, 88
創内固定	86
創面保護	83, 85
ソーシャルワーカー	100
疎水性基剤	85

た

ターミナル期	173
ターミナルケア	145
体圧分散マットレス	195
第1号被保険者	11, 121
体位変換	192
退院支援	130
退院支援加算	112
退院支援部門	21
退院時共同指導料	110
退院時サマリー	114
退院調整	112
第2号被保険者	11, 121
大麻取締法	264
多剤併用	4, 91, 112, 125, 139, 147
多死社会	116
多職種協働	116, 133
多職種チームモデル	46
多職種連携	18, 44, 49, 75, 108, 112, 126, 142, 147, 150, 188, 196
多発性硬化症	138
短期入所生活介護	13, 129, 195
短期入所療養介護	13, 129
断続性ラ音	161
短腸症候群	210

ち

地域一体型 NST	215
地域医療・社会資源マップ	23
地域医療連携ネットワーク	113
地域完結型医療	108, 120
地域ケア会議	15, 21
地域包括ケアシステム	5, 13, 18, 25, 47, 50, 108, 118, 128, 156, 215, 246
地域包括支援センター	14, 21, 129, 134, 227, 248
地域包括診療料	11
地域リハビリテーション	47
地域連携	112, 119, 270
地域連携クリティカルパス	24, 108, 112
地域連携情報提供書	112
地域連携薬局	51, 112
チーム医療	5, 45, 49, 61, 78, 90, 95, 101, 108, 111
チャプレン	178
中核症状	134
中心静脈栄養法	57, 62, 66, 142, 145, 206, 228
腸音	156
超高齢社会	10, 116, 121
調剤技術料	29
調剤業務	50
調剤報酬	224, 245
聴診	156, 161
聴診器	160
重複投薬・相互作用等防止加算	239
腸溶性細粒	217
腸瘻	199, 207
治療ガイドライン	294
治療継続拒否	100
治療使用特例	256, 259
治療的有益性	4
治療薬物モニタリング	57, 99
鎮痛補助薬	73

つ

通所介護	13, 129, 195
通所リハビリテーション	13, 129, 130

て

低アルブミン血症	164
定期巡回・随時対応型訪問介護看護	129
デイケア	13, 129
デイサービス	13, 129, 170, 195
テーラーメイド医療	93
笛音	163
デブリードマン	80
添付文書	3

と

統一（名）収載方式	34
疼痛管理	137
疼痛緩和	70, 72
疼痛コントロール	75
糖尿病	133, 138, 206
ドーピング	256
特定看護師	19, 20
特定行為	20
特定施設入居者生活介護	13
特定集中治療室管理料	95
特定保険医療材料	29, 206, 210, 223
特定保守管理医療機器	227
毒物及び劇物取締法	265
特別管理産業廃棄物	243
特別管理廃棄物	242
特別養護老人ホーム	12, 129
ドライマウス	183
トリアージ	99
とろみ剤	150

に

肉芽	82, 85, 191
二次救急医療機関	96
24時間対応	19
2025年問題	123
日常生活動作	12, 99, 133, 148, 175, 189, 210
日本アンチ・ドーピング機構	256
日本医師会災害医療チーム	291
日本薬局方収載医薬品	34
乳剤性基剤	83, 85
入所型サービス	131
尿道留置カテーテル	223, 231
尿路感染	199
認知症	108, 117, 127, 133, 165, 175, 180, 191, 193
認知症高齢者グループホーム	129
認知症サポーター	126
認知症施策推進5か年計画	125
認知症施策推進総合戦略	125
認知症対応型共同生活介護	13, 132
認知症対応型通所介護	13, 129
認定調査票	11

ね

ネブライザー	223, 232
年金保険制度	10
捻髪音	163

の

脳血管障害	193
脳梗塞	133, 136
濃厚流動食	206, 208
脳卒中	136, 180
脳卒中ケアユニット入院医療管理料	95

は

パーキンソン症候群	73, 183
パーキンソン病	138, 180, 193
肺炎球菌ワクチン	186, 276
バイオ後続品	35
肺雑音	157
バイタルサイン	99, 156, 192
ハリス・ベネディクトの式	213
半閉鎖式尿道留置カテーテル	231

ひ

非オピオイド鎮痛薬	137
必須医薬品	294, 296
必須医薬品モデルリスト	296
被保険者	16, 121
飛沫感染	201
百日咳	278
病院完結型医療	108, 120
病院機能評価機構	58
費用効果分析	37, 38
費用効用分析	37, 39
費用最小化分析	37, 38
被用者保険	33
標準化災害時備蓄医薬品	290
標準予防策	60, 199
病棟薬剤業務実施加算	95, 108, 111
費用便益分析	37
日和見感染症	90
微量元素	208
ヒルシュスプルング病	210

ふ

フィジカルアセスメント	66, 86, 126, 156
風疹	202, 278
副雑音	162
副作用管理	69, 74
副作用モニタリング	58
福祉用具	227
福祉用具購入費	223, 227
福祉用具コーディネーター	227
福祉用具の購入	13
福祉用具の貸与	13, 129, 223, 227
腹水貯留	74
服薬カレンダー	150
服薬管理	18, 167
服薬コンプライアンス	145
服薬支援	142, 149
服薬指導	90
服薬情報提供書	114
浮腫	156, 164, 177
プライマリケア	10
フラッシュバック	266
フレイル	124, 214
プレフィルドシリンジ製剤	210
ブレンド軟膏	84
プロトコールに基づく薬物治療管理	101
粉砕法	220
分配係数	177

へ

平均入院費	27
ヘルスリテラシー	125

ほ

訪問栄養食事指導	129
訪問介護	12, 129, 170
訪問看護	12, 129, 191
訪問看護師	19, 147, 196
訪問看護指示書	202
訪問看護ステーション	19, 71, 119, 123, 215
訪問歯科診療	129
訪問診療	129
訪問入浴	12, 129, 196
訪問薬剤管理指導	129
訪問リハビリテーション	12, 129
ポケット形成	88
保険医療機関	33
保険医療費	27
保健衛生	8
保健師助産師看護師法	19
保健指導	251, 254
保険診療	33
保険薬局	33
保湿性	83, 85
補水性	83
ホスピス	178
ポリファーマシー	4, 108, 112, 125, 139

ま

麻疹	202, 278
まちかど介護相談薬局	167
末梢静脈栄養法	64, 66
麻痺	191
麻薬	70
麻薬及び向精神薬取締法	264
マンシェット	160
慢性期	18
慢性呼吸不全	133, 138
慢性心不全	133, 138
慢性臓器不全	174

索引

ま
慢性閉塞性肺疾患　138

み
味覚障害　67, 148
看取り　173
脈拍　156
民間保険　9, 15, 27

む
無気肺　163
無菌室　145
無菌調剤　206, 210, 223

め
銘柄別収載方式　34
メディカル・ロジスティクス　294, 301
免疫機能の低下　62
免疫抑制薬　90, 276
免疫抑制療法　90
メンタルヘルス　288
メンタルマネジメント　92

も
持ち寄りパーティー方式　62

や
夜間対応型訪問介護　12, 129
薬学的管理　95, 98, 154
薬学的管理計画　79
薬剤管理指導料　95
薬剤師法　2, 49
薬剤情報提供書　3, 151
薬剤師行動規範　50
薬剤師倫理規定　50
薬剤性ジスキネジア　183
薬剤総合評価調整加算　4, 111
薬剤総合評価調整管理料　111
薬剤耐性菌　275, 278
薬剤耐性対策アクションプラン　59
薬剤滞留障害　80, 84
薬剤服用歴管理記録簿　149
薬剤服用歴管理指導料　131, 239
薬剤料　26, 29
薬事法　49
薬物依存　265
薬物乱用　264
薬物乱用頭痛　269
薬物乱用防止教育　254

薬歴　67
薬価基準　33, 36
薬価調査　36
薬機法　49, 51
薬局機能情報提供制度　248
薬効評価　80

ゆ
有用性加算　35
輸液　176
輸液バッグ　229
輸液ポンプ　211, 229
油脂性基剤　83
ユニバーサルヘルスカバレッジ　31
ユニバーサルマスキング　277

よ
要介護　121, 140
要介護者　21
要介護状態　11
要介護度　12, 133
要介護認定　227
要支援　121, 140
要支援者　21
要支援状態　11
要支援認定　227
用時調製　83
予製剤　83
予防的医療　16

り
理学療法士　20, 45, 50, 71, 78, 100, 136
リスクシェアリング　8, 14
リハビリテーション　71, 119, 127, 136
リビングウィル　174, 177
流行性耳下腺炎　202, 278
両価性　272
臨床宗教師　178
臨床心理士　136
臨床推論　157
臨床的有益性　4

る
類似薬効比較方式　34

れ
冷所管理体制　301
レシピエント移植コーディネーター　90, 94
レスキュー　73
レビー小体型認知症　134, 136, 166
連携管理加算　4, 111
連続性ラ音　161

ろ
労災保険制度　10
労働保険　9
労働保険制度　10
老老介護　48
ロコモティブ症候群（ロコモティブシンドローム）　117, 214

わ
ワクチン　202, 275

欧文

A
ACE 阻害薬　186
ADAMS　262
ADL　12, 99, 133, 138, 148, 175, 189, 192, 210
AMPLE　97
AMR　54, 279
antimicrobial stewardship　57
ASP　55
AST　54

B
bio-similar　35
BPSD　134, 165

C
CA-MRSA　279
CBA　39
CDTM　101, 106
CEA　38
CHDF　100
CMA　38
Code　257
COPD　138
COVID-19　277
CSCA　99
CUA　38

D

DESIGN	81, 191
DESIGN-R	82, 191
DI	57
DMAT	99, 290
DNAR	100

E

EBM	109
EIA	259
EN	206
EQ-5D	38

G

GDP	29
Global DRO	259
GNI	31

H

HOT	138
HPN	206, 228
HTA	37, 40

I

IADL	189, 192
ICER	39
ICF	47, 189
ICT	24, 54, 108, 113, 125, 246
ICU	96, 104
IEHK	298, 300
INCB	299
interdisciplinary team model	46

J

JADA	256
JANIS	56
J-SIPHE	56
JMAT	291

M

MNA	64
MSW	45, 69, 74
multidisciplinary team model	46
MUST	64

N

NST	61
NST 初期評価シート	65
NST 専門療法士	68

O

oil in water	83
OOCT	262
OT	20, 50
OTC 医薬品	33

P

PBPM	101, 106
PCT	69, 75
PDCA サイクル	104
PK/PD 理論	57
POCT 機器	284
PPM 方式	62
PPN	64
PT	20, 50

Q

QALY	37, 40
QOL	38, 148

R

RTPA	262

S

SCI	31
secondary survey	97
SF-36	38
SGA	64, 206
ST	20

T

TALK の原則	273
TDM	57, 99, 100
TPN	57, 62, 66, 206, 228
transdisciplinary team model	46
TUE	256, 259

U

UHC	31

W

WADA	256
water in oil	83
WHO	10, 21, 59, 116, 189, 200, 279, 294
WHO Model List of Essential Medicines	296

中山書店の出版物に関する情報は，小社サポートページを御覧ください．
https://www.nakayamashoten.jp/support.html

臨床薬学テキストシリーズ
薬学と社会
医療経済・多職種連携とチーム医療・地域医療・在宅医療

2017 年 9 月 11 日　初版第 1 刷発行
2022 年 12 月 1 日　　　第 2 刷発行

監修　　　　　乾　賢一
担当編集　　　望月眞弓
ゲスト編集　　武居光雄
　　　　　　　狭間研至

発行者　　　　平田　直
発行所　　　　株式会社 中山書店
　　　　　　　〒112-0006　東京都文京区小日向 4-2-6
　　　　　　　TEL 03-3813-1100（代表）
　　　　　　　https://www.nakayamashoten.jp/

装丁　　　　　花本浩一（麒麟三隻館）
印刷・製本　　三松堂株式会社

Published by Nakayama Shoten Co., Ltd.　　　　Printed in Japan
ISBN 978-4-521-74448-3
落丁・乱丁の場合はお取り替えいたします

・本書の複製権・上映権・譲渡権・公衆送信権（送信可能化権を含む）は株式会社中山書店が保有します．

・ JCOPY ＜出版者著作権管理機構 委託出版物＞
本書の無断複製は著作権法上での例外を除き禁じられています．複製される場合は，そのつど事前に，出版者著作権管理機構（電話 03-5244-5088，FAX 03-5244-5089，e-mail: info@jcopy.or.jp）の許諾を得てください．

本書をスキャン・デジタルデータ化するなどの複製を無許諾で行う行為は，著作権法上での限られた例外（「私的使用のための複製」など）を除き著作権法違反となります．なお，大学・病院・企業などにおいて，内部的に業務上使用する目的で上記の行為を行うことは，私的使用には該当せず違法です．また私的使用のためであっても，代行業者等の第三者に依頼して使用する本人以外の者が上記の行為を行うことは違法です．

臨床薬学テキストシリーズ

監修◎**乾　賢一**（京都薬科大学名誉教授）
編集◎**赤池昭紀**（京都大学名誉教授）
　　　伊藤貞嘉（東北大学名誉教授）
　　　望月眞弓（慶應義塾大学名誉教授）
　　　安原眞人（帝京大学薬学部特任教授）

B5判／2色（一部4色）刷／並製／約300頁

- 学習内容、理解度の確認のために、国家試験問題の出題傾向をもとに作成した確認問題を掲載
- 薬学と医学のコラボレーションにより、従来のテキストにない医療・臨床的な視点、記述が充実
- 薬学教育モデル・コアカリキュラム、薬剤師国家試験出題基準に準拠しつつ、最新の知見を盛り込んで平易に解説

◆薬学倫理・医薬品開発・臨床研究・医療統計学
担 当 編 集：安原眞人
ゲスト編集：佐藤俊哉（京都大学大学院医学研究科）,平山佳伸（立命館大学薬学部）　　定価5,280円（本体4,800円＋税）

◆薬学と社会──医療経済・多職種連携とチーム医療・地域医療・在宅医療
担 当 編 集：望月眞弓
ゲスト編集：武居光雄（諏訪の杜病院）,狭間研至（ファルメディコ）　　定価5,280円（本体4,800円＋税）

◆バイオ医薬品と再生医療
担 当 編 集：赤池昭紀
ゲスト編集：長船健二（京都大学iPS細胞研究所）,直江知樹（国立病院機構名古屋医療センター）,
　　　　　　濱田哲暢（国立がん研究センター）　　定価5,280円（本体4,800円＋税）

［薬理・病態・薬物治療］

◆薬物治療総論／症候・臨床検査／個別化医療
担 当 編 集：赤池昭紀
ゲスト編集：河野武幸（摂南大学薬学部）,福井次矢（聖路加国際病院）　　定価4,950円（本体4,500円＋税）

◆神経・筋・精神／麻酔・鎮痛
担 当 編 集：赤池昭紀
ゲスト編集：髙橋良輔（京都大学大学院医学研究科）,武田弘志（国際医療福祉大学薬学部）　　定価4,950円（本体4,500円＋税）

◆循環器／腎・泌尿器／代謝／内分泌
担 当 編 集：赤池昭紀,伊藤貞嘉
ゲスト編集：上野和行（新潟薬科大学薬学部）　　定価4,950円（本体4,500円＋税）

◆消化器／感覚器・皮膚／生殖器・産婦人科
担 当 編 集：安原眞人
ゲスト編集：木内祐二（昭和大学医学部）,服部尚樹（立命館大学薬学部）　　定価4,950円（本体4,500円＋税）

◆呼吸器／免疫・炎症・アレルギー／骨・関節
担 当 編 集：赤池昭紀
ゲスト編集：稲垣直樹（岐阜医療科学大学薬学部）,川合眞一（東邦大学医学部）　　定価4,950円（本体4,500円＋税）

◆血液・造血器／感染症／悪性腫瘍
担 当 編 集：望月眞弓
ゲスト編集：加藤裕久（湘南医療大学薬学部）,服部　豊（慶應義塾大学薬学部）　　定価4,950円（本体4,500円＋税）

◆セルフメディケーション／一般用医薬品・漢方薬・保健機能食品
担 当 編 集：望月眞弓
ゲスト編集：渡辺謹三（前 東京薬科大学薬学部）,渡辺賢治（慶應義塾大学医学部）　　定価4,950円（本体4,500円＋税）

※配本順，タイトルは諸事情により変更する場合がございます

中山書店　〒112-0006 東京都文京区小日向4-2-6　TEL 03-3813-1100　FAX 03-3816-1015
https://www.nakayamashoten.jp/